善玉を増やして超悪玉を減らす

コレステロールを下げる簡単おかず

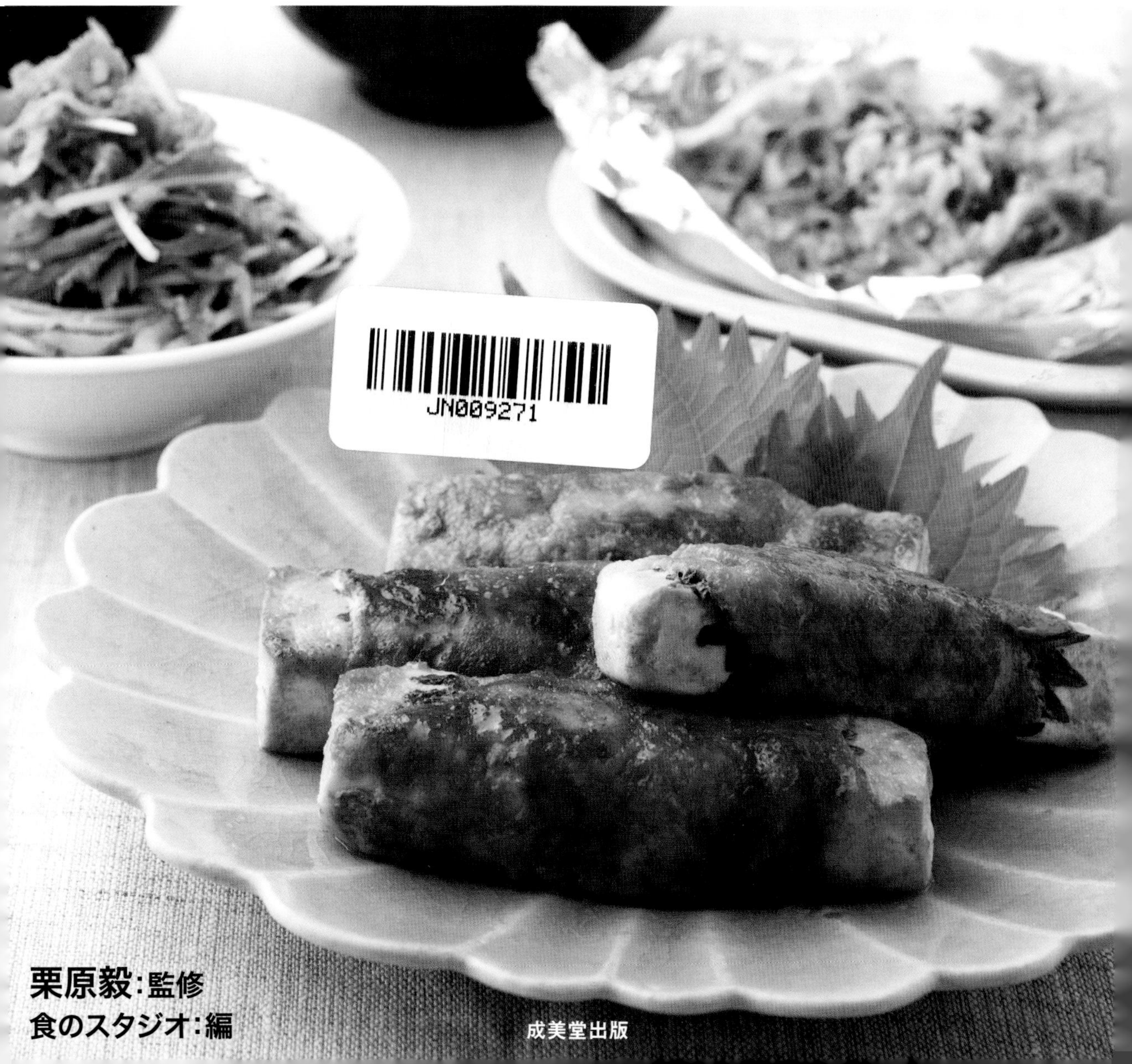

栗原毅：監修
食のスタジオ：編

成美堂出版

はじめに

そもそもコレステロール、中性脂肪ってなんでしょう？　今ひとつピンと来ていない方も多いのではないでしょうか。あるいは間違って認識しているかもしれません。コレステロール、中性脂肪の異常を改善するためには、まずは正しく理解することが必要です。

悪者の代表と誤解されているコレステロール。実は、私たちの体にとって必要なものです。人間の体は約60兆個の細胞から成り立っており、コレステロールはその細胞の膜やホルモンをつくる材料となります。がん細胞を退治する免疫細胞の膜もコレステロールが材料です。実際、コレステロール値が低いと、がんが発生しやすくなることが知られています。「悪玉」と称されるＬＤＬコレステロール値は極端に高ければ動脈硬化の原因になりますが、140㎎／dℓまでは心配はいりません。一方、動脈硬化を予防することから「善玉」と称されるＨＤＬコレステロール値はむしろ高いほうがよく、40㎎／dℓ未満であるとかえって動脈硬化を促進してしまいます。

コレステロールと密接な関係にあるのが中性脂肪です。血液中に中性脂肪があふれると

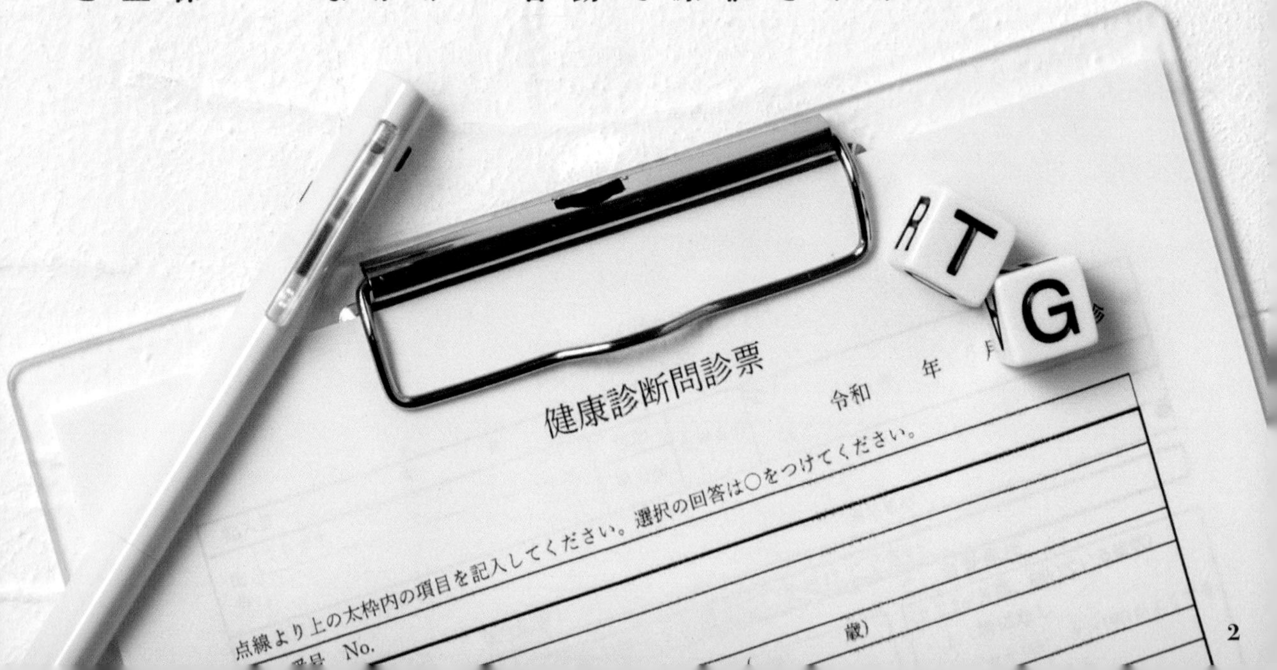

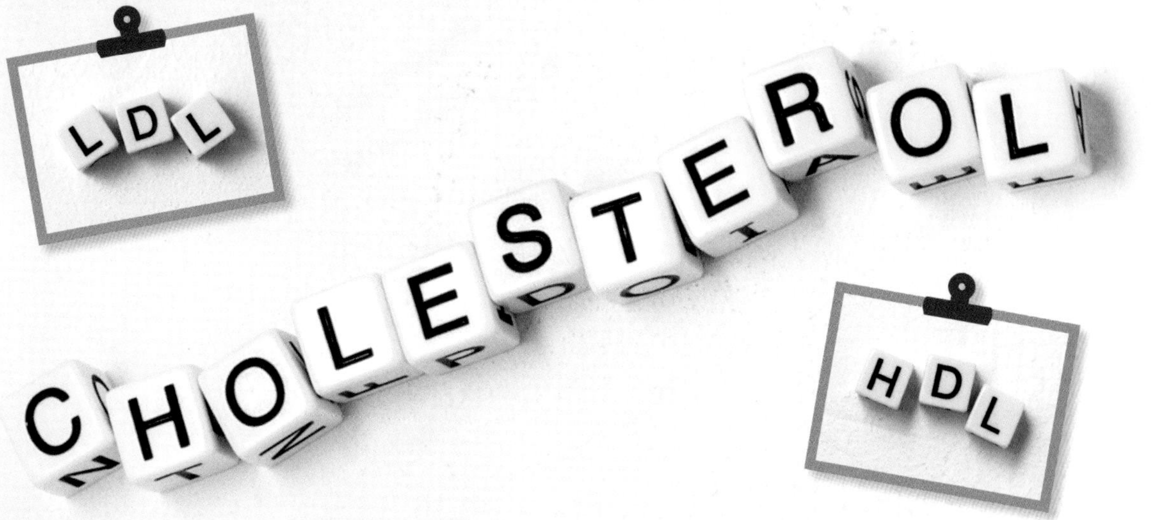

HDLコレステロールが減ります。さらにLDLコレステロールを小型化し、〝超悪玉〟コレステロールを生み出してしまうのです。〝超悪玉〟は小型で比重が大きいために血管壁に浸透しやすく、加えて酸化しやすいため、血管を傷つけて動脈硬化を引き起こすリスクが高まることが明らかになっています。

食べ物に関する誤解もあります。たこ、いか、えび、卵、脂の多い肉を食べるとコレステロール値が上がるとされてきました。しかし、コレステロールを多く含む食品を食べても、血中コレステロール値にはほぼ影響がないこともわかってきました。コレステロールの80％は肝臓などで合成され、食事から摂取されるのは20％。食事のコレステロール含有量がそのまま血液中のコレステロール値に反映されるわけではないからです。また中性脂肪は、脂っぽいものを多くとると増えると思われがちですが、実は脂質よりも糖質の過剰摂取がおもな原因。白米、麺、パン、果物などを控えることが中性脂肪を増やさない最良の方法です。

コレステロールと中性脂肪の異常は病気の一歩手前の段階です。食事を工夫し、適度な運動を取り入れるなど生活習慣を見直すだけで、薬に頼らずに改善できます。間違った常識や誤解に振り回されずに、コツコツ続けて健康な体を維持しましょう。

栗原クリニック東京・日本橋院長
栗原毅

目次

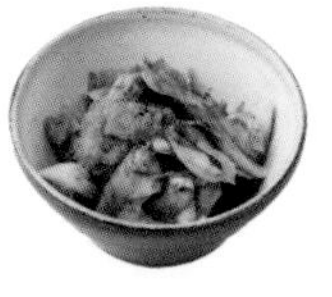

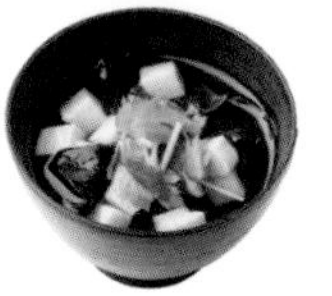

PART 1 コレステロール値を下げる食べ方と朝、昼、夕の1週間献立

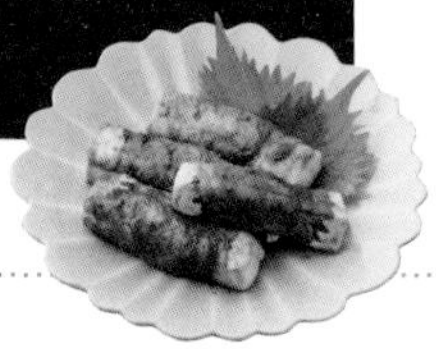

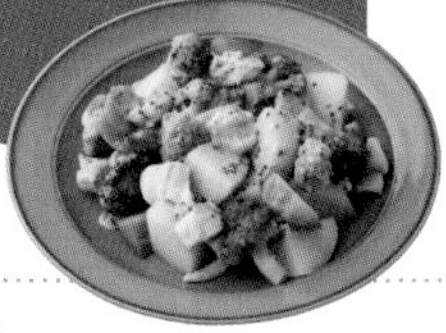

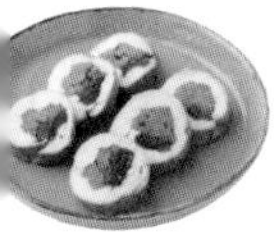

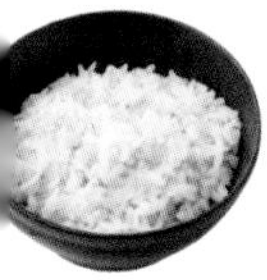

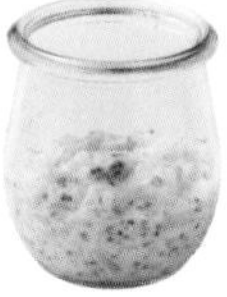

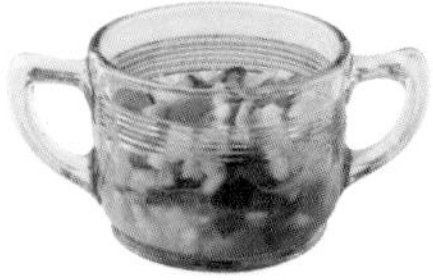

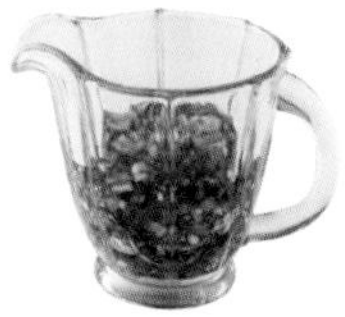

PART -3- あと一品ほしいときの副菜の簡単おかず

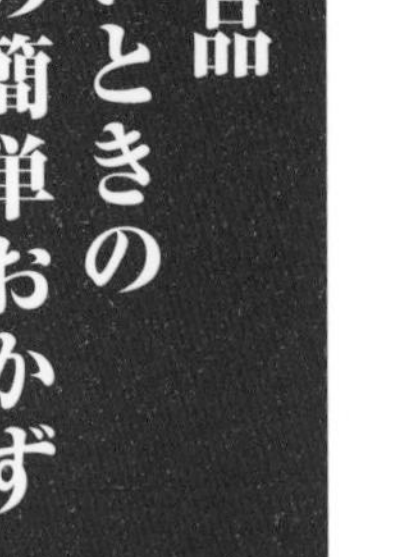

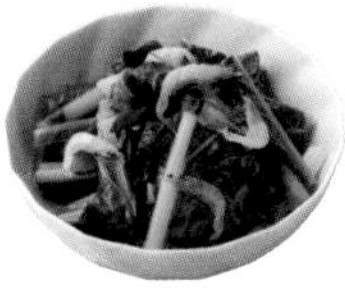
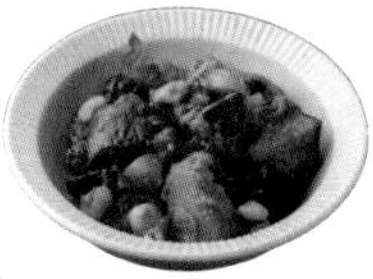
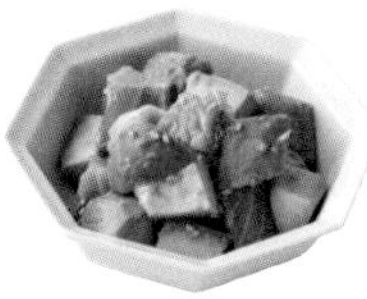

PART 4 かさ増しごはんと具だくさんスープ・みそ汁

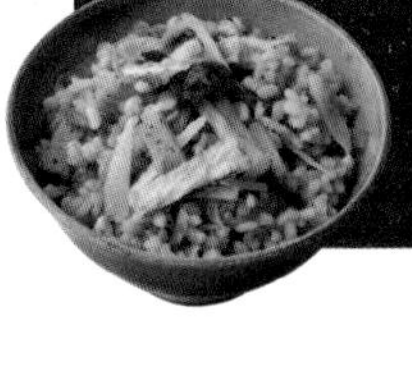

基礎知識
-1-

健康診断で指摘される

コレステロールとは何?

なんとなくマイナスなイメージを持たれやすい「コレステロール」。
実際、コレステロールについて正しく理解している人は少ないのではないでしょうか。
まずはここで、コレステロールについて理解を深めましょう。

▼コレステロールは血液中の脂質のひとつ

血液中に溶け込んだ脂肪のことを「血中脂質」といいます。血中脂質には主にコレステロール、中性脂肪、リン脂質、遊離脂肪酸の4つがあります。ひと昔前までは「コレステロールは健康に悪いもの」とされていましたが、現在は一概に、コレステロール値が高ければ悪い、低ければよいと考えられているわけではありません。

▼脂質が基準値からはずれた状態が「脂質異常症」

食べすぎ、飲みすぎ、運動不足などを続けていると、使われずに余ったコレステロールや中性脂肪が血液中に増えます。血液中の値が基準値からはずれた状態が「脂質異常症」です。これを放置していると血管がかたくなる動脈硬化が起こり、静かに進行して脳梗塞や心筋梗塞といった怖い病気が起こるおそれがあるので注意が必要です。

脂質異常症の人の血管

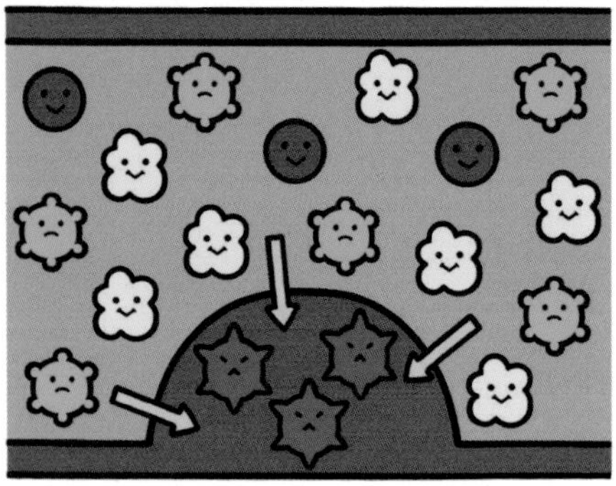

LDL、中性脂肪が増え、HDLが減少。LDLは酸化して血管壁に入り込み、動脈硬化の原因に。

健康な人の血管

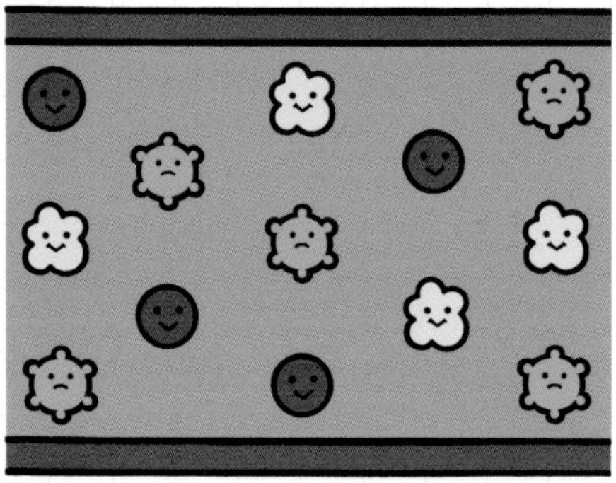

HDLコレステロール、LDLコレステロール、中性脂肪がバランスよく血管中を流れています。

脂質異常症の診断基準

高LDLコレステロール血症 ➡ **LDLコレステロール 140mg/dℓ以上**

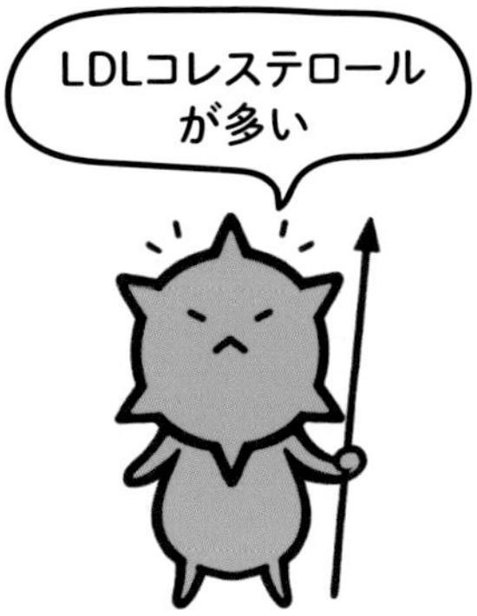

低HDLコレステロール血症 ➡ **HDLコレステロール 40mg/dℓ未満**

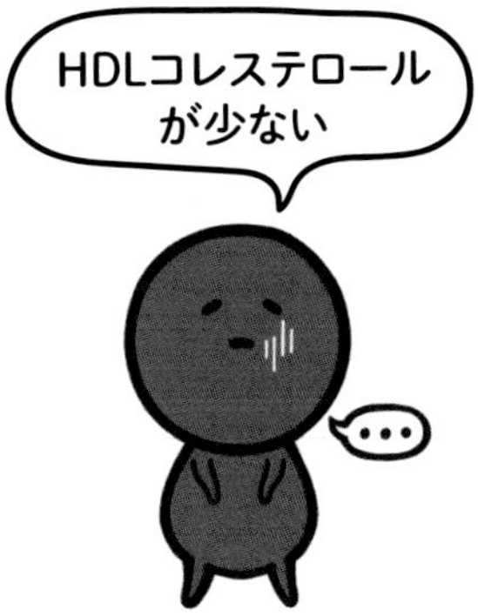

高中性脂肪血症（高トリグリセライド血症）

➚ **中性脂肪（トリグリセライド） 150mg/dℓ以上（空腹時採血*1）**

or

➘ **中性脂肪（トリグリセライド） 175mg/dℓ以上（随時採血*2）**

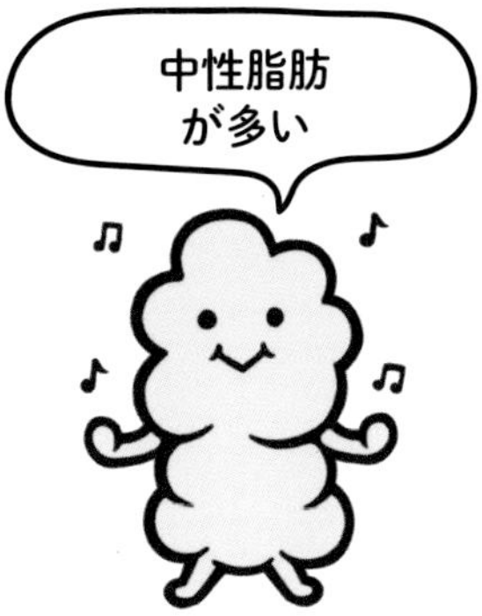

＊1 基本的に10時間以上の絶食を「空腹時」とする。ただし水やお茶などエネルギーのない水分の摂取は可とする。

＊2 空腹時であることが確認できない場合を「随時」とする。

参考資料／『動脈硬化性疾患予防ガイドライン2022年版（日本動脈硬化学会）』

基礎知識 2

実は「コレステロール＝悪者」ではない

コレステロールの正体

悪者扱いされがちなコレステロール。実は、私たちの健康に欠かせない
重要な働きをしています。基準値内であれば、必要以上に心配しなくても大丈夫。
正しい知識を身につけましょう。

▼コレステロールは体になくてはならない脂質

人間の体は約60兆個もの膨大な数の細胞からできています。コレステロールは、この細胞の膜をつくる材料です。また体のさまざまな機能を調整するホルモン、食物の消化・吸収に必要な胆汁の主成分である胆汁酸の材料としても利用されています。20～30％が食事から摂取され、残りの70～80％は体内の糖や脂質から肝臓で合成され、その量は体内でうまく調整されています。

コレステロール値が高すぎると動脈硬化を起こす原因となりますが、低すぎるのも問題です。コレステロールが不足すると、細胞膜は不完全なものになったり免疫力が低下したりして、病気になりやすく、ケガもしやすくなります。ホルモンがつくられなければ、血圧や体温、血糖値の調整ができなくなります。胆汁酸が足りなければ、消化・吸収機能が低下して胃腸に負担をかけることにもなります。コレステロールは、体に必要な脂質なのです。

コレステロールが不足すると…

- 免疫力が下がる
  →病気・ケガをしやすくなる
- 消化不良を招く

上記のように全身の健康に影響を与えるだけでなく、脳出血のリスクが高まるともいわれています。

コレステロールの働き

- 細胞膜　・神経細胞
- 各種ホルモン
- 胆汁酸（胆汁の主成分）

……の材料となる

コレステロール自体は怖いものでも悪いものでもなく、私たちの生命維持に欠かせない存在です。

コレステロールは体中に存在している

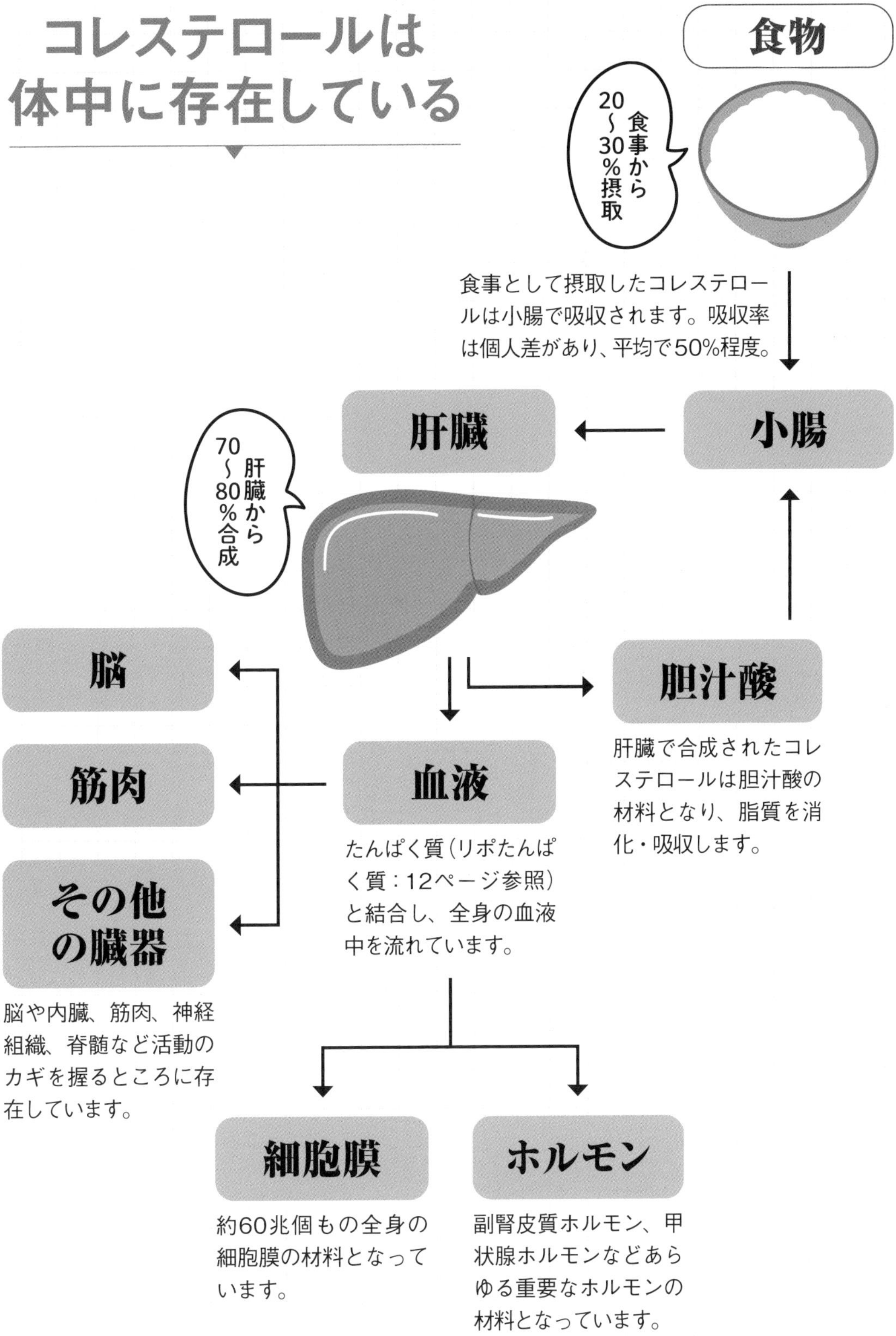

基礎知識 -3-

善玉、悪玉と呼ばれていたが…

HDLとLDLの役割

コレステロールの正体がわかったところでHDLコレステロール、LDLコレステロールのそれぞれの役割を解説します。正しい知識をインプットし、コレステロールに関する情報をアップデートしましょう。

コレステロールは体内をめぐるリポたんぱく質になる

HDLコレステロール、LDLコレステロールという名前はよく見たり聞いたりしていると思います。実はこの違いは、コレステロール自体の違いではなく、「リポたんぱく質」の種類によるものなのです。

コレステロールは脂質なので、そのままの形では、主成分が水分の血液には溶け込めず、体内を移動することができません。そこで水となじむたんぱく質と結合して「リポたんぱく質」という姿に変わって血液中を移動しています。リポたんぱく質は比重や大きさが異なり、5つに分けられます（下表）。

コレステロールは肝臓で合成され、血液にのって各臓器に運ばれます。使われなかったコレステロールは再び肝臓にもどり、新しいコレステロールをつくる材料になります。肝臓でつくられたコレステロールを全身の細胞に運ぶのが「LDLコレステロール」で、血液中からコレステロールを回収して肝臓にもどすのが「HDLコレステロール」。LDLは増えすぎると余分なものが酸化して動脈硬化の原因になるので「悪玉」、HDLは余分なコレステロールを拾い集めるイメージから「善玉」と呼ばれています。

リポたんぱく質の種類と特徴

リポたんぱく質の種類	比重	粒子の大きさ	組成の特徴
CM（カイロミクロン）	小	大	中性脂肪が多い
VLDL（超低比重）			
IDL（中間比重）			
LDL（低比重）			
HDL（高比重）	大	小	たんぱく質が多い

HDLコレステロールとLDLコレステロールの働き

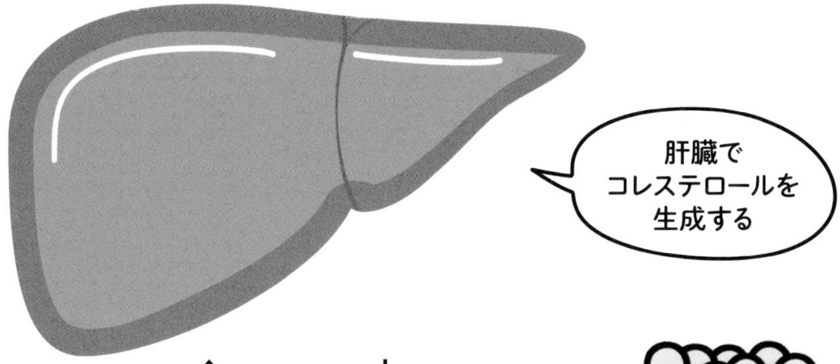

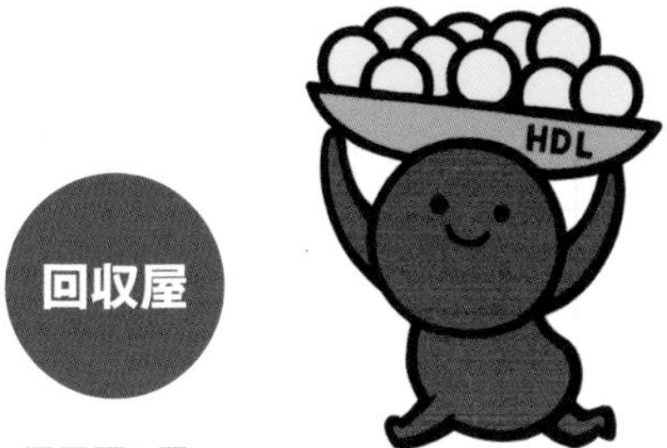

HDLコレステロール

血液中の余分なコレステロールや細胞で使われなかったコレステロールを回収して肝臓にもどす役割があります。しかしコレステロールが多すぎると回収しきれずLDLが血液中に残ってしまいます。

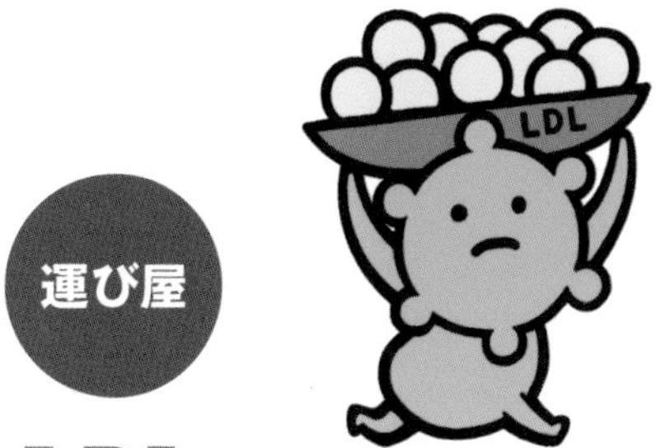

LDLコレステロール

肝臓でつくられたコレステロールを血管に送り、全身の細胞へ運ぶ役割を担っています。しかしコレステロールが増えすぎると血管壁に入り込み、動脈硬化の原因になります。

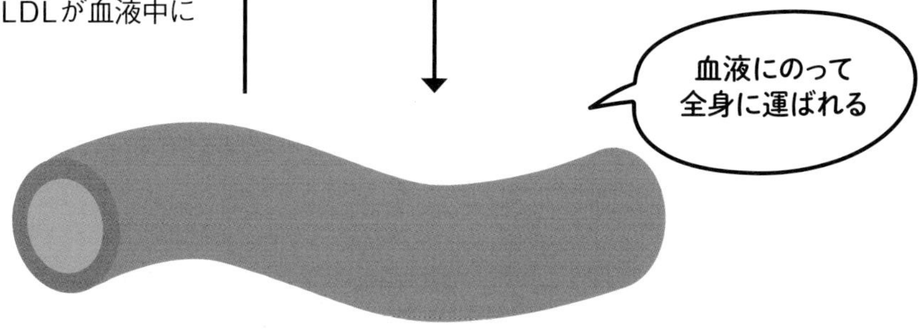

基礎知識
-4-

増えすぎると危ない

LDLが酸化して動脈硬化の原因に

肝臓で合成されたコレステロールを、全身の細胞へ運搬するLDLコレステロール。
「悪玉」と呼ばれるには、それなりの理由がありました。

▼酸化しなければ悪さをしない体に必要な存在

HDLコレステロールは「善玉コレステロール」、LDLコレステロールは「悪玉コレステロール」と呼ばれていますが、前述のようにHDLもLDLも体にとって必要な役割を担っています。一定のバランスがとれているなら、どちらが「善」でどちらが「悪」ということはありません。

▼LDLが増えすぎると酸化して血管内にコブができる

LDLコレステロールが増えすぎるとHDLコレステロールの回収が間に合わずに血管壁にたまります。やがて活性酸素によって酸化して血管壁を傷つけ、そこから酸化LDLが入り込みます。すると、それを異物と見なしてマクロファージ（免疫細胞）が集まって酸化LDLを捕食。泡状細胞になってプラーク（コブ）を形成し、動脈硬化を引き起こすのです。

動脈硬化が起こるメカニズム

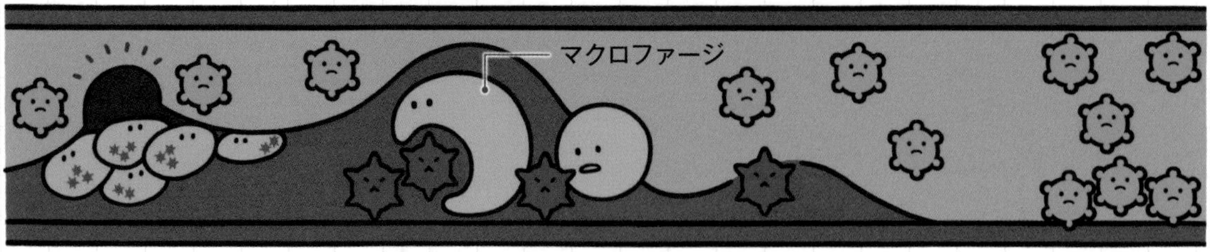

血管壁に蓄積
LDLコレステロールが増えすぎると回収が追いつかず、LDLコレステロールが血管壁に蓄積。

←

LDLが酸化する
活性酸素によってLDLコレステロールが酸化して、酸化LDLに。血管壁を傷つけて侵入。

←

免疫細胞が集まる
酸化LDLコレステロールを異物と見なしてマクロファージが集まり、捕食する。

←

プラークができる
マクロファージの残骸が膨れ上がって泡状のプラーク（コブ）を形成し、血管を狭める。

基礎知識 5

減らさないように気をつけたい

HDLが少なすぎると動脈硬化の原因に

余分なコレステロールを回収して肝臓にもどす働きのあるHDLコレステロール。少なすぎても動脈硬化を進行させます。増やす方法も要チェック！

▼HDLが少ないと心臓疾患のリスクが高まる

LDLコレステロール値が正常でもHDLコレステロール値が低ければ、コレステロールを回収できず血管壁にプラークを形成し、動脈硬化に。HDL値が低いほど心筋梗塞などの冠動脈疾患が起こりやすくなるというデータもあります（左表）。

HDLコレステロール値と冠動脈疾患合併率

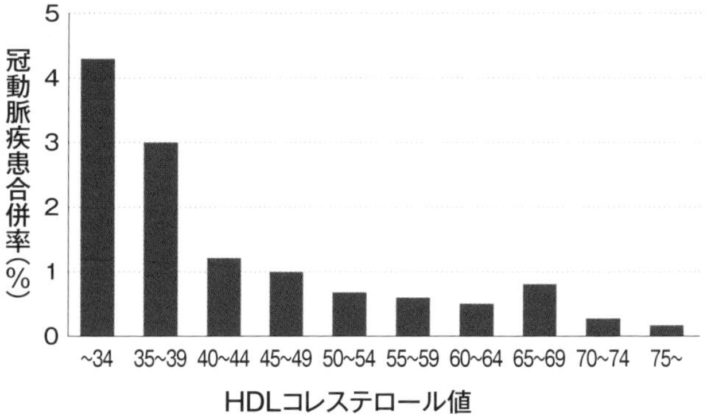

＊NIPPON DATA80（厚生労働省が指導している日本のコホート研究）より作成

▼生活習慣を見直してHDLを減らさない努力を

HDLコレステロールが減る主な原因は、食習慣、運動不足、喫煙、肥満などです。普段から食べすぎてしまう人は食べる量を意識し、24ページを参考にして適正なエネルギーを摂取しましょう。脂質や糖質を抑えた和食中心の食事を取り入れ、間食を控えてください。またDHAやEPAを含む青魚、豆腐や納豆などの大豆製品でたんぱく質を摂取しながら運動を習慣づけることも、HDLコレステロールを減らさない生活習慣のポイントです。

HDL低下の原因

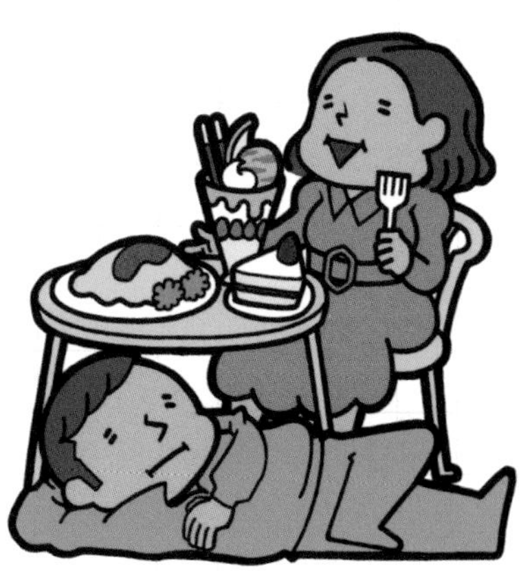

Topic

動脈硬化を起こす元凶は「小型ＬＤＬ」だった!!

ＬＤＬコレステロールが小型化した〝超悪玉〟の存在が明らかになりました。その詳細を解説します。

ＬＤＬが変形した小型ＬＤＬこそ〝超悪玉〟

ＨＤＬコレステロールは「善玉」、ＬＤＬコレステロールは「悪玉」とされてきた従来の定説。しかし近年、血液中の脂質についての研究が進み、この定説には誤りがあることがわかったのです。

ＬＤＬコレステロールが動脈硬化に関わっていることは事実ですが、その中でも「小型ＬＤＬコレステロール」の存在が明らかになり、通常のＬＤＬコレステロールよりも動脈硬化を促進させやすいことがわかりました。通常のＬＤＬコレステロールよりサイズが小さいために血管壁に入り込みやすく、しかも酸化しやすいのが特徴。小型ＬＤＬコレステロールこそ、動脈硬化を起こす元凶であり、真の「超悪玉コレステロール」といえます。

ＬＤＬを小型化させるのは中性脂肪

小型ＬＤＬコレステロールが生み出されるメカニズムについて解説します。

中性脂肪（18ページ～詳しく解説）が小型ＬＤＬコレステロールの生成に深く関わっていることがわかっています。中性脂肪が過剰に増えると、ＨＤＬコレステロールを減らし、小型ＬＤＬコレステロールを増やします。

ＬＤＬコレステロール値が高くても中性脂肪が基準値であれば、ＬＤＬコレステロールの小型化は起こらないとされています。逆に、ＬＤＬコレステロール値がそれほど高くなくても中性脂肪が基準値を上まわっていれば、小型ＬＤＬコレステロールが増える危険性が大。中性脂肪が大きく影響を与えるのです。

小型ＬＤＬの特徴

❶血液中に潜伏する

肝臓にあるＬＤＬ受容体に取り込まれにくいため、血液中に長くとどまることになります。通常のＬＤＬコレステロールと比べると、潜伏期間は2倍以上です。

❷血管壁に入り込みやすい

大きさが25・5ナノメートル未満のものが小型ＬＤＬコレステロールと呼ばれます。非常に小さいうえに比重が大きいため、血管壁に入り込みやすく、とどまりやすい性質があります。

❸酸化しやすい

サイズが小さいために通常のＬＤＬよりも抗酸化ビタミンが少なく、しかも血管内に長くとどまっているために活性酸素の影響を受けて酸化しやすいという特徴もあります。

こんな人は要注意!

- ☑ HDLコレステロール値が低い
- ☑ 中性脂肪値が高い
- ☑ 血糖値が高い
- ☑ 血圧が高い
- ☑ 内臓脂肪型の肥満
- ☑ 心筋梗塞や狭心症の経験がある
- ☑ 家族が心筋梗塞や狭心症になった

動脈硬化を起こさない小型ＬＤＬ対策

❶糖質のとりすぎに注意する

必要以上に糖質を摂取すると、血糖値スパイク（血糖値の急上昇・急下降）を招きます。膵臓からインスリンが過剰に分泌されることで、血糖を中性脂肪に変えて蓄積してしまいます。小型ＬＤＬコレステロールを減らすには糖質のとりすぎに注意し、中性脂肪を増やさないことが大切。

❷活性酸素を増やさない

小型ＬＤＬコレステロールを酸化させないためには、ビタミンＡ・Ｃ・Ｅ、ポリフェノールなどを含む、抗酸化作用のある食品を積極的に活用しましょう。睡眠不足やストレスは活性酸素を増やします。規則正しく生活し、リラックスできる時間を確保しましょう。

小型LDLの判断基準

❶中性脂肪の数値が300mg/dℓ以上

❷HDLコレステロールの数値が40mg/dℓ未満

❸HbA1cの数値が7%以上

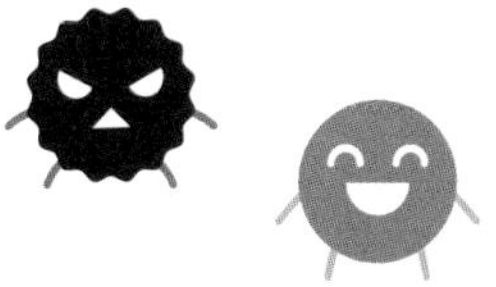

基礎知識
-6-

「中性脂肪が高い」と言われたが

中性脂肪って何？

健康によくなさそうというイメージがあっても、
実はあまりよく知られていない「中性脂肪」。増えると何がいけないのか、
体にどんな影響を与えるのか、詳しく解説します。

体のエネルギー源も増えすぎると問題に

「脂肪」と聞いただけで、悪の根源のように思えてしまう「中性脂肪」。その名のとおり、コレステロールと同様に、血液中に存在する脂質の一種です。英語ではトリグリセライド（ＴＧ）と呼ばれます。

　中性脂肪の大きな役割は、身体活動のエネルギーになることです。中性脂肪があるからこそ、食糧が足りなかったときや激しい運動をしたときに、エネルギー源として使うことができます。

　消費されずに余った中性脂肪は、皮下や内臓周りの脂肪組織に蓄えられます。皮下脂肪は体温の維持、外部の衝撃から内臓を守るクッション役など、体にとって大切な働きをしています。

　しかし、内臓の周辺に内臓脂肪が必要以上に増えると「内臓脂肪型肥満」や「メタボリックシンドローム」になり、糖尿病や高血圧などを合併するリスクが高くなります。また血液中に増えすぎることで動脈硬化を進行させてしまうのです。

中性脂肪の役割

体を動かすエネルギー源

脂肪組織に蓄えられるエネルギーの貯蔵庫。エネルギー源であるブドウ糖が体内で不足した場合に補う代役を務めます。

皮下脂肪になって体温維持

過度な中性脂肪は皮下組織にたまって皮下脂肪になります。体温を保持し、外界との温度差から体を守っています。

内臓を衝撃から守る

皮下組織にたまった皮下脂肪は、衝撃や振動などの外的刺激から内臓を守るクッションの役割も担っています。

中性脂肪が多い人と健康な人の血流

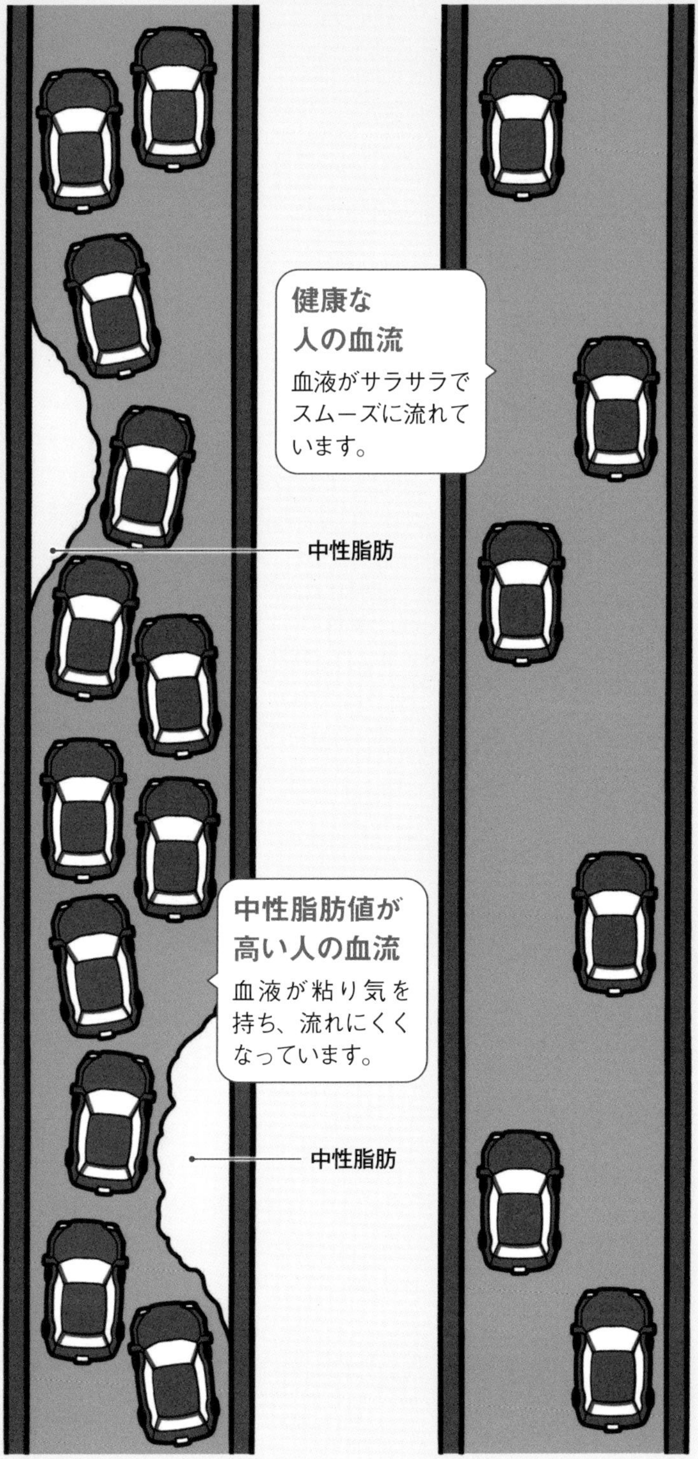

健康リスク 1

血液ドロドロ

❶粘度が上がって血流が悪化

中性脂肪値が高い「高中性脂肪血症」は、血液中の中性脂肪の量が多い状態です。血液はドロドロとして流れにくくなっていると考えられます。血液に粘りが出るために、車が渋滞するように血液の流れを悪くしているのです。体の隅々まで酸素や栄養素が運ばれず、老廃物もたまりやすくなり、健康を害することにもなります。

❷動脈硬化のリスクが上がる

血液の流れが滞っている状態は、血管壁に負担をかけ、傷をつけます。その傷口からLDLコレステロールが入り込んで血管壁を肥厚し、血管がかたく狭くなります。血液ドロドロの状態は、こうした動脈硬化をもたらす非常に危険な状態です。ある日突然、血管が詰まったり、破けたりと、命に関わる重篤な疾病を引き起こします。

脂肪肝とは

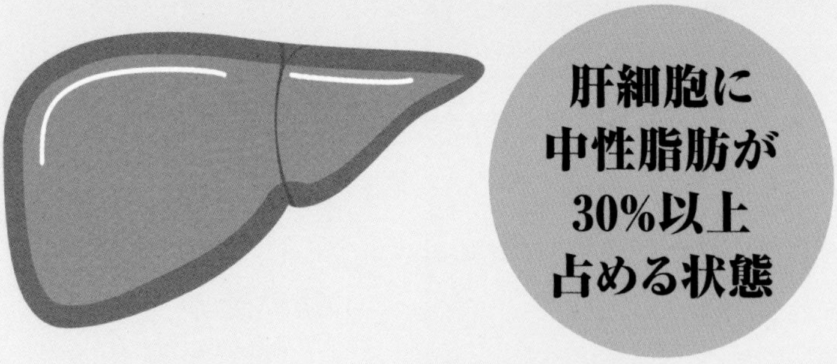

〈 脂肪肝は生活習慣病の始まり 〉

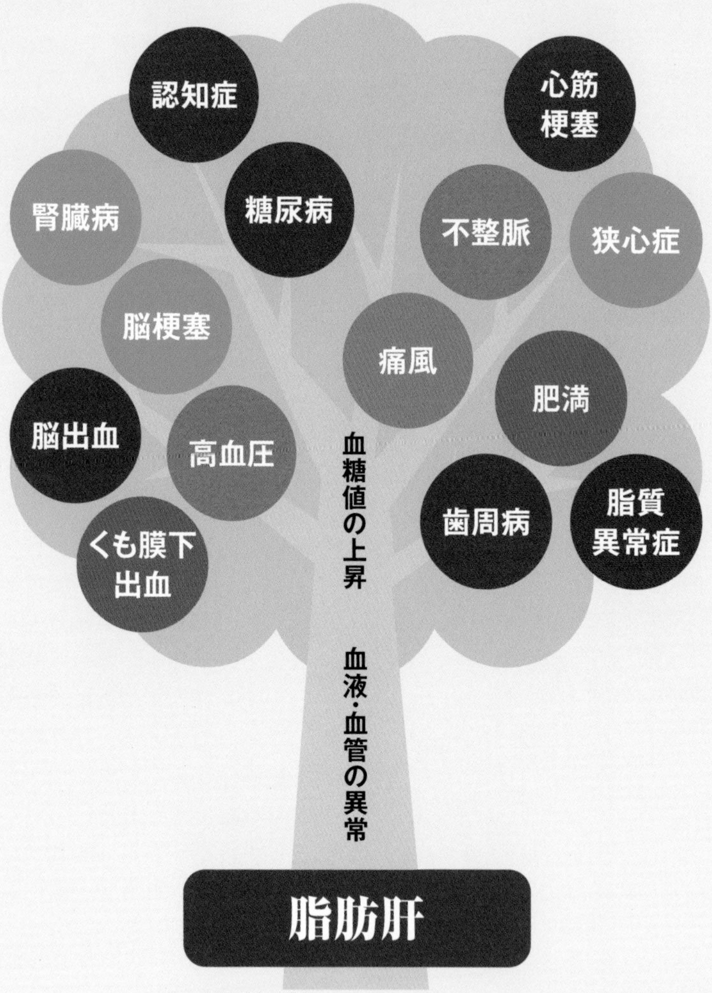

健康リスク 2

脂肪肝

❶余った中性脂肪が肝臓に蓄積

中性脂肪が内臓や皮下以外に、肝臓、心臓、膵臓などの臓器の細胞につく「異所性脂肪」があります。その代表格が「脂肪肝」。中性脂肪の泡状のかたまりが肝臓の細胞全体の30%以上を占めてしまった状態です。

❷脂肪肝がすべての生活習慣病に

脂肪肝は肝臓に炎症が起こる「肝炎」、肝炎が繰り返されることで肝細胞が線維に置き換わる「肝硬変」、さらに命にも関わる「肝臓がん」へと進行する恐れがある“怖い状態”です。また、心疾患や脳卒中などさまざまな病気のリスクを高めることもわかってきました。脂肪肝は中性脂肪が血液中に流れ出し、糖質とともに血管を傷つけます。その結果、高血圧や動脈硬化、脳梗塞、心筋梗塞、糖尿病、さらには認知症にもつながる、あらゆる生活習慣病の入り口です。

中性脂肪が小型LDLを生むメカニズム

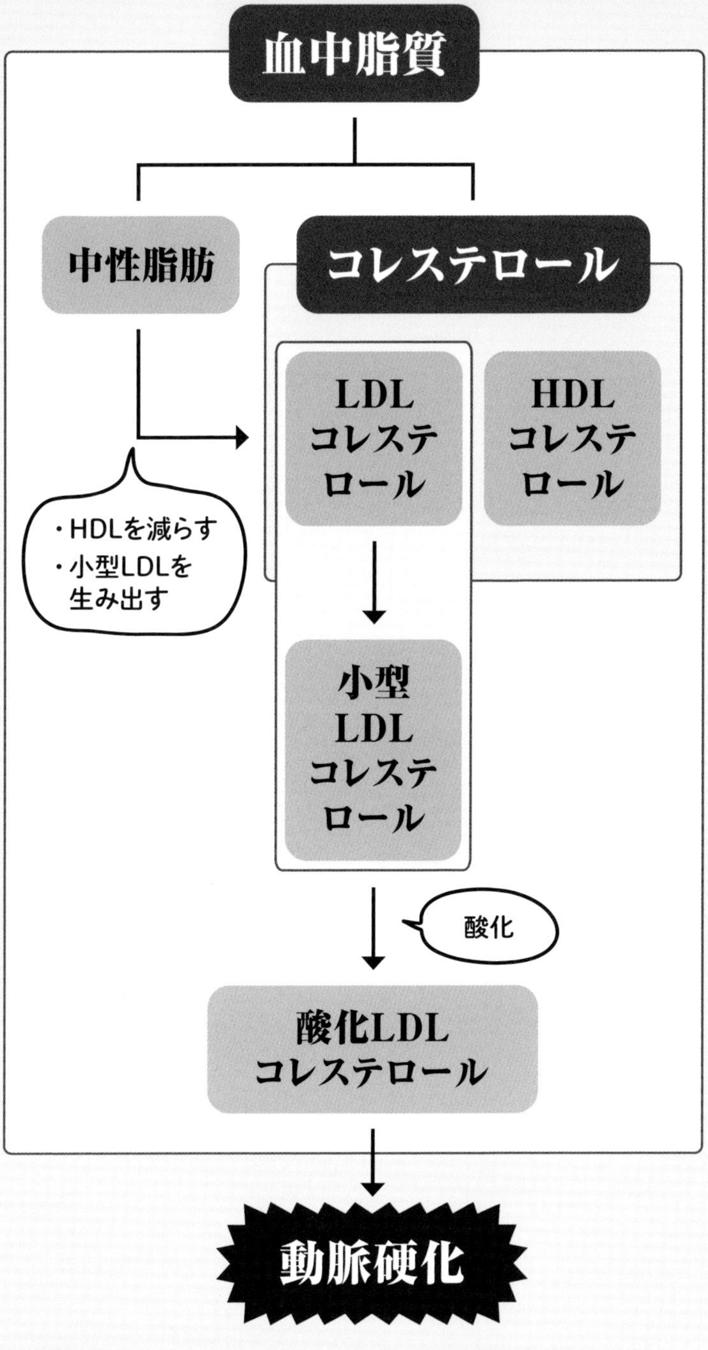

中性脂肪が高いとHDLコレステロールを減らすとともに、LDLコレステロールを小型化し、小型LDLコレステロールという"超悪玉"コレステロールを生み出してしまいます。

健康リスク 3

小型LDLを生む

❶中性脂肪が増えるとHDLが減る

HDLコレステロールは、血液中にたまった余分なコレステロールを回収して肝臓に運ぶ働きがありますが、これを妨げるのが中性脂肪です。中性脂肪が増えすぎると、LDLコレステロールが増え、HDLコレステロールが減りやすくなることがわかっています。

❷小型の超悪玉コレステロールを生み出す

"超悪玉"といわれる小型LDLコレステロール（16〜17ページ参照）を増やすことも明らかになっています。LDLコレステロールが高くても中性脂肪が基準値であれば、LDLコレステロールの小型化は起こらないとされています。逆に、LDLコレステロールがそれほど高くなくても中性脂肪が基準値を上まわっていれば小型LDLコレステロールが増える危険性があります。

この本の使い方

本書ではまず、コレステロールや中性脂肪の基礎知識と食べ方の工夫を解説。さらに朝・昼・夕の1週間の献立、食材別の主菜と副菜、かさ増しごはんと具だくさんスープ・みそ汁など全156のレシピを紹介しています。毎日の食事作りに活用してください。

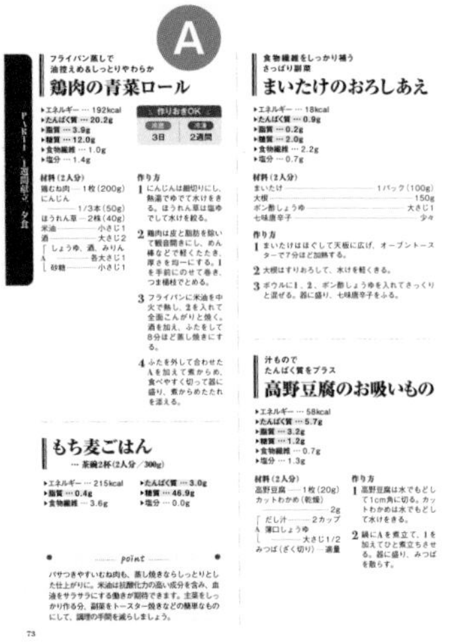

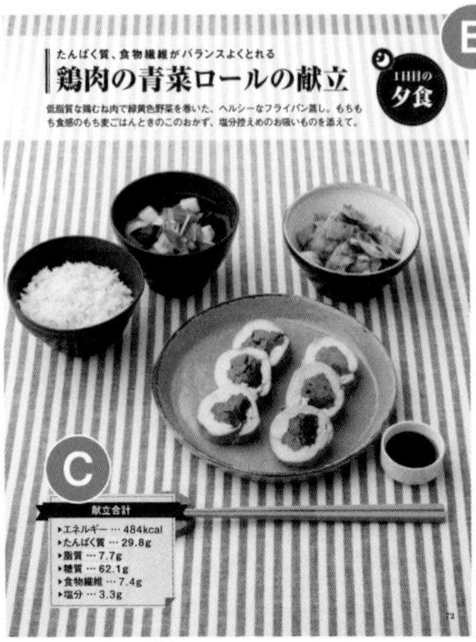

Ⓐ献立例

PART 1では何をどれくらい食べるかをイメージしやすいように、メニューを組み合わせた朝・昼・夕の献立例を1週間分紹介しています。

Ⓑ朝・昼・夕マーク

どの時間帯の献立かひと目でわかるマークつき。

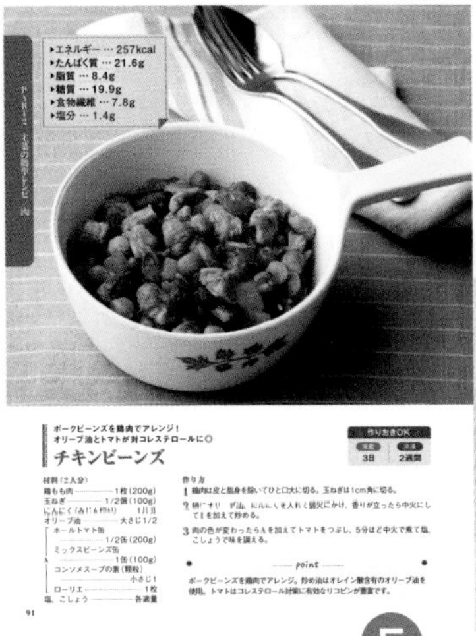

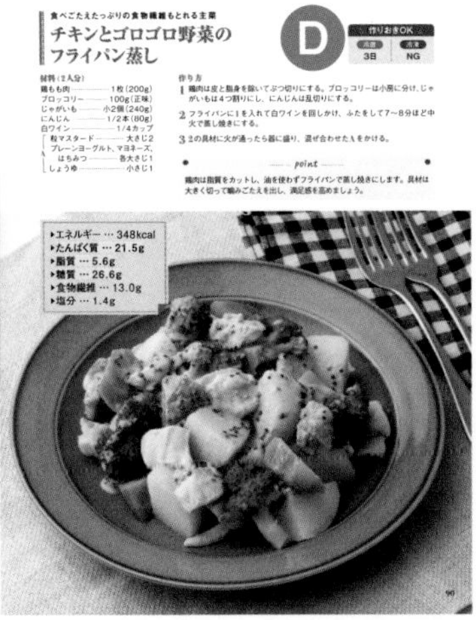

Ⓒ栄養素

すべての献立、レシピに1人分のエネルギー、たんぱく質、脂質、糖質、食物繊維、塩分の栄養価を表示。

Ⓓ保存期間

冷蔵・冷凍が可能なレシピはその保存期間を表示しています。

Ⓔpoint

コレステロールや中性脂肪など脂質異常に有効な栄養素、脂質を落とす調理の工夫、おいしく仕上げるコツなどのアドバイスつき。

この本のきまり

- 本書の栄養価計算は、文部科学省『日本食品標準成分表2020年版(八訂)』をもとにレシピに記載の分量から、廃棄分(皮、骨、ヘタなど)を差し引いて算出しています。たんぱく質は「アミノ酸組成によるたんぱく質」、脂質は「脂肪酸のトリアシルグリセロール当量」の項目を反映しています。糖質は「利用可能炭水化物(質量計)」の項目を反映していますが、一部「差し引き法による利用可能炭水化物」の項目を反映しています。また、一部の市販食品については「炭水化物」の項目を反映しています。
- 材料で特に断りのないものについては、皮をむく、種やヘタ、すじを除く、石づきを落とすなどの下処理のプロセスは省いています。
- 1カップは200㎖、大さじ1は15㎖、小さじ1は5㎖です。
- 冷蔵・冷凍の保存期間は目安です。食べる前に必ず状態を確認しましょう。
- 電子レンジは600Wを使用しています。500Wの場合は加熱時間を1.2倍、700Wの場合は0.8倍にしてください。
- オーブン、オーブントースター、電子レンジ、魚焼きグリルの時間は目安です。メーカーや機種によって異なる場合があるので、様子を見ながら調整してください。
- 持病のある人や食事指導を受けている人は、医師と相談してください。

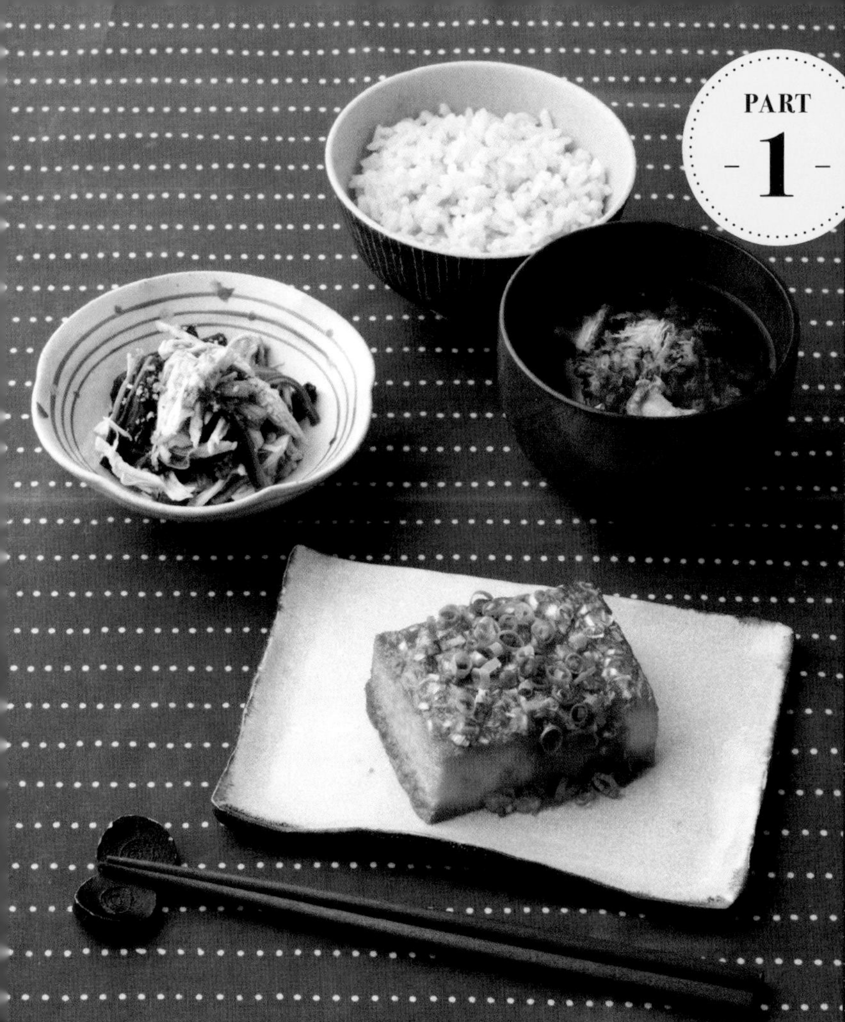

PART 1

コレステロール値を下げる食べ方と朝、昼、夕の1週間献立

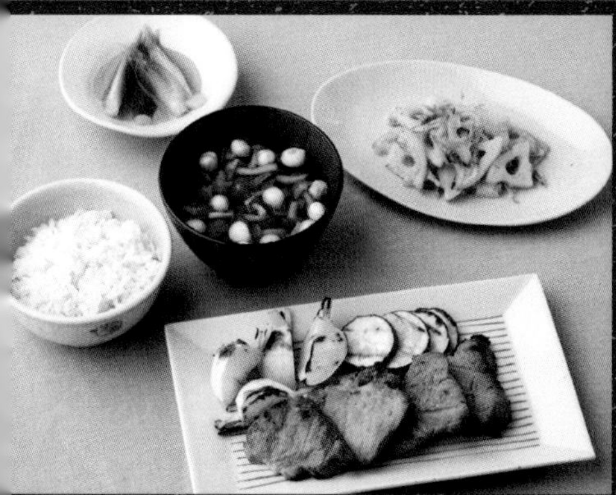

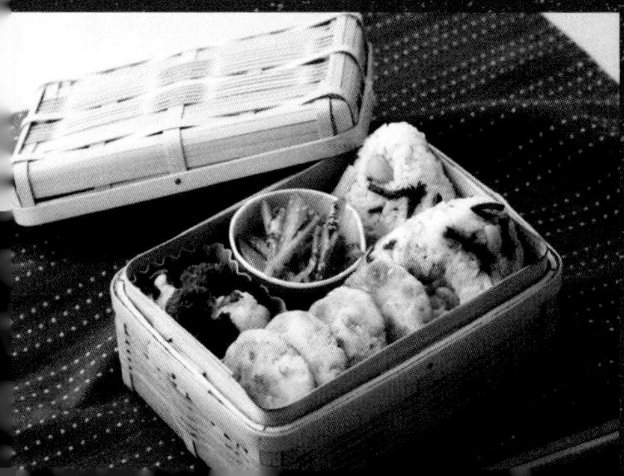

コレステロールや中性脂肪の異常を改善するには食生活の見直しが大切です。まずは適正なエネルギー量と食べ方のポイントを把握し、紹介する献立を作ってみて下さい。

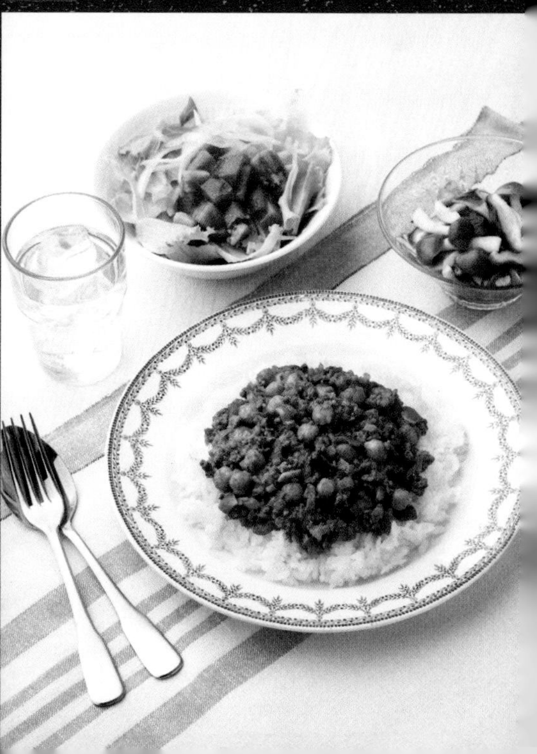

コレステロールを下げる食べ方

- 1 -

適正なエネルギーをとる

ポイントは、一般的にコレステロールが多いといわれる食品を控えることだけではありません。まずは食べすぎないことが大切です。

▼適正なエネルギー量を知ることからスタート

〝コレステロールを減らすには、肉の脂身や卵を控えればよい〟わけではありません。

食品から摂取されるコレステロールは20～30％で、残りの70～80％は肝臓などで合成されます。そのため体内で合成されるものを減らすほうがコレステロールを効率よく減らすことができます。体内で合成されるコレステロールの材料は糖質、脂質、たんぱく質。これらはごはん、魚、肉などさまざまな食品に含まれています。食べれば食べるほど、それに比例してコレステロールがつくられることになります。適正エネルギー量を知り、それ以上食べすぎないことが重要なのです。

STEP 1 目標体重を求める

身長（m）×**身長**（m）×**22**＝［目標体重］（kg）

↓

STEP 2 1日の適正エネルギー量を計算する

［目標体重］（kg）×**身体活動量**[*1]（kcal）

*1 身体活動量

軽い（デスクワークの人）	普通（立ち仕事が多い人）	重い（力仕事が多い人）
25～30	30～35	35～

コレステロールを下げる食べ方

- 2 -

糖質量を少し減らす

何をどれくらい食べるのかも重要です。理想の栄養バランスや、LDLコレステロール＆中性脂肪を増やさない食べ方を解説します。

▼PFCバランスを意識する

三大栄養素のPFCバランスがたんぱく質15～20％、脂質20～30％、炭水化物50～65％になるように食べるとエネルギーを消費しやすくなり、余分な脂質を体にためにくくなります。

▼気をつけるのは脂質より糖質

LDLコレステロールや中性脂肪を減らすために〝控えるべきなのは脂質〟と思っていませんか。実は、体に脂肪をため込む犯人は「糖質」なのです。

ごはんなどの糖質をとりすぎると、膵臓から過剰に分泌されるインスリンが血糖を中性脂肪に変えてしまいます。そこでおすすめなのが糖質量の〝ちょいオフ〟。ごはんなどの主食を今より少し減らすことを意識すればOK。中性脂肪が増えないので、小型LDLコレステロールが増えることもHDLが減ることもありません。

PFCバランス

たんぱく質
(Protein)
15～20％*2

脂質
(Fat)
20～30％

炭水化物
(Carbohydrate)
50～65％

*2 厚生労働省『日本人の食事摂取基準（2020年版）』
50歳以下は13～20％、50～64歳は14～20％。

糖質“ちょいオフ”で脂肪蓄積を抑える

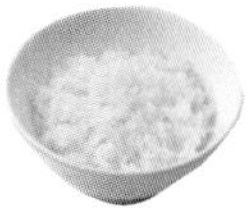

▸お茶碗少なめ
100g／糖質34.6g

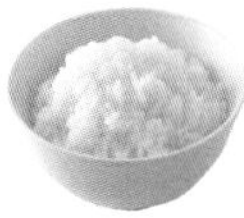

▸お茶碗１杯
150g／糖質51.9g

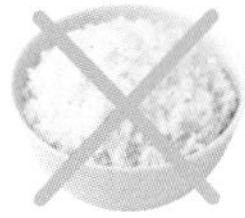

▸お茶碗大盛り
200g／糖質69.2g

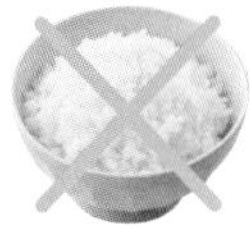

▸丼１杯
250g／糖質86.5g

中性脂肪を増やさない糖質摂取量の目安

男性	女性
200～250g／日	200g／日

コレステロールを下げる食べ方
-3-

脂質は〝質〟で選ぶ

高エネルギーのために敬遠されがちですが、LDLコレステロールや中性脂肪を減らす働きがある脂質もあります。しっかり見極めて。

▼控えたい脂質と とりたい脂質がある

脂質を構成する成分のひとつである「脂肪酸」には、大きく分けて「飽和脂肪酸」と「不飽和脂肪酸」があります。飽和脂肪酸は肉やバターなどの乳製品、ラード、ヤシ油、パーム油などに多く含まれます。高エネルギーで、とりすぎるとLDLコレステロールや中性脂肪を増やし、動脈硬化（血管の老化）を招いてしまうので「控えたい脂質」です。

一方、不飽和脂肪酸は「とりたい脂質」です。オレイン酸（オメガ9系）、リノール酸（オメガ6系）はLDLコレステロールを減らします。α-リノレン酸（オメガ3系）は中性脂肪を減らすなどの作用が期待されています。

▼量に気をつけて 適量をバランスよく

リノール酸とα-リノレン酸は体内でつくることができない「多価不飽和脂肪酸」（必須脂肪酸）です。しかし、リノール酸はコーン油などの植物油のほか、マヨネーズ、ファストフード、パン、カップ麺、菓子類、惣菜などの加工食品に含まれており、とりすぎるとLDLコレステロールといっしょにHDLコレステロールも減らしてしまいます。

またオリーブ油などに含まれる「一価不飽和脂肪酸」は、体内で合成されるので必須脂肪酸ではありませんが、脂質異常の改善に役立ちます。下表の比率を参考に脂肪酸をバランスよくとりましょう。

脂肪酸の比率

飽和脂肪酸	不飽和脂肪酸	
	一価不飽和脂肪酸（炭素間の二重結合を１つ持つ）	多価不飽和脂肪酸（炭素間の二重結合を２つ以上持つ）
3	4	3

脂肪酸はバランスよく摂取するのがポイントです。摂取量の比率は「3：4：3」が望ましいとされています。

脂肪酸の種類

脂質（脂肪酸）

不飽和脂肪酸

多価不飽和脂肪酸（必須脂肪酸）

オメガ3系（α-リノレン酸、DHA、EPA）

アマニ油／えごま油／しそ油／青魚の脂

とりたい脂質

血栓（血の塊）を予防し、中性脂肪を減らす作用がありますが、もっとも酸化されやすい脂肪酸。

オメガ6系（リノール酸）

コーン油／大豆油／ごま油／マヨネーズ／加工食品／菓子類

注意したい脂質

LDLコレステロールを減らしますが、とりすぎるとHDLも減らしてしまう不飽和脂肪酸です。

一価不飽和脂肪酸

オメガ9系（オレイン酸）

オリーブ油／キャノーラ油／米油

とりたい脂質

もっとも酸化されにくく、HDLコレステロールを減らすことなくLDLだけを減らします。

飽和脂肪酸

ラード／バター／牛の脂／ショートニング／マーガリン／パーム油

控えたい脂質

重要なエネルギー源ですが、とりすぎるとLDLコレステロール、中性脂肪を増やしてしまいます。

コレステロールを下げる食べ方
-4-

良質なたんぱく質をしっかりとる

体を構成するたんぱく質。良質のものを必要量とると、中性脂肪を減らしてＨＤＬコレステロールを増やすありがたい効果があるのです。

▼筋肉増強のためにたんぱく質をとる

1日の総消費エネルギーの約60%を占める「基礎代謝量」。そのエネルギー代謝が多いのが筋肉で、筋肉量の多い人ほど基礎代謝量が多くなります。

たんぱく質をしっかりとることで筋肉量が増えて基礎代謝がアップ。中性脂肪が燃えやすい体になります。また中性脂肪とＨＤＬコレステロールの間にはシーソーのような関係があります。中性脂肪が減れば、ＨＤＬコレステロールが増えるのです。年齢を重ねたら、筋肉量を維持するために、体重1kgあたり1.2～1.5gのたんぱく質をとりましょう（目安は29ページ下表）。

ウォーキングなどの適度な運動を加えるとさらに効果的です。筋肉を強化して基礎代謝を高め、効率よく中性脂肪を減らし、ＨＤＬを増やすことができるからです。

脂質異常を改善する流れ

運動＋たんぱく質摂取
↓
筋肉増強
↓
消費エネルギーが増える
↓
中性脂肪が減る
↓
HDLが増える

たんぱく質摂取に加え、運動をプラスすることでより効率よくHDLコレステロール量を増やせます。

▼アルブミン値を上げると筋肉が増える

血液検査表で「アルブミン」という項目を見たことがあるのではないでしょうか。アルブミンとは血液中に含まれるたんぱく質のひとつで、栄養状態の指標となっています。たんぱく質をしっかり摂取することで、この「アルブミン値」を上昇させることができます。

アルブミンは筋肉や血管、髪、皮膚などの材料になるアミノ酸の運搬役を担っています。そのため、アルブミンが不足すると筋肉や骨の弱化、貧血、免疫力の低下が見られ、逆に増えると筋肉量を増やして筋力向上につながります。たんぱく質を摂取してアルブミン値をキープしましょう。

良質なたんぱく質をとるポイント

❶食材を組み合わせて アミノ酸をバランスよく

たんぱく質は20種類のアミノ酸がさまざまな形で結合してできています。たんぱく質を構成しているアミノ酸のうち、体内で合成できない9種類のアミノ酸が「必須アミノ酸」。ひとつでも不足すると、ほかのアミノ酸で補うことができないので、たんぱく質の働きが低下してしまいます。その中でもバリン、ロイシン、イソロイシンは「分岐鎖アミノ酸（BCAA）」と呼ばれ、筋肉の合成を高める作用があります。鶏肉や赤身魚、卵、大豆製品、乳製品などで積極的にとるようにしましょう。

必須アミノ酸（9種）

体内では合成されない

BCAA
- バリン
- ロイシン
- イソロイシン

- メチオニン
- リジン
- フェニルアラニン
- トリプトファン
- スレオニン
- ヒスチジン

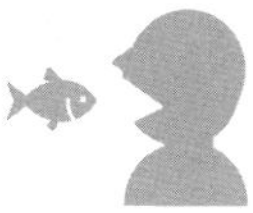

非必須アミノ酸（11種）

体内で合成される

- アルギニン
- グリシン
- アラニン
- セリン
- チロシン
- システイン
- アスパラギン
- グルタミン
- プロリン
- アスパラギン酸
- グルタミン酸

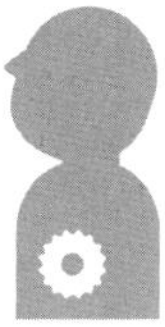

❷LDLコレステロールを減らす 大豆たんぱくを活用

大豆には脂質異常を改善する成分が含まれていますが、大豆たんぱく質にもLDLコレステロールを減らす効果が。腸管内で大豆たんぱく質が胆汁酸と結合して排泄。新たに胆汁酸をつくるためにLDLコレステロールが肝臓へ取り込まれるので、結果的に減ることに。

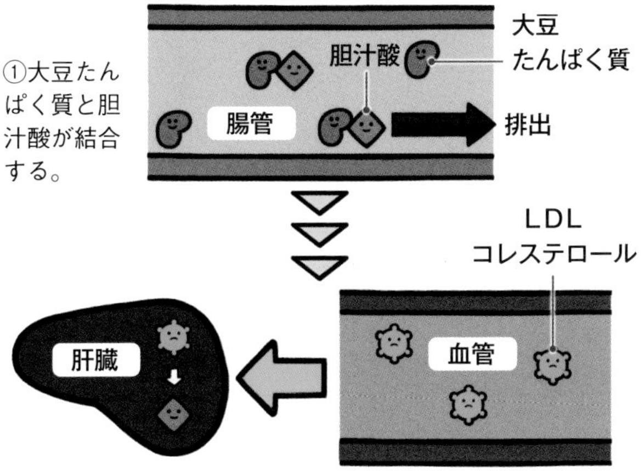

①大豆たんぱく質と胆汁酸が結合する。

②新たに胆汁酸をつくるために血液中から肝臓へLDLコレステロールの取り込みが促進される。

たんぱく質量の目安

食品名	たんぱく質（g）
生鮭1切れ（100g）	18.9
あじの開き（100g）	17.2
生さば（100g）	17.8
豚ロース肉（100g）	17.2
鶏むね肉（皮なし・100g）	19.2
牛サーロイン肉（100g）	14.0
卵1個（50g）	5.7
木綿豆腐1/3丁（100g）	6.7
納豆1パック（50g）	7.3
牛乳1杯（200㎖）	6.2
プロセスチーズ小1個（20g）	4.3

出典：『日本食品標準成分表2020年版（八訂）』（文部科学省）

コレステロールを下げる食べ方

-5-

食物繊維は1日20g以上とる

腸内環境を整える食物繊維。血糖値の急上昇を抑える、コレステロールを排出する、肥満を防止するなど脂質異常の改善にも役立ちます。

▼食物繊維が余分な脂質を吸着して排泄する

水溶性食物繊維は水分に溶けてゲル状になり、食べものを包み込んで胃腸内をゆっくりと移動。糖質の吸収をおだやかにし、血糖値の急激な上昇を抑えます。またコレステロールなど余分な脂質を吸着して体外に排泄します。

一方、不溶性食物繊維は水分を吸収して膨張。大腸を刺激して便通を促進します。噛みごたえのある食品に含まれるため、噛むことで満腹のサインが脳に伝わりやすくなって食べすぎを防ぐ効果も。食物繊維が不足すると、腸内環境が悪化し、脂質をため込みやすくなります。さまざまな食材から2種類の食物繊維を合わせて1日20g以上を目標に摂取しましょう。

食材に含まれる食物繊維（g/可食部100g）

野菜	
キャベツ	1.8
ほうれん草	2.8
ブロッコリー	5.1
ごぼう	5.7
かぼちゃ	3.5
大根（根）	1.3
にんじん	2.4

穀類	
白米（穀粒）	0.5
もち麦（穀粒）	13.0
玄米（穀粒）	3.0
ライ麦パン	5.6
そば（乾）	3.7
うどん（乾）	2.4

豆類・種実	
大豆（水煮）	6.8
納豆	6.7
木綿豆腐	1.1
おから（生）	11.5
グリンピース	7.7
ミックスビーンズ	7.9

海藻類	
わかめ（生）	2.9
ひじき（乾）	51.8
もずく	1.4
めかぶ	3.4
まこんぶ（乾）	32.1

きのこ類	
しいたけ	4.9
まいたけ	3.5
しめじ	3.0
えのきだけ	3.9

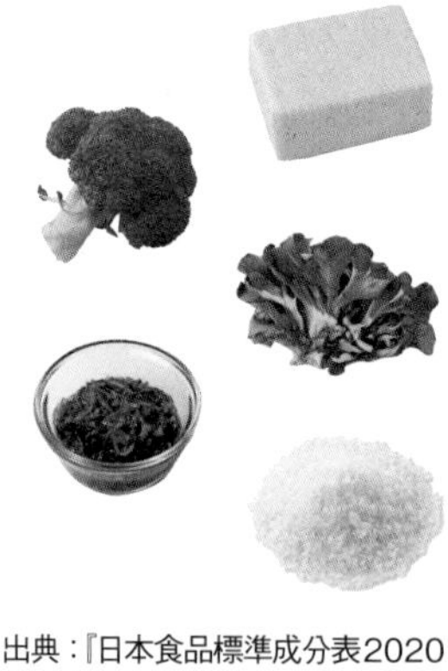

出典：『日本食品標準成分表2020年版（八訂）』（文部科学省）

コレステロールを下げる食べ方

-6-

ビタミンACE（エース）で酸化防止

LDLコレステロールが酸化して動脈硬化が起こるのを防ぐために、ビタミンACE（エース）などの抗酸化作用のある食材を活用しましょう。

▼活性酸素を除去して動脈硬化の進行を防ぐ

人間の細胞を酸化させる「活性酸素」。血液中のLDLコレステロールが活性酸素によって酸化すると、酸化コレステロールに変わり、動脈硬化が進行します。

そこで、積極的に取り入れたいのが抗酸化物質です。野菜などに含まれるビタミンA・C・EはビタミンACE（エース）と呼ばれ、活性酸素を除去する抗酸化作用があります。ほかには、赤ワインに含まれるポリフェノール、緑黄色野菜に含まれるカロテノイドやフラボノイドなども抗酸化物質です。最近では、高カカオチョコに含まれる「カカオポリフェノール」にも高い抗酸化作用があると注目されています。

ビタミンA

植物に含まれるカロテノイド（色素成分）のβ-カロテンは体内でビタミンAに変わり、抗酸化力を発揮。脂溶性なので油といっしょにとると吸収率がアップします。

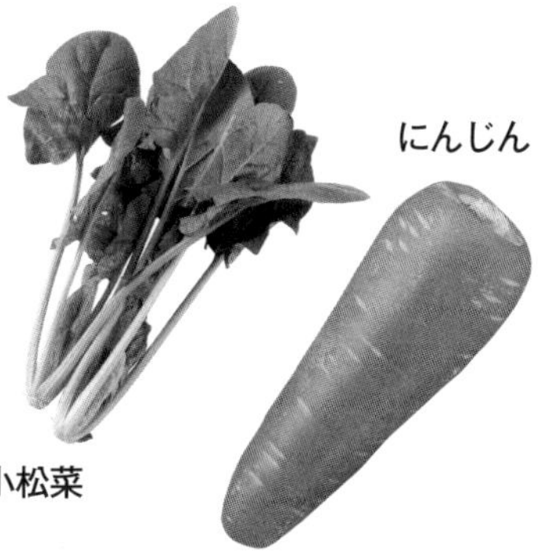

にんじん

小松菜

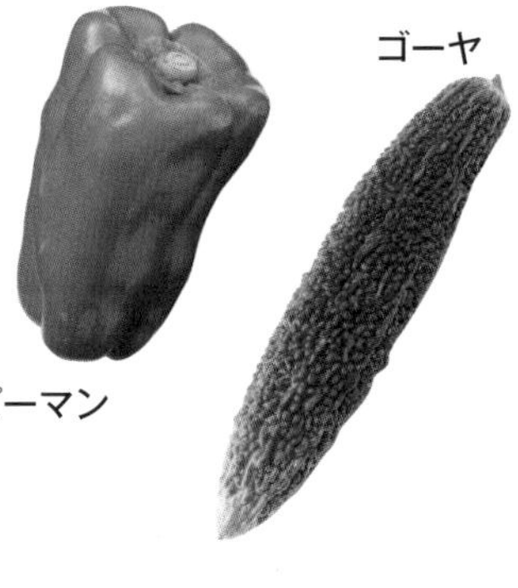

ゴーヤ

ピーマン

ビタミンC

抗酸化作用で体を守り、健康、美容、アンチエイジングに欠かせないビタミン。水溶性で熱に弱いので、手早く洗って生食するかさっと火を通す、汁ごと食べるのがポイント。

ビタミンE

強い抗酸化作用を持つビタミン。細胞膜に存在して活性酸素から守り、老化の原因となる過酸化脂質がつくられるのを抑えるため「若返りビタミン」とも呼ばれます。

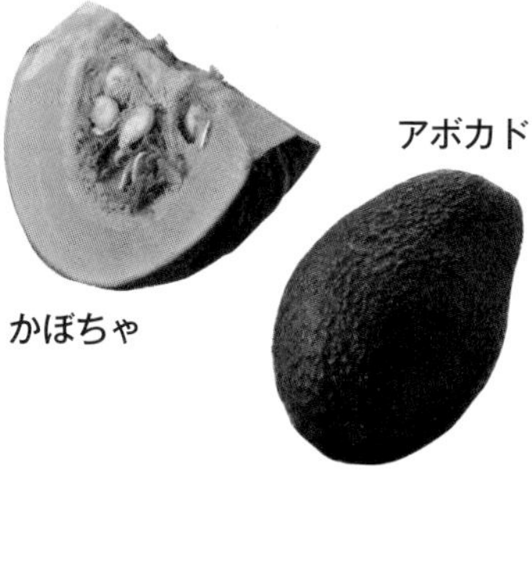

アボカド

かぼちゃ

コレステロールを下げる食べ方

- 7 -

調味の工夫でヘルシー仕上げ

食材選びや調理の工夫で脂質や糖質を抑えたとしても、調味料で台なしになる可能性もあります。失敗しない味つけのコツをご紹介。

▼香味野菜やスパイスでアクセントをつける

コレステロールや中性脂肪の値を改善したいなら、気をつけたいのが調味料。マヨネーズは脂質が多く、ソース類や調味だれなどは糖質が多いので、味つけは香味野菜やスパイスを上手に活用しましょう。

こしょうや唐辛子などの辛み成分は味にメリハリをつける、にんにくやみょうがなどに含まれている特有の香り成分は嗅覚に刺激を与えるなど、料理を薄味に仕上げてもおいしく感じることができます。そのため、糖質、脂質、塩分を抑えるのに役立ちます。

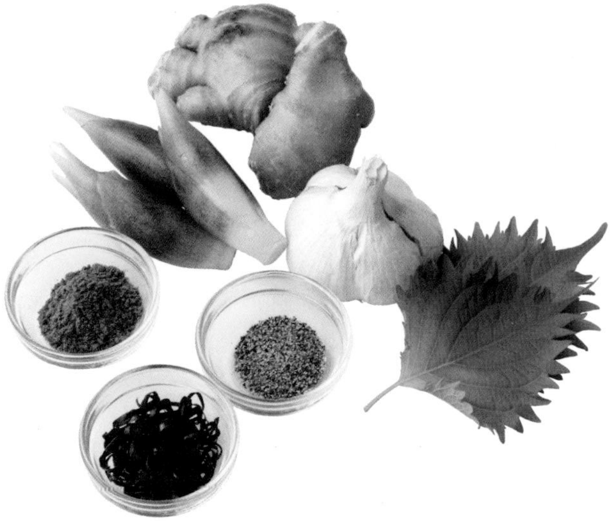

調味料は含有量に要注意

調味料の種類	糖質（g）	脂質（g）	塩分（g）
カレールウ（40g）	14.0	13.1	4.2
マヨネーズ（大さじ1）	0.1	0.4	0.3
トマトケチャップ（大さじ1）	4.2	0.0	0.5
中濃ソース（大さじ1）	5.2	0.0	1.0
豆板醤（大さじ1）	0.7	0.3	3.0
焼き肉のたれ（大さじ1）	5.5	0.4	1.4

出典：『日本食品標準成分表2020年版（八訂）』（文部科学省）

▼酢大さじ1で酸化を防ぎ 超悪玉LDLの発生を抑制

酢の主成分「酢酸」には、中性脂肪の合成抑制&分解促進の働きがあります。また、酢に含まれる「クエン酸」には抗酸化作用があり、〝超悪玉〟と呼ばれる小型LDLコレステロールの増加を抑えることも期待できます。毎日大さじ1杯をみそ汁や納豆に入れたり、料理の味つけにちょい足ししたりして、酢の力を取り入れましょう。

▼だしのうまみで薄味でも満足感

うまみ成分は主に昆布や野菜に含まれる「グルタミン酸」、かつお節や煮干しに含まれる「イノシン酸」、きのこ類に含まれる「グアニル酸」の3つです。これらを組み合わせるとうまみが7〜8倍にもなります。また適度な塩分がうまみを強めるため、うまみの効いただしを利用すると、塩分を控えた料理でも満足感を高めます。

かつお節と昆布で作る定番の和風だし

基本のだし（合わせだし）

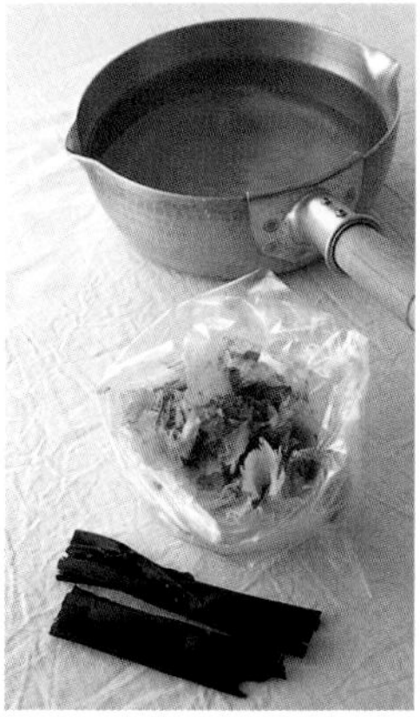

材料（作りやすい分量）

水……5カップ
昆布（約5cm）……10g
かつお節……20g

作り方

1 昆布は乾いたふきんで表面の汚れやごみを軽くふき取って数か所切り込みを入れる。鍋に分量の水とともに入れ、20〜30分ほど浸けておく。

2 鍋を弱火にかけ、鍋のふちから細かい泡が出始めたら昆布を取り出す。

2

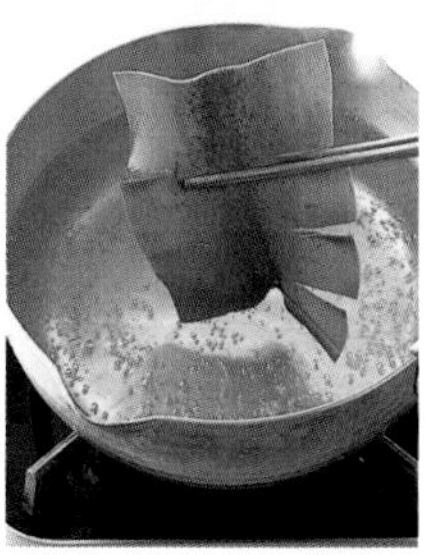

3 強火にしてしっかりと煮立てたらかつお節を加え、再び沸き上がったら火を止める。ぬらしたペーパータオルを敷いたこし器でこす。

3

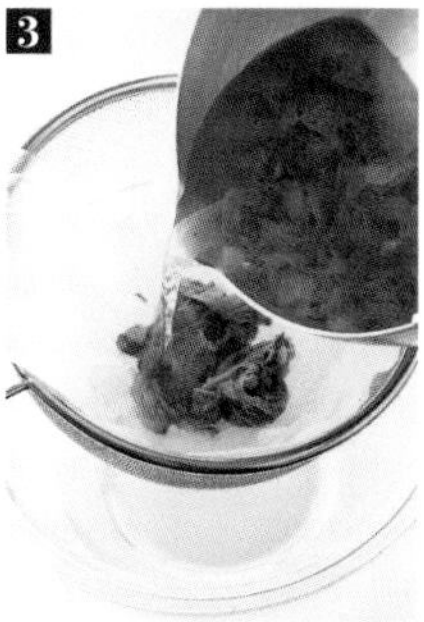

作りおきOK

冷蔵	冷凍
3日	2週間

ポットの水に入れてひと晩おくだけ

簡単水出し（合わせだし）

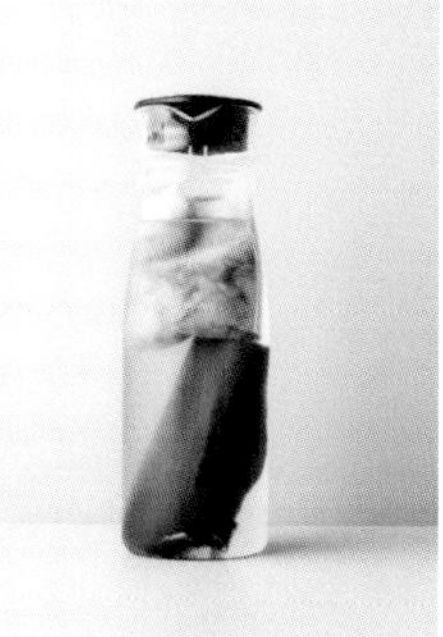

材料（作りやすい分量）

水……5カップ
昆布（約5cm）……10g
かつお節……20g

作り方

1 かつお節をお茶パックに詰める。

2 お茶ポットに1と昆布を入れ、水を注いでふたをし、冷蔵庫でひと晩おく。

作りおきOK

冷蔵	冷凍
1日	2週間

もっと手軽に！

添加物ゼロの顆粒だし

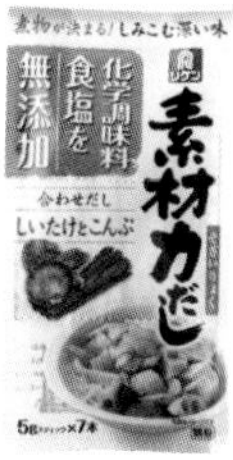

粉末やパックタイプなど手軽に使えるだし。最近では添加物、食塩ゼロのものもあります。原材料を確認してアミノ酸や酵母エキスなどを使用していない「無添加」を選びましょう。

コレステロールを下げる食べ方

- 8 -

定食スタイルのすすめ

定食スタイルは栄養バランスにすぐれ、味も見た目もバラエティ豊かな日本の食文化のスタイルのひとつ。献立例は38ページから。

おすすめポイント1

栄養バランスがよい

食べたものをエネルギーに変える三大栄養素（たんぱく質、炭水化物〈糖質〉、脂質）と、それらの代謝をサポートするビタミン、ミネラルをバランスよく補うことができます。

おすすめポイント2

彩り豊かで満足度が高い

毎日の食事で緑、赤、白、黄、黒の五色がそろうと、彩りや味のバランスがよくなり、食事の満足度がアップします。定食スタイルを考えるときに参考にしてみてください。

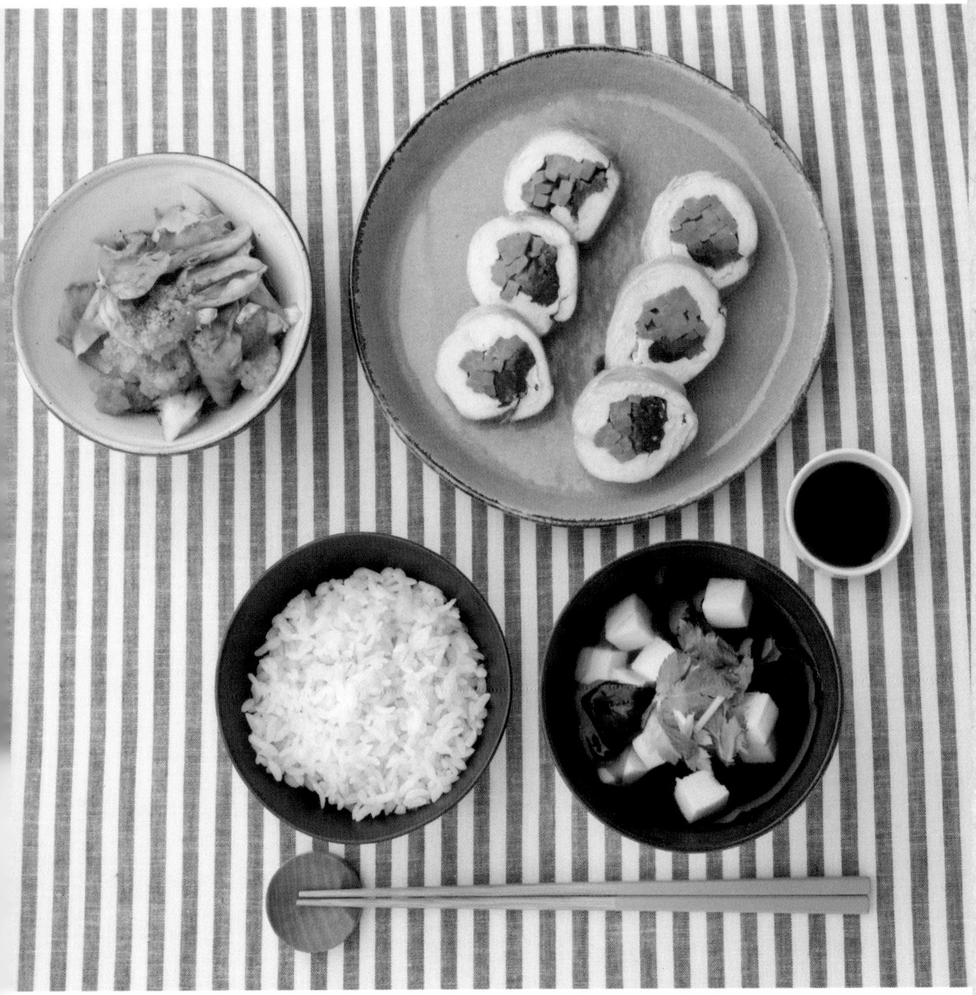

おすすめポイント3

食感を楽しめる

シャキシャキ、トロトロ、ふわふわなど、ひとつの献立の中に３つ以上の食感を意識することで、複雑さが出て楽しい食事になります。食材の食感がいきるように調理しましょう。

おすすめポイント4

時間をかけて食べられる

１人分量を盛った定食スタイルは、一皿ずつゆっくり食べることで満腹中枢が働いて満腹感を得られ、食べすぎを防ぎます。また少なめの量でも満腹感を得やすくなります。

▼ベジタブル・ファーストで中性脂肪を減らす

食事の最初に野菜を食べる「ベジタブル・ファースト」。野菜をゆっくり噛んで食べると、脳の満腹中枢を刺激して満腹感を高める脳内物質が分泌され、食べすぎを防ぐことができます。

　また野菜に含まれる食物繊維は、ゆっくりと消化管内を進みます。あとから食べる炭水化物の糖質が消化・吸収されるスピードがゆるやかになって食後の血糖値の急上昇を抑えられます。つまり血糖が中性脂肪として蓄積されるのを防ぐことができます。

食べる順番

副菜

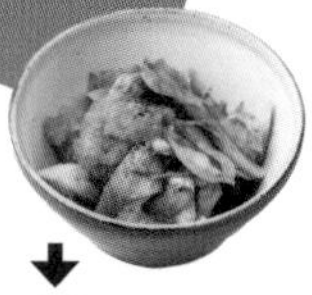

食物繊維を豊富に含む野菜やきのこ類、海藻類などを使った、サラダや煮もの、あえもの、酢のものなどの副菜を最初に食べます。食後の血糖値の急激な上昇を抑えます。

↓

汁もの

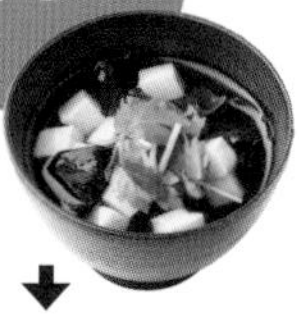

次に、みそ汁やスープなどの汁ものを食べます。豚肉や豆腐を使った豚汁やけんちん汁、野菜がごろごろ入った具だくさんのスープにすれば、副菜代わりにもなります。

↓

主菜

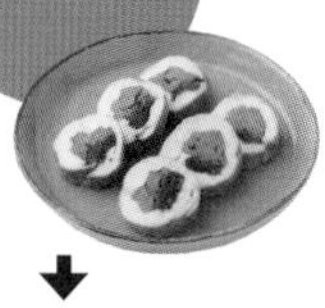

肉、魚介類、大豆製品、卵などを使ったメインのおかずへ食べ進みます。焼き魚や煮魚、肉のソテー、肉豆腐などで良質なたんぱく質をしっかり補いましょう。

↓

主食

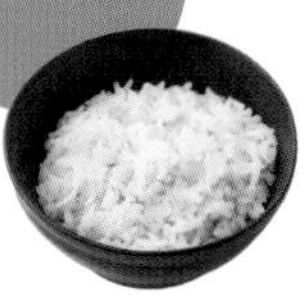

ごはん、パン、麺類など炭水化物を多く含む主食は食事の最後に。体にとって重要なエネルギー源です。適量を食べることで腹持ちがよく、空腹のストレスも軽減できます。

もっと中性脂肪を減らす！HDLを増やす！食べ方のコツ

① 噛みごたえのある食材を選ぶ

いか、たこ、根菜類やきのこ類など歯ごたえのある食材は、自然と噛む回数を増やすことができます。

② ひと口30回噛む

ひと口30回が目標です。いきなり増やすのは難しいので、まずは、いつもよりプラス5回から始めましょう。

③ こまめに水やお茶を飲む

ひと口飲み込んだら水やお茶をゆっくり飲みます。胃の容積が満たされ、満腹信号が脳に届きやすくなります。

④ 食の途中で箸をおく

箸を持ったままだと、ついつい速食いになりがちです。ときどき箸をおいて中休みを入れましょう。

⑤ ひと口の量を減らす

ひと口で食べる量を減らせば、噛む回数が増えます。口に運ぶ回数が増え、ゆっくり時間をかけて食べられます。

⑥ 家族と会話を楽しみながら食べる

外食、特にひとりで食事をすると、食事にかける時間が短くなる傾向が。家で家族と食べるのがベスト。

脂質異常を改善して動脈硬化を防ぐために

とりたい食品 VS 控えたい食品

脂質異常を改善して動脈硬化を予防するために、積極的に食べたい食品と、なるべく控えたい食品の一覧を、わかりやすいように写真とともに紹介します。毎日の献立作りに役立ててください。

とりたい食品

脂の少ない肉

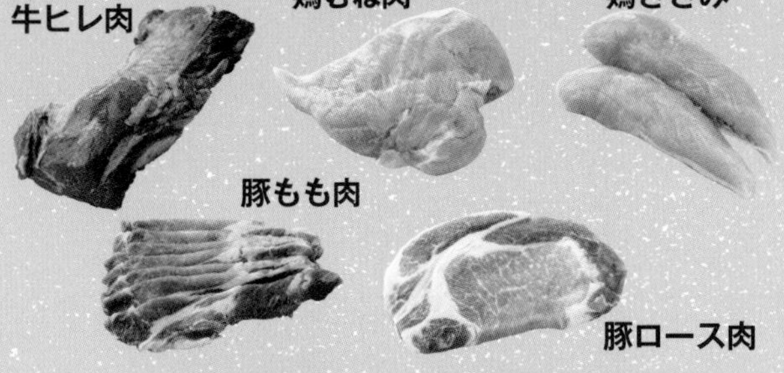

牛ヒレ肉　鶏むね肉　鶏ささみ　豚もも肉　豚ロース肉

青魚

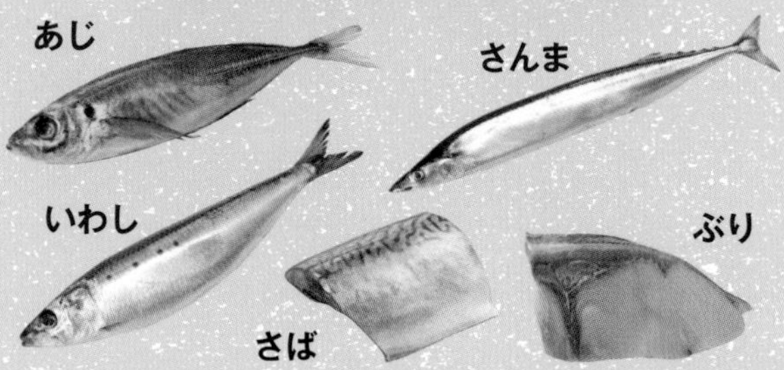

あじ　さんま　いわし　さば　ぶり

控えたい食品

脂の多い肉

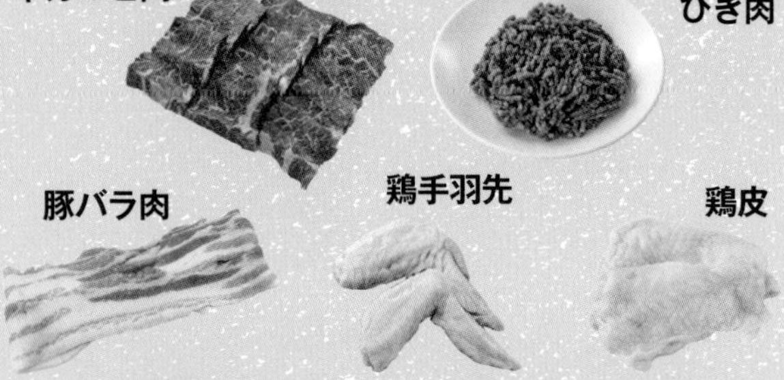

牛カルビ肉　ひき肉　豚バラ肉　鶏手羽先　鶏皮

動物脂（飽和脂肪酸）

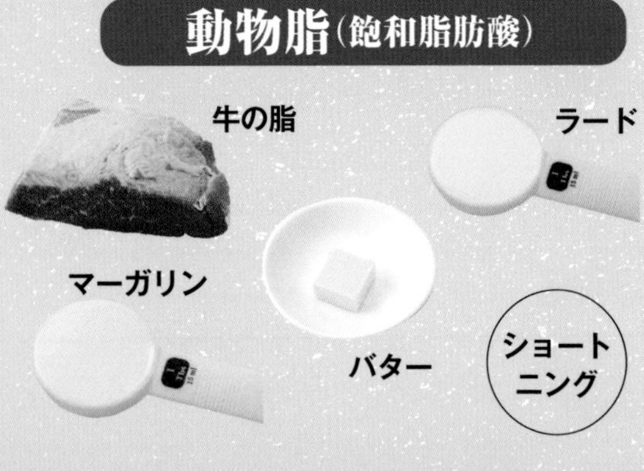

牛の脂　ラード　マーガリン　バター　ショートニング

野菜・野菜加工品

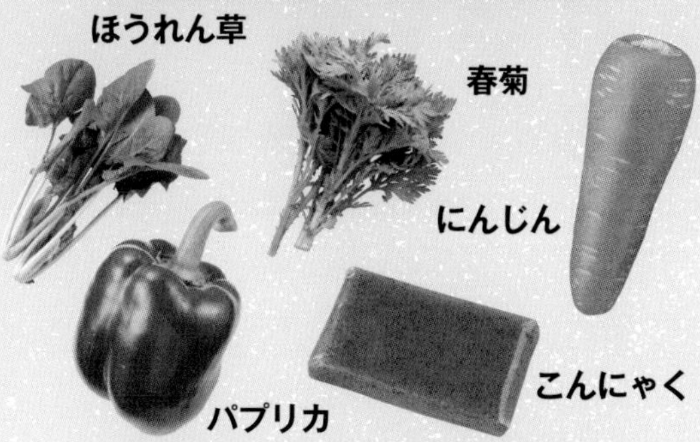

大豆・大豆製品

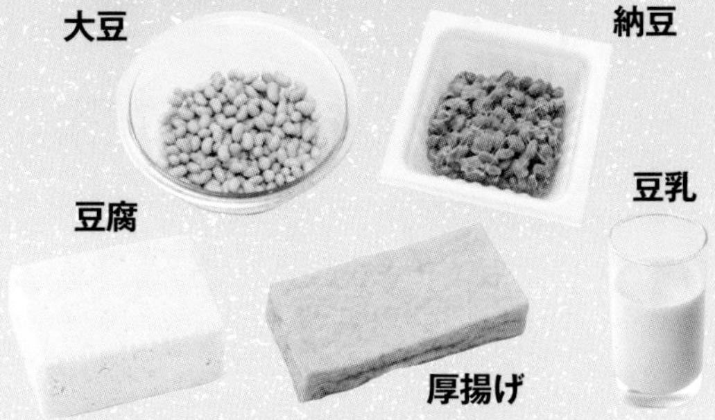

全粒穀物

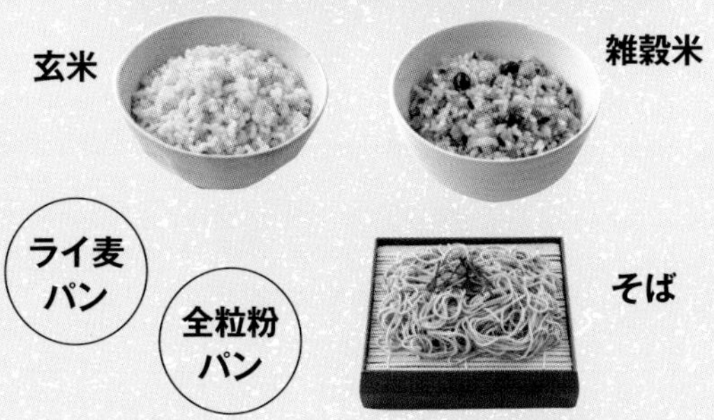

海藻類・きのこ類

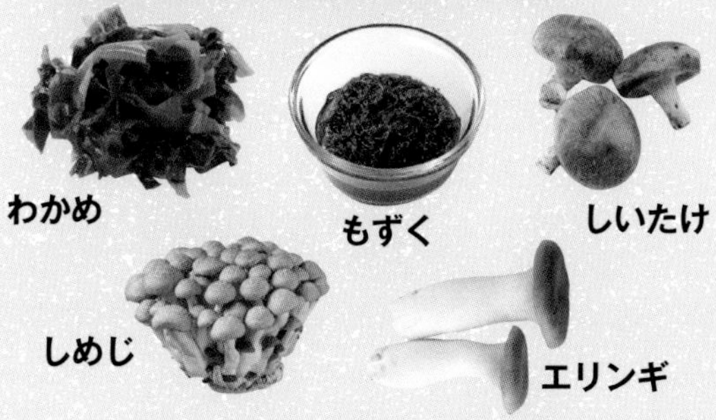

冷たいドリンク

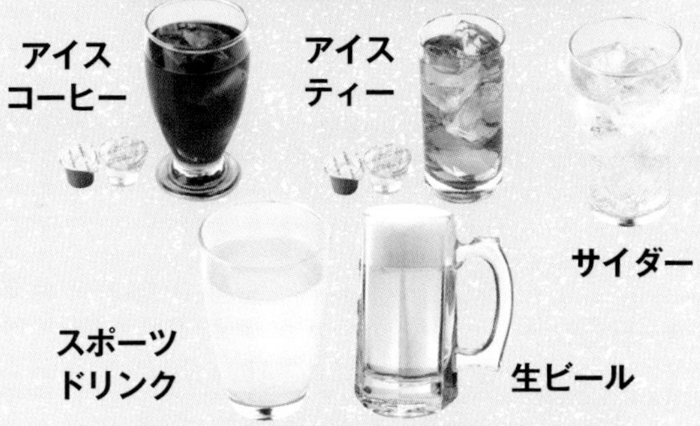

肉加工品

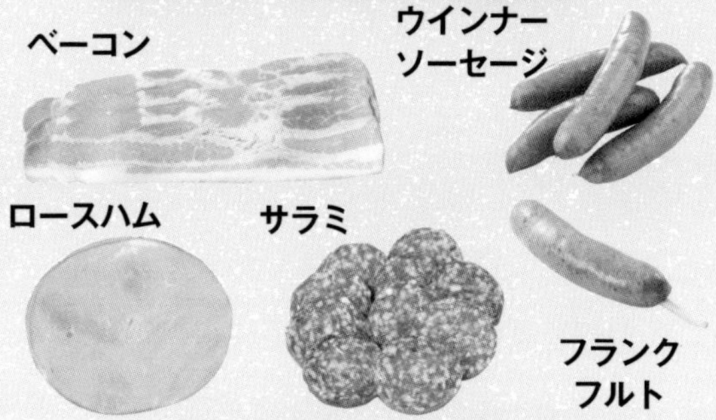

菓子類・甘い果物

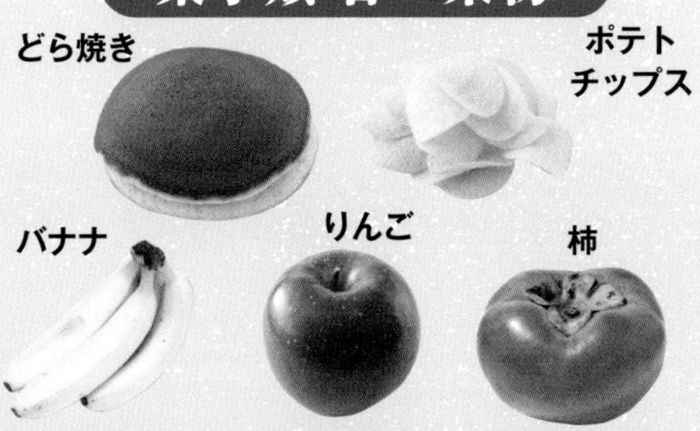

精製穀物

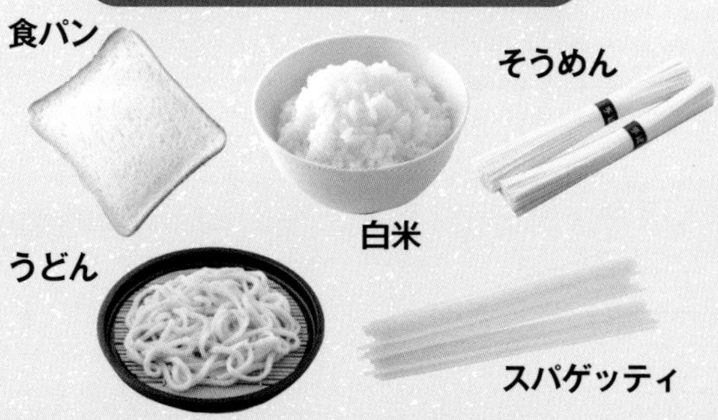

朝食の献立

体温を上げて脳や体の機能をウォーミングアップさせる朝食。
消化・吸収など体内リズムのスイッチを入れ、体の脂質代謝を高めましょう。

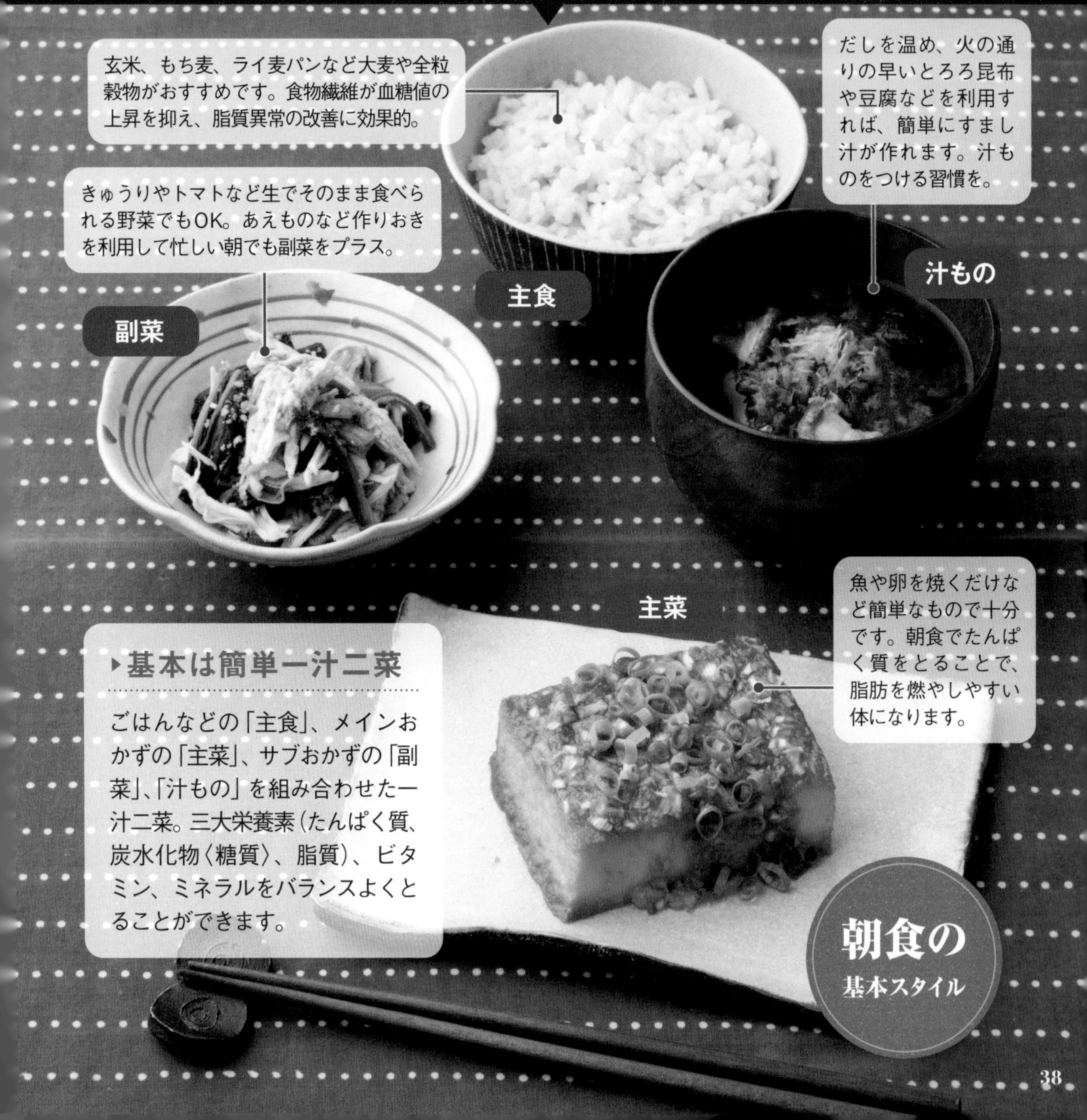

玄米、もち麦、ライ麦パンなど大麦や全粒穀物がおすすめです。食物繊維が血糖値の上昇を抑え、脂質異常の改善に効果的。

だしを温め、火の通りの早いとろろ昆布や豆腐などを利用すれば、簡単にすまし汁が作れます。汁ものをつける習慣を。

きゅうりやトマトなど生でそのまま食べられる野菜でもOK。あえものなど作りおきを利用して忙しい朝でも副菜をプラス。

魚や卵を焼くだけなど簡単なもので十分です。朝食でたんぱく質をとることで、脂肪を燃やしやすい体になります。

▸基本は簡単一汁二菜

ごはんなどの「主食」、メインおかずの「主菜」、サブおかずの「副菜」、「汁もの」を組み合わせた一汁二菜。三大栄養素（たんぱく質、炭水化物〈糖質〉、脂質）、ビタミン、ミネラルをバランスよくとることができます。

キーワードは時短＆脂質オフ

時間をかけないように調理の工夫を。また、たんぱく質や食物繊維をとり、LDLコレステロールや中性脂肪を増やす脂質は控えます。

その1

魚焼きグリルで脂を落とす

高温で加熱する魚焼きグリルは、肉を焼くときも大活躍。両面をしっかり焼けば、余分な脂を落とせ、外はカリッと中はジューシーに仕上がります。グリルに入れれば、副菜などの同時調理が可能です。

その2

レンチンで油を使わず時短

油は大さじ1杯で約120kcal。電子レンジを使えば、ノンオイルでスピーディーに調理を済ませることができ、エネルギー摂取も抑えられます。フライパンを使わないので後片づけの手間も省けます。

その3

トースター調理で手間を減らす

高温＆短時間でカリッと焼き上げてくれるオーブントースター。器に盛ってタイマーをセットするだけで調理はおまかせ。加熱している間にほかの料理を作れるので、忙しい朝食作りに大活躍。

その4

作りおき活用で時短仕上げ

時間がなく、作る時間も惜しいときに、あると便利な作りおきおかず。多めに作ってストックしておけば、朝ごはんやお弁当のおかずに活用できて重宝します。毎朝、5分は調理時間の短縮が可能です。

その5

低GIの全粒穀物を活用する

朝食に低GI食品を食べると、セカンドミール効果によって昼食後まで血糖値の急上昇を抑制。血糖値の上昇・下降がおだやかになり、糖質がエネルギー源として消費され、中性脂肪の蓄積を抑えます。

その6

味つき食品で簡単調味

味つきめかぶ、もずく酢など味つきの食品を利用するのも時短テクニックのひとつです。すでに味つけが完成しているので、せん切り野菜や納豆などと混ぜるだけで、手間なしで簡単に味が決まります。

朝食の定番、焼き魚には青魚をチョイス！

さばの塩焼きの献立

1日目の
朝食

調理が簡単な焼き魚は、忙しい朝におすすめ。不飽和脂肪酸豊富なさばに大豆製品の副菜、汁もの、玄米ごはんを添えた和食の健康献立です。

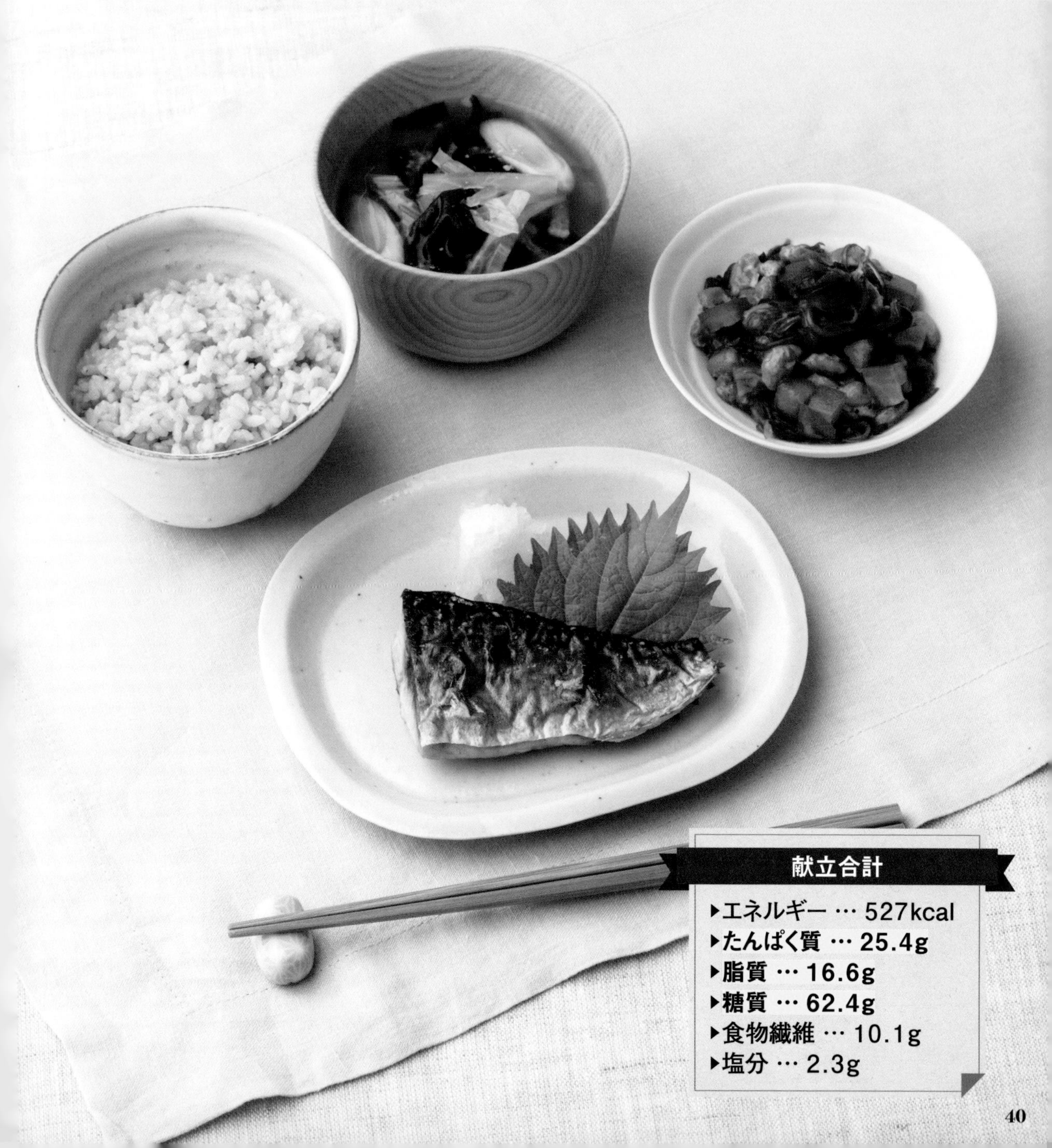

献立合計

- ▶エネルギー … 527kcal
- ▶たんぱく質 … 25.4g
- ▶脂質 … 16.6g
- ▶糖質 … 62.4g
- ▶食物繊維 … 10.1g
- ▶塩分 … 2.3g

さばの脂には体にいいDHA、EPAがたっぷり

さばの塩焼き

▶エネルギー … 169kcal
▶たんぱく質 … 13.6g
▶脂質 … 10.6g
▶糖質 … 4.2g
▶食物繊維 … 1.3g
▶塩分 … 0.4g

作りおきOK
冷蔵 3日
冷凍 2週間（さばのみ）

材料（2人分）

生さば……2切れ（160g）
塩……少々
青じそ……2枚
大根おろし……適量

作り方

1 さばは塩をふって10分ほどおき、水けをふき取る。

2 1を魚焼きグリルでこんがりと焼き、器に盛り、青じそ、大根おろしを添える。

トマトと酢をプラスしてダイエット効果を高める！

トマトと納豆のめかぶあえ

▶エネルギー … 94kcal
▶たんぱく質 … 6.4g
▶脂質 … 4.1g
▶糖質 … 5.3g
▶食物繊維 … 4.5g
▶塩分 … 0.3g

材料（2人分）

トマト……1/2個（100g）
納豆……2パック（80g）
酢……小さじ1
味つきめかぶ……2パック（80g）

作り方

1 トマトは1cm角に切り、納豆は酢を加えてよく混ぜる。

2 ボウルに1、めかぶを入れてよく混ぜる。

玄米ごはん

… 茶碗2杯（2人分／300g）

▶エネルギー … 228kcal
▶たんぱく質 … 3.6g
▶脂質 … 1.4g
▶糖質 … 48.0g
▶食物繊維 … 2.1g
▶塩分 … 0.0g

point

主菜、副菜、汁もので魚、野菜、海藻がとれる理想的な献立。納豆と酢の血液をサラサラにする組み合わせは、コレステロール対策に有効です。さばの塩焼きは、生のさばを使って脂質、塩分を抑えましょう。

ミネラル、食物繊維をしっかり摂取

大根とわかめのみそ汁

▶エネルギー … 35kcal
▶たんぱく質 … 1.8g
▶脂質 … 0.5g
▶糖質 … 4.9g
▶食物繊維 … 2.2g
▶塩分 … 1.6g

作りおきOK
冷蔵 3日
冷凍 NG

材料（2人分）

大根……4cm（150g）
長ねぎ……1/4本（25g）
カットわかめ（乾燥）……3g
だし汁……1と1/2カップ
みそ……大さじ1

作り方

1 大根は細切り、長ねぎは斜め薄切りにする。

2 鍋にだし汁を煮立て、1を加えて3分ほど煮る。

3 大根がやわらかくなったらわかめを加えて軽く煮て、みそを溶き入れる。

朝食に食べやすいあっさり味のおかずを並べて

鶏と豆苗の包み蒸しの献立

2日目の
朝食

レンジで作る包み蒸しは、油を使わず簡単にできる優秀メニュー。肉と野菜をさっぱりと食べられ、さらに副菜と雑穀米で、食物繊維をしっかり摂取。

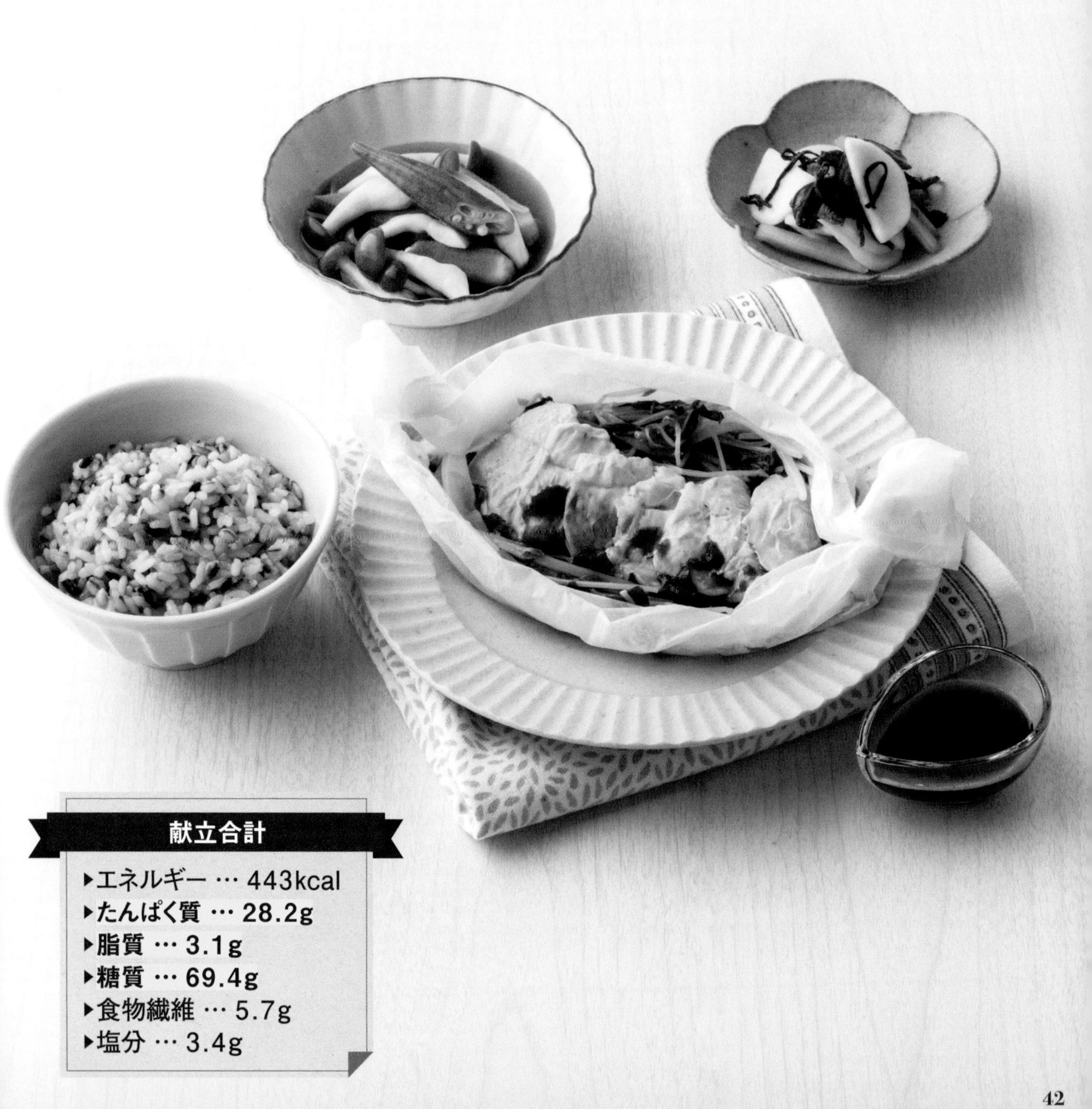

献立合計

- ▶エネルギー … 443kcal
- ▶たんぱく質 … 28.2g
- ▶脂質 … 3.1g
- ▶糖質 … 69.4g
- ▶食物繊維 … 5.7g
- ▶塩分 … 3.4g

皮なしむね肉で
脂質をしっかりオフ

鶏と豆苗の包み蒸し

- エネルギー … 147kcal
- **たんぱく質 … 21.0g**
- **脂質 … 1.8g**
- **糖質 … 8.8g**
- 食物繊維 … 1.3g
- 塩分 … 1.8g

作りおきOK
冷蔵 3日 ｜ 冷凍 2週間

材料（2人分）

- 鶏むね肉 …… 1枚（200g）
- 豆苗 …… 80g（正味）
- もやし …… 1/4袋（50g）
- 酒 …… 大さじ1
- A
  - 梅干し（種を除いてたたく） …… 1個分
  - しょうゆ、酢 …… 各大さじ1
  - 砂糖 …… 小さじ1

作り方

1 鶏肉は皮と脂肪を除いて半分に切り、食べやすい大きさのそぎ切りにする。豆苗は半分の長さに切る。

2 クッキングシートに半量の豆苗、もやしを広げ、鶏肉をのせる。酒を半量ふってキャンディー状に包む。同様にもう1つ作る。

3 2を耐熱容器にのせ、電子レンジで5分ほど加熱する。器に盛って、混ぜ合わせたAをかける。

食物繊維豊富な
オクラときのこで

オクラとしめじの煮びたし

- エネルギー … 30kcal
- **たんぱく質 … 1.1g**
- **脂質 … 0.0g**
- **糖質 … 4.2g**
- 食物繊維 … 1.8g
- 塩分 … 0.9g

作りおきOK
冷蔵 3日 ｜ 冷凍 2週間

材料（2人分）

- オクラ …… 4本（40g）
- しめじ …… 1/2パック（50g）
- A
  - だし汁 …… 3/4カップ
  - しょうゆ、みりん …… 各小さじ2

作り方

1 オクラはガクをむき、板ずりをして熱湯でゆで、斜め半分に切る。しめじは小房に分け、熱湯でさっとゆでて水けをきる。

2 小鍋にAを煮立て、1を加えてさっと煮る。火を止めて粗熱をとりながら味をなじませる。

雑穀ごはん

… 茶碗2杯（2人分／300g）

- エネルギー … 245kcal
- **たんぱく質 … 5.0g**
- **脂質 … 1.2g**
- **糖質 … 53.3g**
- 食物繊維 … 0.8g
- 塩分 … 0.0g

point

鶏肉は皮や脂肪を除くひと手間で、飽和脂肪酸の摂取を控えられます。レンジ蒸しなら余計な油を使わずさっぱりと食べられるのでおすすめ。副菜はだしや昆布のうまみを効かせれば、薄味でもおいしくなります。

栄養豊富な葉も使って
彩りよい副菜に

かぶの浅漬け

- エネルギー … 21kcal
- **たんぱく質 … 1.1g**
- **脂質 … 0.1g**
- **糖質 … 3.2g**
- 食物繊維 … 1.8g
- 塩分 … 0.7g

材料（2人分）

- かぶ（根） …… 2個（160g）
- かぶ（葉） …… 1個分（35g）
- 塩 …… 少々
- 塩昆布 …… 5g

作り方

1 かぶの根は半月切り、葉はざく切りにし、塩をふってしばらくおき、水けをふく。

2 ボウルに1、塩昆布を入れてあえる。

3日目の
朝食

たっぷりの野菜といただく卵の献立

巣ごもり卵の献立

卵は栄養バランスのよい食材。毎日の献立に上手に取り入れたいものです。ヨーグルトを添えてたんぱく質をプラスしましょう。

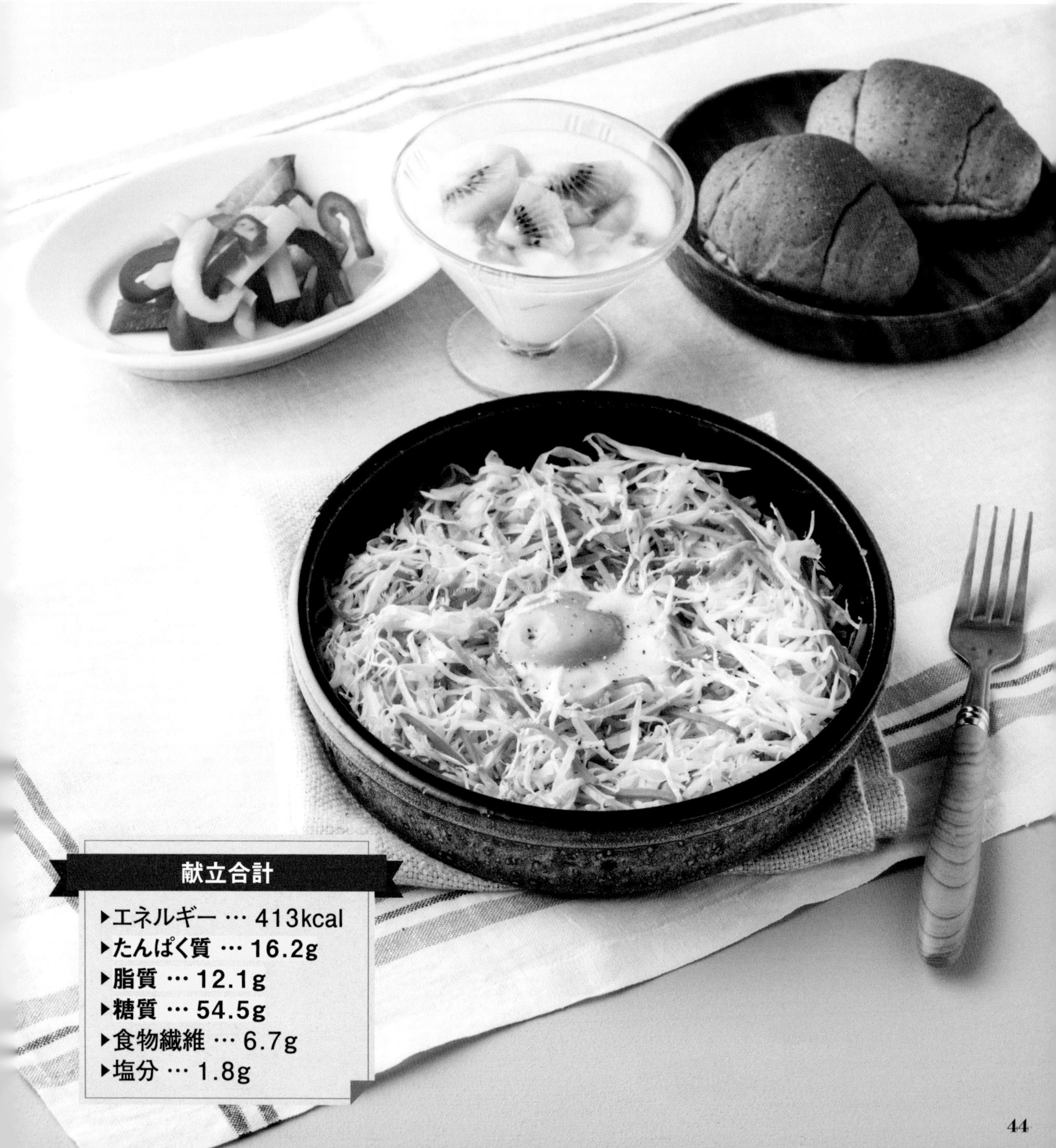

献立合計

- ▶エネルギー … 413kcal
- ▶たんぱく質 … 16.2g
- ▶脂質 … 12.1g
- ▶糖質 … 54.5g
- ▶食物繊維 … 6.7g
- ▶塩分 … 1.8g

卵のかたさは
好みで調整を

巣ごもり卵

- ▶エネルギー … 92kcal
- ▶**たんぱく質 … 6.5g**
- ▶**脂質 … 4.9g**
- ▶**糖質 … 5.1g**
- ▶食物繊維 … 1.6g
- ▶塩分 … 0.7g

作りおきOK

冷蔵	冷凍
2日	NG

材料（2人分）

卵 …… 2個（120g）
キャベツ …… 3枚（150g）
にんじん …… 1/4本（40g）
塩、粗びき黒こしょう …… 各適量

作り方

1 キャベツはせん切りにし、にんじんは細切りにする。

2 耐熱容器に**1**の半量を広げ、中央に卵を割り入れる。同様にもう1つ作る。

3 **2**をオーブントースターで8分ほど焼き、塩、粗びき黒こしょうをふる。卵にしっかりと火を通したいときは、キャベツが焦げないように途中でアルミホイルをかぶせて焼く。

卵に足りない
ビタミンCを副菜で補って

パプリカのピクルス

- ▶エネルギー … 23kcal
- ▶**たんぱく質 … 0.3g**
- ▶**脂質 … 0.1g**
- ▶**糖質 … 4.6g**
- ▶食物繊維 … 0.7g
- ▶塩分 … 0.2g

作りおきOK

冷蔵	冷凍
3日	2週間

材料（2人分）

パプリカ（赤・黄） …… 各1/3個（各50g）
A 酢 …… 大さじ3
A 砂糖 …… 大さじ1
A 塩 …… 小さじ1/6
A ローリエ …… 1枚

作り方

1 パプリカは半分の長さに切り、1cm幅に切る。

2 小鍋に**A**を煮立て、粗熱をとる。

3 保存袋に**1**、**2**を入れ、10分ほど味をなじませる。

全粒粉入りロールパン

… 4個（2人分／160g）

- ▶エネルギー … 201kcal
- ▶**たんぱく質 … 5.8g**
- ▶**脂質 … 4.3g**
- ▶**糖質 … 31.9g**
- ▶食物繊維 … 3.6g
- ▶塩分 … 0.8g

point

卵は良質なたんぱく質を含み、ビタミンやミネラルもバランスよく含む優秀な食材です。朝は体がエネルギー不足の状態なので、野菜や全粒粉入りのパンなど、糖質の吸収を穏やかにして血糖値の急上昇を防ぐ食品を選びましょう。果物は適量を心がけて。

果物はヨーグルトに
トッピングして量を調整

キウイヨーグルト

- ▶エネルギー … 97kcal
- ▶**たんぱく質 … 3.6g**
- ▶**脂質 … 2.9g**
- ▶**糖質 … 12.8g**
- ▶食物繊維 … 0.9g
- ▶塩分 … 0.1g

材料（2人分）

キウイフルーツ …… 1個（100g）
プレーンヨーグルト …… 200g
はちみつ …… 小さじ2

作り方

1 器にヨーグルト、いちょう切りにしたキウイを盛り、はちみつをかける。

ヘルシーで素朴な味わいの豆腐料理をメインに

ツナ炒り豆腐の献立

4日目の
朝食

ツナを加えた炒り豆腐でたんぱく質をしっかりとれるおかずに。
やさしい味の主菜には、風味や食感のある副菜でアクセントを。

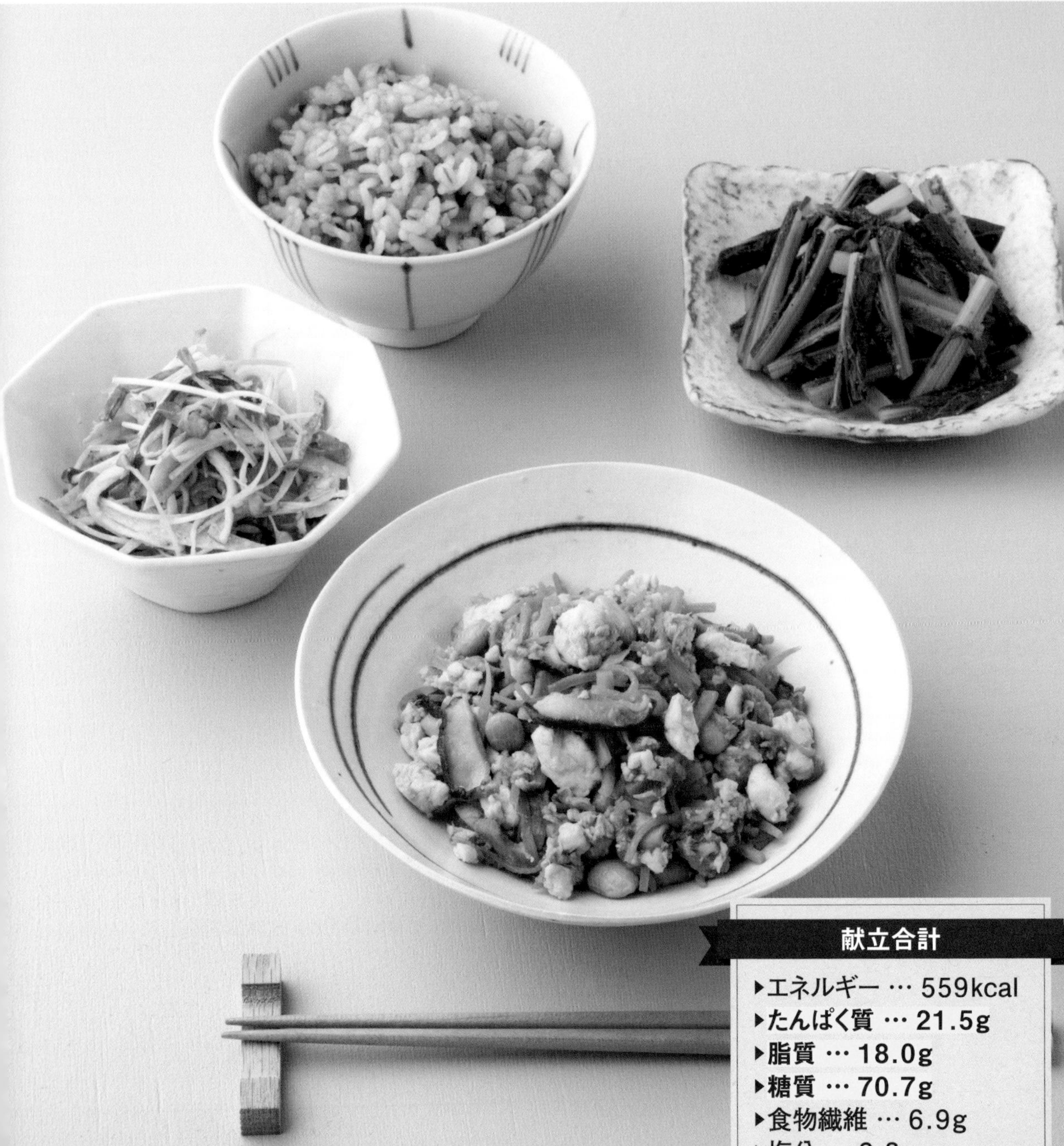

献立合計

- ▶エネルギー … 559kcal
- ▶たんぱく質 … 21.5g
- ▶脂質 … 18.0g
- ▶糖質 … 70.7g
- ▶食物繊維 … 6.9g
- ▶塩分 … 2.8g

ツナを加えて
手軽にたんぱく質をプラス

ツナ炒り豆腐

- エネルギー … 233kcal
- **たんぱく質 … 13.2g**
- **脂質 … 12.3g**
- **糖質 … 12.2g**
- 食物繊維 … 3.3g
- 塩分 … 1.6g

作りおきOK

冷蔵	冷凍
3日	NG

材料（2人分）

木綿豆腐 …… 1/2丁（150g）
ツナ缶（油漬け） …… 小1缶（70g）
にんじん … 1/4本（40g）
しいたけ …… 2枚（30g）
枝豆（冷凍・さやなし） …… 40g
A ［しょうゆ、みりん、酒 …… 各大さじ1
　 砂糖 …… 小さじ2

作り方

1 にんじんは細切り、しいたけは薄切りにする。

2 フライパンに水けをきった豆腐を崩し入れ、中火でから炒りする。

3 豆腐がポロポロになったら、ツナ缶を缶汁ごと加え、1、解凍した枝豆を加えて炒める。野菜がしんなりしたら合わせたAを加え、汁けがなくなるまで炒め合わせる。

しっかり噛むおかずで
満足感をアップ

ごぼうとかにかまのサラダ

- エネルギー … 73kcal
- **たんぱく質 … 2.7g**
- **脂質 … 4.5g**
- **糖質 … 4.6g**
- 食物繊維 … 2.0g
- 塩分 … 0.7g

作りおきOK

冷蔵	冷凍
3日	NG

材料（2人分）

ごぼう …… 1/3本（60g）
貝割れ大根 …… 1/2パック（正味25g）
かに風味かまぼこ …… 3本（30g）
A ［マヨネーズ …… 小さじ2
　 めんつゆ（3倍濃縮）、すりごま（白） …… 各小さじ1

作り方

1 ごぼうはささがきにし、熱湯でゆでて水けをきる。貝割れ大根は半分の長さに切り、かに風味かまぼこは手で裂く。

2 ボウルにAを混ぜ合わせ、1を加えてあえる。

雑穀ごはん

… 茶碗2杯（2人分／300g）

- エネルギー … 245kcal
- **たんぱく質 … 5.0g**
- **脂質 … 1.2g**
- **糖質 … 53.3g**
- 食物繊維 … 0.8g
- 塩分 … 0.0g

ビタミン豊富な青菜に
上品な風味を効かせて

小松菜の山椒あえ

- エネルギー … 7kcal
- **たんぱく質 … 0.7g**
- **脂質 … 0.1g**
- **糖質 … 0.6g**
- 食物繊維 … 0.9g
- 塩分 … 0.5g

作りおきOK

冷蔵	冷凍
3日	2週間

材料（2人分）

小松菜 …… 1/2束（100g）
A ［だし汁、薄口しょうゆ …… 各小さじ1
　 粉山椒 …… 小さじ1/6

作り方

1 小松菜は塩ゆでして水にさらし、水けを絞って4cm長さに切る。

2 ボウルにAを混ぜ合わせ、1を加えてあえる。

point

炒り豆腐はツナ缶の油を炒め油として使えば、油の量を抑えられ、ツナのうまみもしっかり活用できます。ごぼうは少しかためにゆでると、噛みごたえが出て、より満足感が得られます。

5日目の
朝食

パクッと食べやすいおにぎりで朝をスタート

じゃこと青じその
ごまおにぎりの献立

おにぎりに、具だくさんの甘酒豚汁と冷ややっこをつけて、たんぱく質をしっかり補給。ごまや青じその風味を効かせた満足感のあるおにぎり献立です。

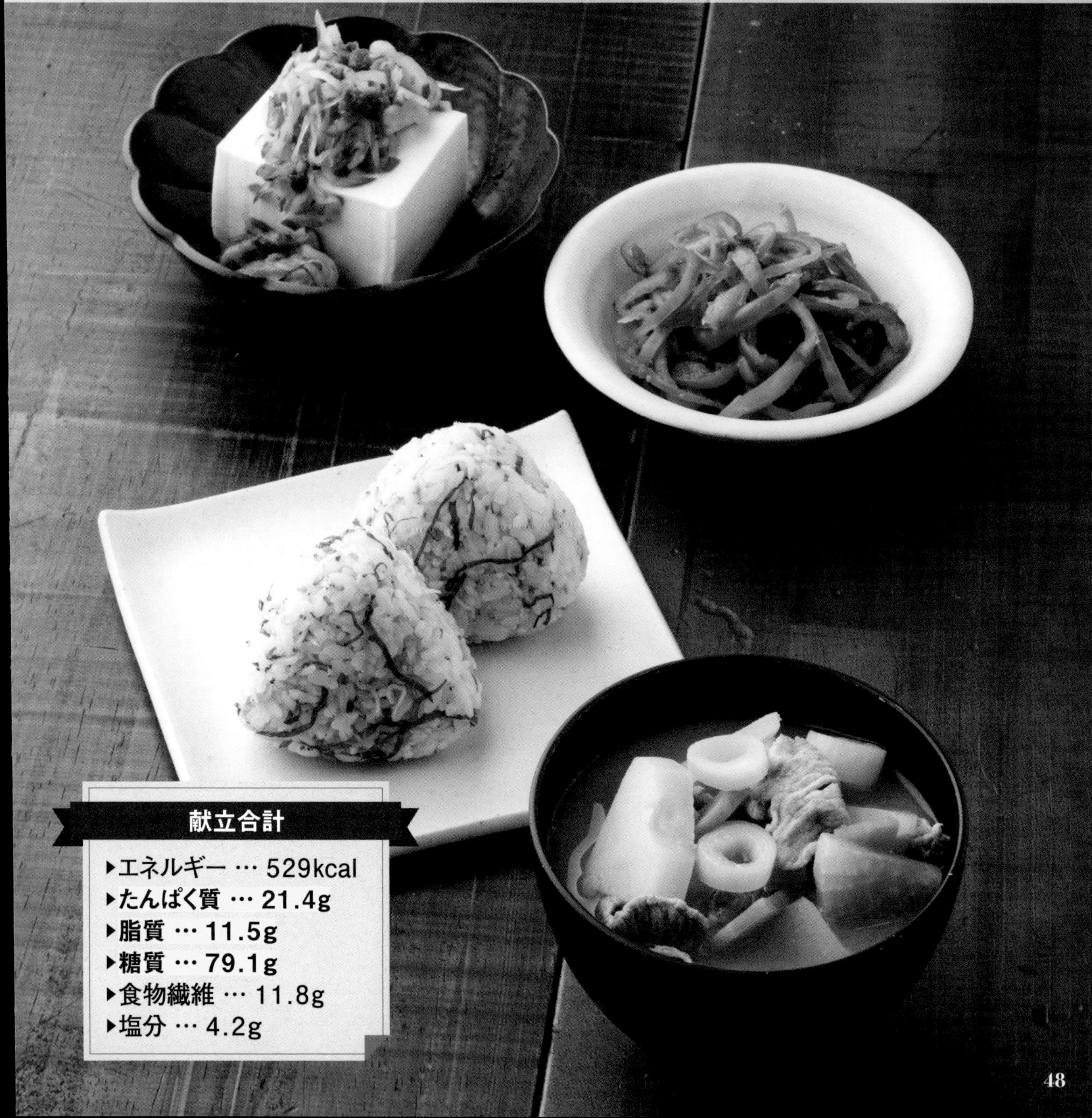

献立合計

- ▶エネルギー … 529kcal
- ▶たんぱく質 … 21.4g
- ▶脂質 … 11.5g
- ▶糖質 … 79.1g
- ▶食物繊維 … 11.8g
- ▶塩分 … 4.2g

カルシウムと
不飽和脂肪酸を摂取！

じゃこと青じその ごまおにぎり

▶エネルギー … 263kcal
▶**たんぱく質 … 6.7g**
▶**脂質 … 1.3g**
▶**糖質 … 53.0g**
▶食物繊維 … 2.6g
▶塩分 … 1.2g

作りおきOK

冷蔵	冷凍
3日	2週間

材料（2人分）

ちりめんじゃこ……20g
いりごま（白）……小さじ1
青じそ……4枚
ごはん……300g
塩……小さじ1/6

作り方

1 フライパンにちりめんじゃこといりごまを入れて、弱めの中火でから炒りする。青じそはせん切りにする。

2 ボウルにごはん、**1**、塩を入れてよく混ぜ、4等分の三角形に成形する。

いつもの冷ややっこに野菜をプラス

冷ややっこの 梅肉きゅうりのせ

▶エネルギー … 74kcal
▶**たんぱく質 … 5.8g**
▶**脂質 … 3.2g**
▶**糖質 … 3.8g**
▶食物繊維 … 1.5g
▶塩分 … 1.1g

材料（2人分）

絹ごし豆腐……2/3丁（200g）
きゅうり……1/2本（50g）
みょうが……1個（20g）
塩……少々
A「梅干し（種を除いてたたく）……1個分
A└しょうゆ、みりん……各小さじ1

作り方

1 きゅうり、みょうがはせん切りにして塩をふり、軽くもんで水けをきる。豆腐は水けをきり、半分に切る。

2 ボウルに**A**を混ぜ合わせ、**1**のきゅうり、みょうがを加えてあえる。

3 器に豆腐を盛り、**2**をのせる。

甘酒を使って
コレステロールを低減

甘酒豚汁

▶エネルギー … 177kcal
▶**たんぱく質 … 8.0g**
▶**脂質 … 5.6g**
▶**糖質 … 19.8g**
▶食物繊維 … 6.6g
▶塩分 … 1.4g

作りおきOK

冷蔵	冷凍
3日	NG

材料（2人分）

豚こま切れ肉……60g
じゃがいも……小1個（120g）
大根……80g
にんじん……1/4本（40g）
長ねぎ……1/4本（25g）
米油……小さじ1
だし汁……1と1/2カップ
甘酒……1/2カップ
みそ……大さじ1

作り方

1 じゃがいも、大根、にんじんはいちょう切りにする。長ねぎは1cm幅の小口切りにする。

2 鍋に米油を中火で熱し、豚肉を炒めて色が変わったら長ねぎ以外の**1**を加えて炒める。

3 野菜がしんなりしたら、だし汁、長ねぎを加えて8分ほど煮て、甘酒を加えて温め、みそを溶き入れる。

レンジ調理で手軽にもう一品

おかかピーマン

▶エネルギー … 15kcal
▶**たんぱく質 … 0.8g**
▶**脂質 … 0.0g**
▶**糖質 … 2.4g**
▶食物繊維 … 0.9g
▶塩分 … 0.6g

作りおきOK

冷蔵	冷凍
3日	2週間

材料（2人分）

ピーマン……3個（90g）
めんつゆ（3倍濃縮）……小さじ2
かつお節……1/2袋（1g）

作り方

1 ピーマンは細切りにする。

2 耐熱容器に**1**、めんつゆを入れて混ぜ、ふんわりとラップをする。電子レンジで1分30秒ほど加熱し、かつお節を加えてあえる。

point

ちりめんじゃことごまは、から炒りするひと手間で風味がアップ！　塩分を控えても味わい深くなります。野菜とたんぱく質がとれる具だくさん豚汁に甘酒を加え、栄養価の高い献立に。

6日目の
朝食

レンジとトースターで火を使わず作る簡単献立

厚揚げのねぎみそ焼きの献立

主菜が植物性たんぱく質の厚揚げなので、副菜は動物性たんぱく質の鶏ささみを使ってボリュームアップ。簡単でうまみたっぷりのすまし汁を添えて。

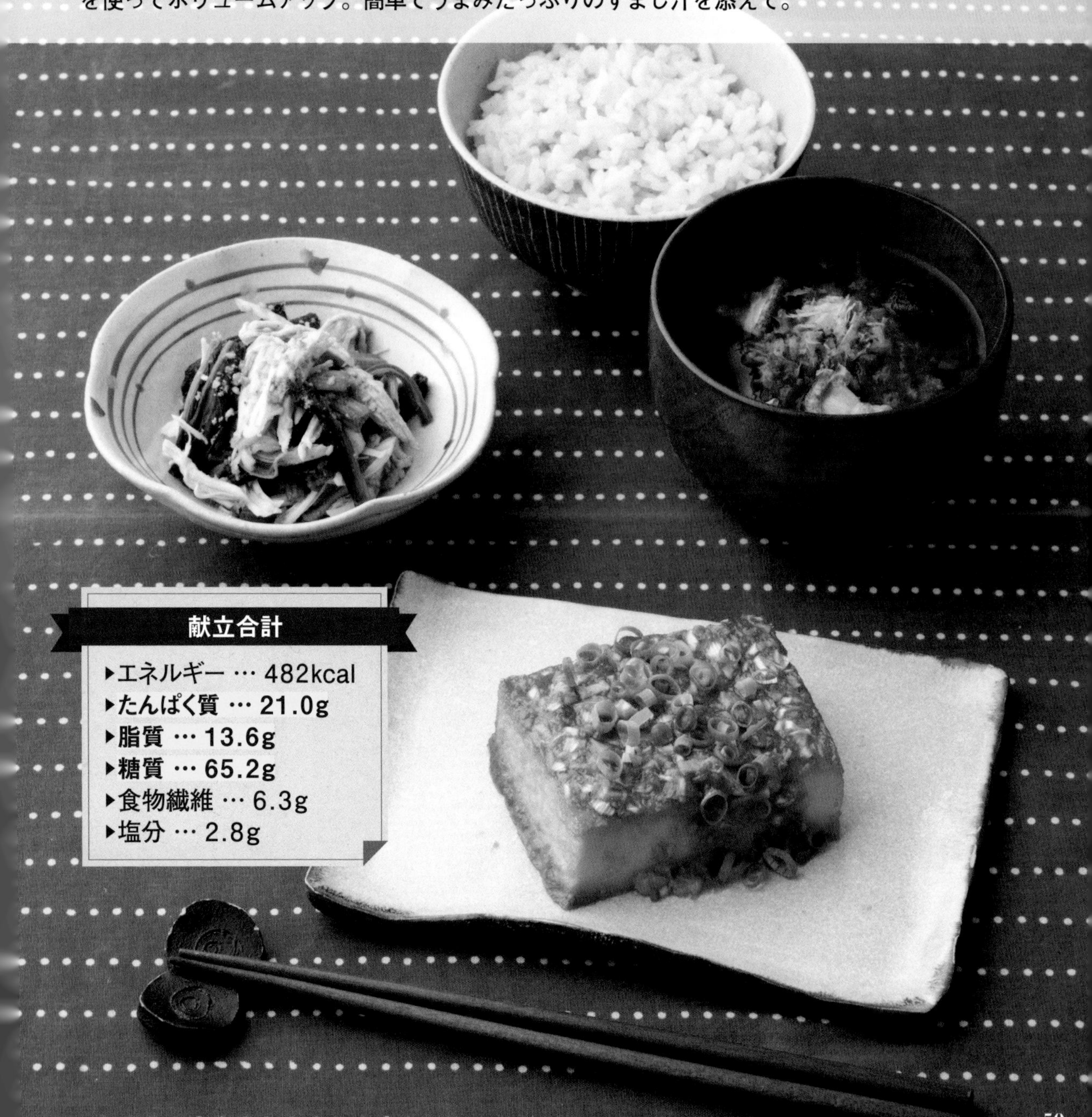

献立合計

- エネルギー … 482kcal
- たんぱく質 … 21.0g
- 脂質 … 13.6g
- 糖質 … 65.2g
- 食物繊維 … 6.3g
- 塩分 … 2.8g

まるごと香ばしく焼いて
見た目の満足感を高める

厚揚げのねぎみそ焼き

▶エネルギー … 190kcal
▶**たんぱく質 … 11.4g**
▶**脂質 … 11.2g**
▶**糖質 … 8.8g**
▶食物繊維 … 1.4g
▶塩分 … 1.1g

作りおきOK

冷蔵	冷凍
3日	NG

材料（2人分）

厚揚げ……1枚（200g）
長ねぎ……1/4本（25g）
A「みそ、酒、砂糖……各大さじ1
小ねぎ（小口切り）…少々

作り方

1 厚揚げは熱湯を回しかけて水けをふき、半分に切る。

2 長ねぎは粗みじん切りにし、Aと合わせる。

3 天板に1を並べて表面に2を塗り、オーブントースターで7〜8分ほど焼く。焼き色がついたら器に盛り、小ねぎを散らす。

ささみを加えてたんぱく質を補給

ささみとほうれん草のごまあえ

▶エネルギー … 51kcal
▶**たんぱく質 … 5.1g**
▶**脂質 … 1.0g**
▶**糖質 … 3.4g**
▶食物繊維 … 1.3g
▶塩分 … 1.1g

作りおきOK

冷蔵	冷凍
3日	2週間

材料（2人分）

鶏ささみ……1本（40g）
A「酒……大さじ1/2
A「塩……少々
ほうれん草……1/2束（100g）
B「しょうゆ……小さじ2
B「酢、砂糖、すりごま（白）……各小さじ1

作り方

1 耐熱容器に鶏ささみを入れてAをまぶし、ふんわりとラップをして電子レンジで1分30秒ほど加熱する。粗熱がとれるまで庫内で蒸らし、手で食べやすく裂く。

2 ほうれん草は塩ゆでして水にさらし、水けを絞って4cm長さに切る。

3 ボウルにBを混ぜ合わせ、1、2を加えてあえる。

玄米ごはん

… 茶碗2杯（2人分／300g）

▶エネルギー … 228kcal
▶**たんぱく質 … 3.6g**
▶**脂質 … 1.4g**
▶**糖質 … 51.9g**
▶食物繊維 … 2.1g
▶塩分 … 0.0g

point

主菜の厚揚げに副菜で肉をプラスして、たんぱく質がしっかりとれる献立に。厚揚げは熱湯を回しかけて油抜きをし、余分な油を落としましょう。しいたけはトースターで焼くだけで簡単に凝縮したうまみを引き出せます。

うまみ食材を使っただし汁いらずの即席汁

焼きしいたけととろろ昆布のすまし汁

▶エネルギー … 12kcal
▶**たんぱく質 … 0.9g**
▶**脂質 … 0.1g**
▶**糖質 … 1.1g**
▶食物繊維 … 1.4g
▶塩分 … 0.6g

材料（2人分）

しいたけ……2枚（30g）
とろろ昆布……6g
かつお節……ふたつまみ
しょうゆ……小さじ1
熱湯……1と1/2カップ

作り方

1 しいたけはオーブントースターで3分ほど焼き、4つ割りにする。

2 器に1、とろろ昆布、かつお節、しょうゆを半量ずつ入れ、熱湯を注ぐ。

7日目の
朝食

具だくさんのあったかスープが目覚めにうれしい♪

鶏むね肉と大豆の和風ポトフの献立

肉に野菜、大豆も入った栄養満点の温かいスープで、体をしっかり温めましょう。脂質を抑えたサラダと果物の酸味が、味を引き締めます。

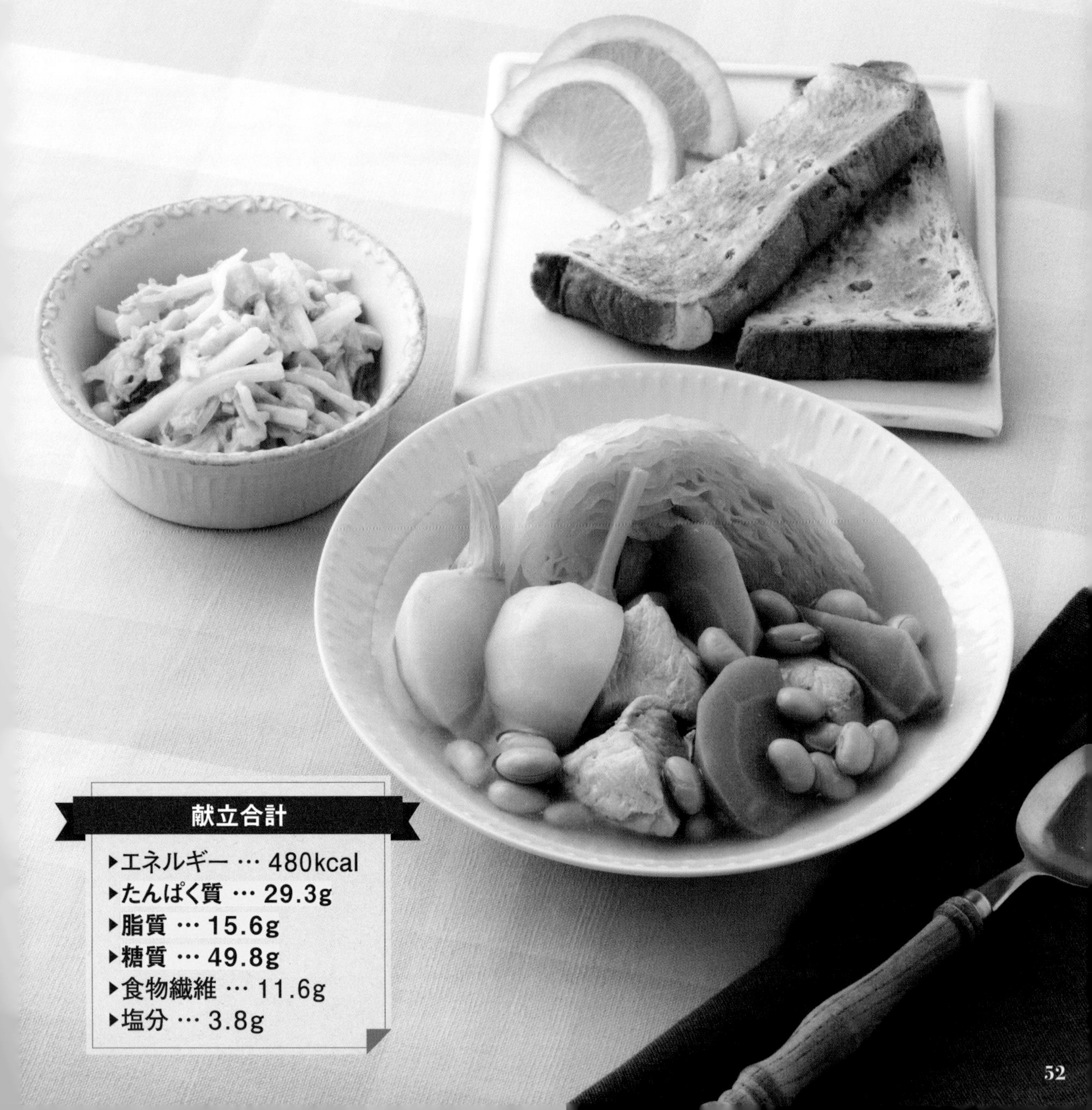

献立合計

- ▸エネルギー … 480kcal
- ▸たんぱく質 … 29.3g
- ▸脂質 … 15.6g
- ▸糖質 … 49.8g
- ▸食物繊維 … 11.6g
- ▸塩分 … 3.8g

具材は大きめに切って、
食べごたえのあるスープに

鶏むね肉と大豆の和風ポトフ

- ▶エネルギー … 211kcal
- ▶**たんぱく質 … 21.9g**
- ▶**脂質 … 7.3g**
- ▶**糖質 … 11.7g**
- ▶食物繊維 … 6.2g
- ▶塩分 … 2.1g

作りおきOK

冷蔵	冷凍
3日	2週間

材料（2人分）

- 鶏むね肉 …… 小1枚（150g）
- キャベツ …… 1/4個（250g）
- かぶ …… 1個（80g）
- にんじん …… 1/2本（75g）
- オリーブ油 …… 大さじ1/2
- 大豆（水煮） …… 80g
- A
  - だし汁 …… 2と1/2カップ
  - しょうゆ …… 大さじ1
- 塩、こしょう …… 各少々

作り方

1. 鶏肉は皮と脂肪を除いて大きめのぶつ切りにする。キャベツは2等分のくし形切り、かぶは葉を4cmほど残して4等分に切り、にんじんは乱切りにする。
2. 鍋にオリーブ油を中火で熱して**1**の鶏肉を炒め、色が変わったら**A**、残りの**1**、水けをきった大豆を加えて4分ほど煮る。キャベツの上下を返し、さらに10分ほど煮る。
3. 野菜がやわらかくなったら塩、こしょうで味を調える。

マヨネーズの量を減らして
あっさり味に

白菜のヨーグルトコールスロー

- ▶エネルギー … 102kcal
- ▶**たんぱく質 … 3.2g**
- ▶**脂質 … 7.1g**
- ▶**糖質 … 5.3g**
- ▶食物繊維 … 1.7g
- ▶塩分 … 1.0g

作りおきOK

冷蔵	冷凍
3日	NG

材料（2人分）

- 白菜 …… 2枚（200g）
- ロースハム …… 2枚
- ホールコーン缶 …… 30g
- 塩 …… 小さじ1/4
- A
  - プレーンヨーグルト …… 大さじ2
  - マヨネーズ …… 大さじ1
  - レモン汁 …… 小さじ1

作り方

1. 白菜はせん切りにして塩をふり、しばらくおいてから水けを絞る。ハムは細切りにする。
2. ボウルに**A**を混ぜ合わせ、**1**、缶汁をきったコーン缶を加えて混ぜる。

オレンジ … 1/2個（2人分／100g）

- ▶エネルギー … 16kcal
- ▶**たんぱく質 … 0.2g**
- ▶**脂質 … 0.0g**
- ▶**糖質 … 3.3g**
- ▶食物繊維 … 0.3g
- ▶塩分 … 0.0g

ライ麦入り食パン（6枚切り・トーストする） … 2枚（2人分／120g）

- ▶エネルギー … 151kcal
- ▶**たんぱく質 … 4.0g**
- ▶**脂質 … 1.2g**
- ▶**糖質 … 29.4g**
- ▶食物繊維 … 3.4g
- ▶塩分 … 0.7g

point

和風ポトフは鶏肉の量を減らして植物性たんぱく質の大豆を加え、たんぱく質量をキープしつつ脂質をダウン！ コールスローはマヨネーズを減らす分、ヨーグルトとレモン汁の酸味を効かせて風味のよいサラダに仕上げます。

昼食の献立

具材の選び方や調理の工夫によって糖質、脂質を抑えます。満足感がありながらLDLコレステロール＆中性脂肪を増やさない献立とお弁当を提案します。

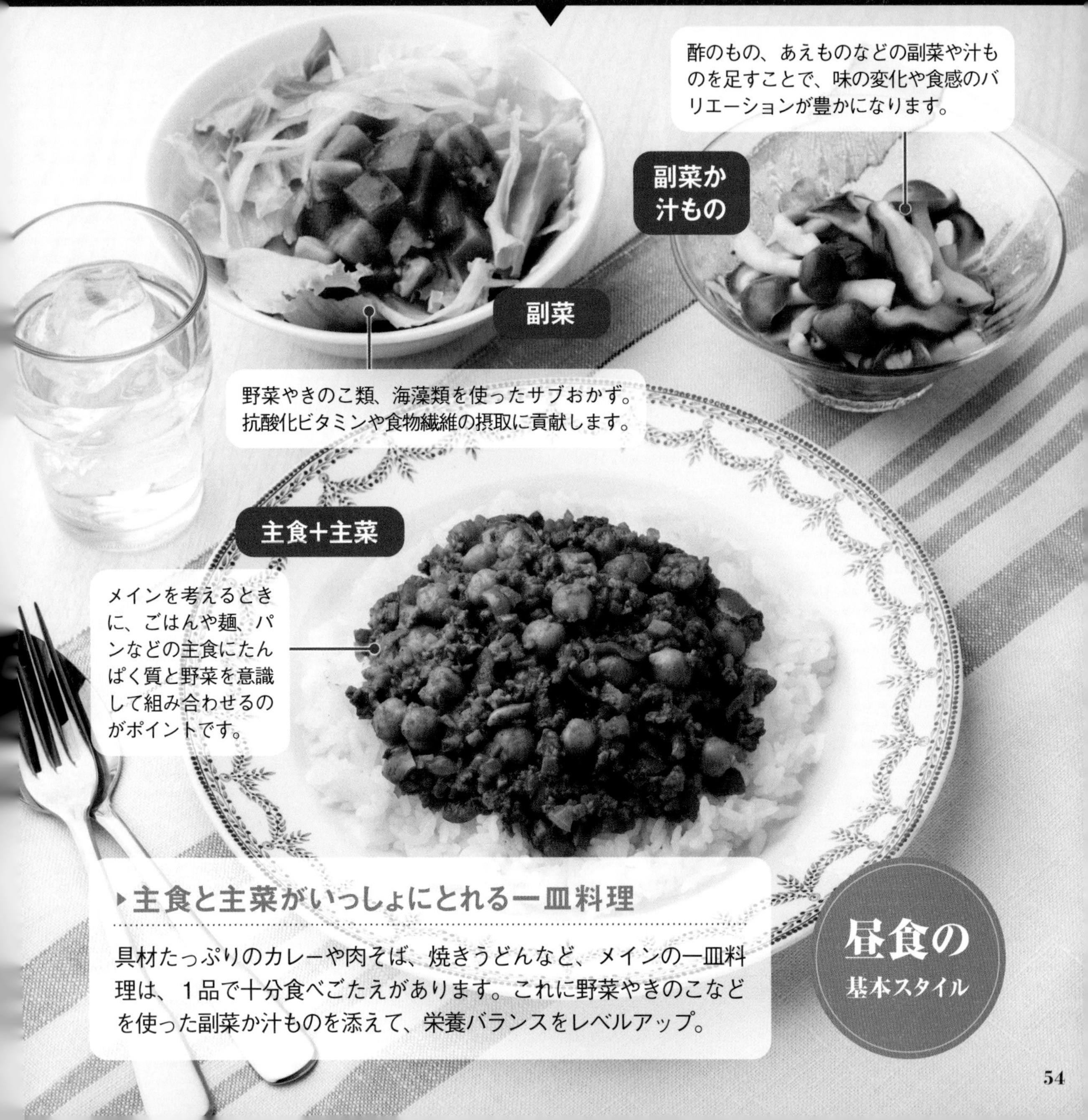

副菜か汁もの

酢のもの、あえものなどの副菜や汁ものを足すことで、味の変化や食感のバリエーションが豊かになります。

副菜

野菜やきのこ類、海藻類を使ったサブおかず。抗酸化ビタミンや食物繊維の摂取に貢献します。

主食＋主菜

メインを考えるときに、ごはんや麺、パンなどの主食にたんぱく質と野菜を意識して組み合わせるのがポイントです。

主食と主菜がいっしょにとれる一皿料理

具材たっぷりのカレーや肉そば、焼きうどんなど、メインの一皿料理は、1品で十分食べごたえがあります。これに野菜やきのこなどを使った副菜か汁ものを添えて、栄養バランスをレベルアップ。

昼食の基本スタイル

継続しやすい高い満足感

見た目も食べごたえもあるメインに副菜か汁ものを添えた昼定食。無理なくLDLコレステロール＆中性脂肪対策を続けられます。

その1

野菜増し増しで食べごたえあり

主菜をはじめ、副菜や汁ものにも野菜を使用。１食で野菜がたっぷりとれるお昼ごはんに。不足しがちな食物繊維に加え、LDLコレステロールの酸化を防ぐビタミンもしっかり補えます。

その2

脂質や糖質の多い調味料は控える

LDLコレステロールや中性脂肪を増やすものや、脂質や糖質の多い調味料は使わずに作りましょう。レモン汁の酸味、カレー粉、香味野菜などの風味を利用することで、もの足りなさを感じさせません。

その3

質のよい脂質を使う

レシピで使うのはオレイン酸を含むオリーブ油や、脂肪酸のバランスがよい米油。ともにLDLコレステロールを減らします。また、青魚や大豆製品など、脂質異常改善に役立つ食材を積極的に使いましょう。

その4

PFCバランスを理想の比率に

焼きそばやチャーハンなどの単品になりがちなお昼ごはんを、さまざまな食材を組み合わせたスタイルにすれば、三大栄養素のPFCバランス（25ページ参照）を理想的な比率に近づけることができます。

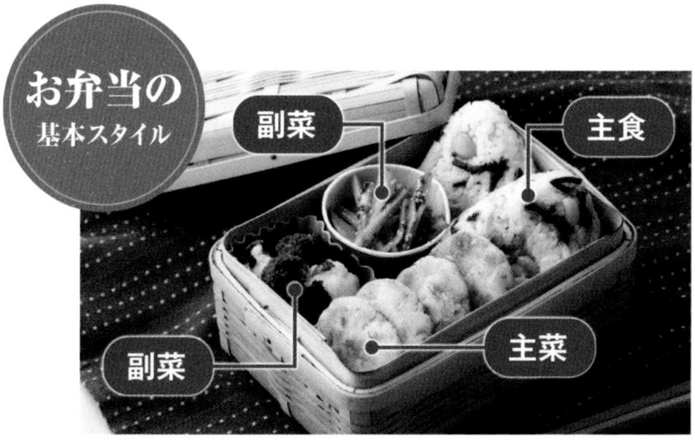

小さなおかずも詰めて栄養バランスアップ

主食は玄米やもち麦などの低GI食品、主菜は油を使わないか、LDLコレステロールを減らす油で調理。さらに、野菜中心で作った小さなおかずを２品詰めて、脂質を抑えた体にやさしいお弁当に。

ささっと作れるのが嬉しい、軽めのランチ

さば缶冷や汁の献立

1日目の
昼食

コレステロール対策に有効な青魚と豆腐を使った冷や汁で、サラッと食べられる昼ごはん。甘いおかずと辛いおかずを添えて、メリハリのある献立に。

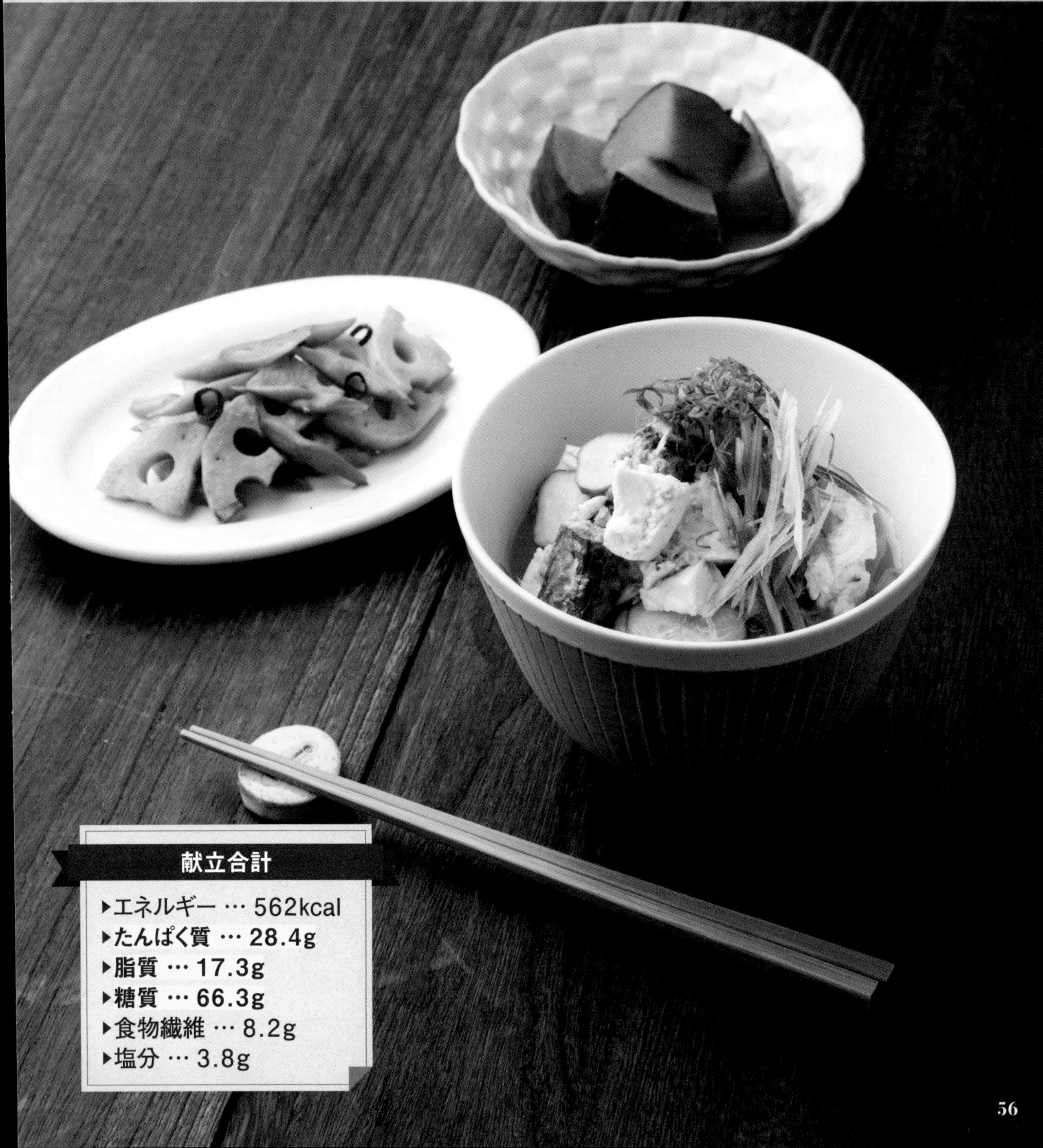

献立合計

- エネルギー … 562kcal
- たんぱく質 … 28.4g
- 脂質 … 17.3g
- 糖質 … 66.3g
- 食物繊維 … 8.2g
- 塩分 … 3.8g

缶詰を使えば
冷や汁がより手軽に

さば缶冷や汁

▶エネルギー … 432kcal
▶**たんぱく質 … 26.5g**
▶**脂質 … 14.9g**
▶**糖質 … 44.4g**
▶食物繊維 … 4.5g
▶塩分 … 2.9g

材料（2人分）

さば缶（水煮） …… 1缶（190g）
木綿豆腐 …… 1/2丁（150g）
きゅうり …… 1本（100g）
みょうが …… 2個（40g）
青じそ …… 5枚
塩 …… 少々
A
- 冷たいだし汁 …… 1と1/2カップ
- みそ …… 大さじ1と1/2
- すりごま（白） …… 小さじ2

ごはん …… 200g

作り方

1 きゅうりは小口切りにし、塩でもんで水けをきる。みょうが、青じそはせん切りにする。豆腐は水けをきってひと口大にくずす。

2 ボウルにさば缶を缶汁ごと入れて粗くほぐし、合わせたA、きゅうり、豆腐を加えて混ぜる。

3 器にごはんを盛り、2をかけて、みょうが、青じそをのせる。

point

さば缶は汁ごと使って、うまみも栄養素もしっかり活用。主食が軽い分、副菜に栄養価が高いかぼちゃを組み合わせて、エネルギーとビタミンを補いましょう。品数は少なくても1食でビタミンと食物繊維がバランスよくとれます。

少量の煮ものは
レンジでラクラク

かぼちゃのレンジ煮

▶エネルギー … 75kcal
▶**たんぱく質 … 1.1g**
▶**脂質 … 0.2g**
▶**糖質 … 15.3g**
▶食物繊維 … 2.6g
▶塩分 … 0.5g

作りおきOK
冷蔵 3日 ／ 冷凍 2週間

材料（2人分）

かぼちゃ …… 150g（正味）
A
- だし汁 …… 大さじ4
- しょうゆ、砂糖、みりん …… 各大さじ1/2

作り方

1 かぼちゃはひと口大に切る。

2 耐熱容器にAを合わせて1を加え、ふんわりとラップをして電子レンジで4分ほど加熱する。

3 取り出して上下を返すように混ぜ、同様にさらに3分ほど加熱する。

ピリッと辛みを効かせた
おかずを副菜に

れんこんといんげんのピリ辛炒め

▶エネルギー … 55kcal
▶**たんぱく質 … 0.8g**
▶**脂質 … 2.3g**
▶**糖質 … 6.6g**
▶食物繊維 … 1.1g
▶塩分 … 0.5g

作りおきOK
冷蔵 3日 ／ 冷凍 2週間

材料（2人分）

れんこん …… 80g
さやいんげん …… 4本（30g）
ごま油 …… 小さじ1
赤唐辛子（種を除いて小口切り） …… 1/2本分
A
- しょうゆ、みりん …… 各小さじ1

作り方

1 れんこんはいちょう切りにし、さやいんげんは斜め切りにする。

2 フライパンにごま油、赤唐辛子を入れて中火にかけ、1を加えて炒める。

3 火が通ったらAを加えて炒め合わせる。

2日目の
昼食

カレールウ不使用の、豆入りヘルシーカレー

ひよこ豆のドライカレーの献立

カレー粉で作るヘルシーカレーに、野菜のおかずを添えて。食材の選び方や味つけを工夫して脂質を抑えた、満足度の高い献立です。

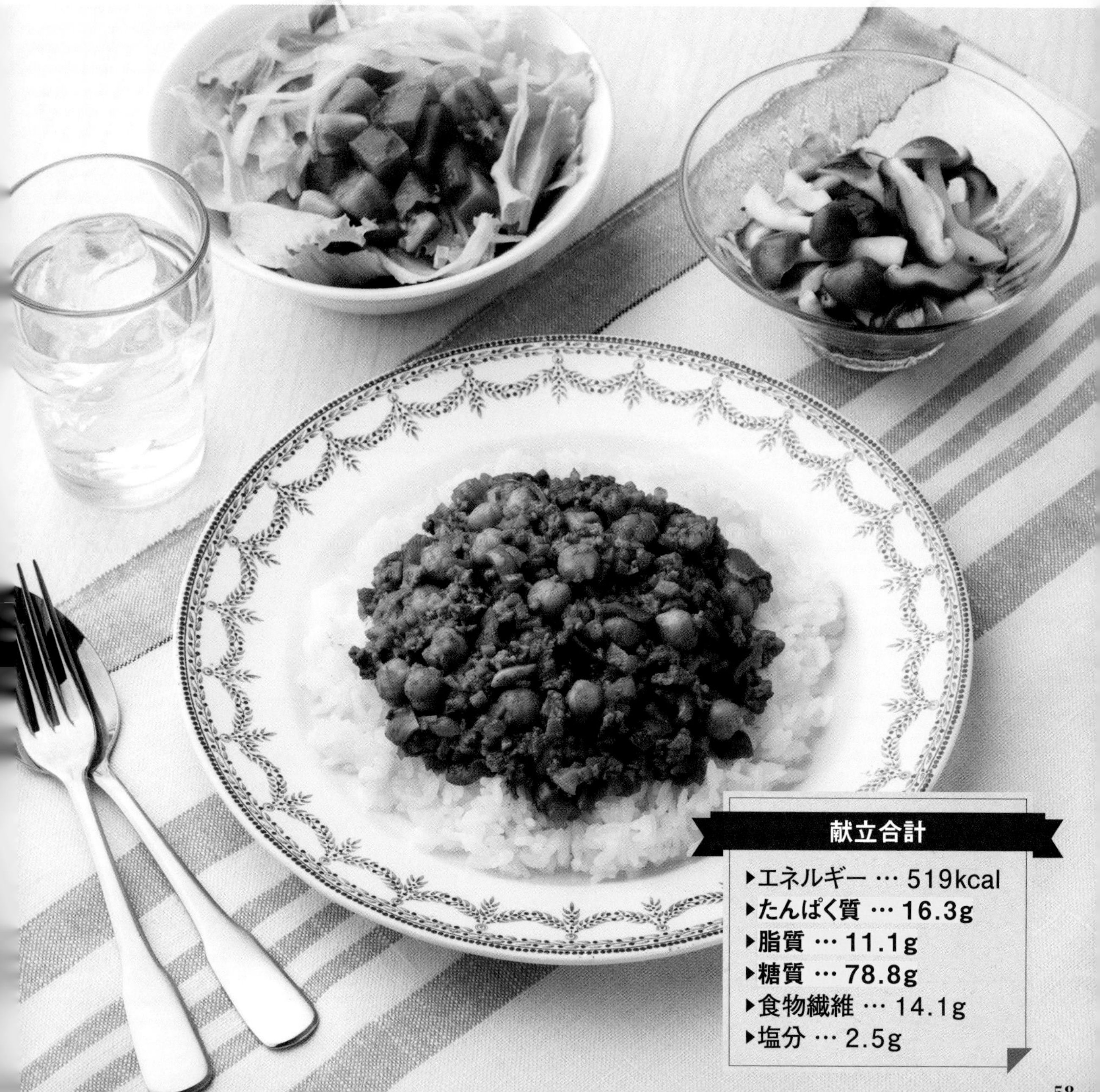

献立合計

- ▶エネルギー … 519kcal
- ▶たんぱく質 … 16.3g
- ▶脂質 … 11.1g
- ▶糖質 … 78.8g
- ▶食物繊維 … 14.1g
- ▶塩分 … 2.5g

お豆がゴロゴロ入って
満足感大！

ひよこ豆のドライカレー

▶エネルギー … 433kcal
▶**たんぱく質 … 14.8g**
▶**脂質 … 6.4g**
▶**糖質 … 71.8g**
▶食物繊維 … 10.5g
▶塩分 … 1.8g

作りおきOK

冷蔵	冷凍
3日	2週間

材料（2人分）

豚赤身ひき肉……80g
ひよこ豆（水煮）……80g
ピーマン……2個（60g）
玉ねぎ……1/4個（50g）
にんじん……1/4本（40g）
にんにく……1片
オリーブ油……大さじ1/2
カレー粉……大さじ1と1/2
A
- 水……1/4カップ
- トマトケチャップ……大さじ2
- コンソメスープの素（顆粒）……小さじ1
- 塩……小さじ1/6

ごはん……300g

作り方

1. ピーマンは1cm角に切る。玉ねぎ、にんじん、にんにくは粗みじん切りにする。
2. フライパンにオリーブ油を中火で熱し、ピーマン以外の**1**を炒める。しんなりしたらひき肉、カレー粉を加えてさらに炒める。
3. 肉がポロポロになったら、水けをきったひよこ豆、ピーマン、**A**を加え、ときどき混ぜながら汁けがなくなるまで煮る。
4. 器にごはんを盛り、**3**をかける。

point

カレールウやドレッシングなどは、市販品だとエネルギーも脂質も高めなので、手作りするのがおすすめ。カレーはひき肉を減らしてひよこ豆を加えることで脂質を抑えられ、食感もアップします。

手作りドレッシングで
脂質＆塩分控えめに

レタスとトマトのサラダ

▶エネルギー … 65kcal
▶**たんぱく質 … 0.7g**
▶**脂質 … 4.6g**
▶**糖質 … 4.0g**
▶食物繊維 … 1.6g
▶塩分 … 0.5g

作りおきOK

冷蔵	冷凍
2日	NG

材料（2人分）

レタス……4枚（160g）
トマト……1/2個（100g）
玉ねぎ……1/6個（30g）
A
- オリーブ油、レモン汁……各小さじ2
- 塩……小さじ1/6
- おろしにんにく……少々

作り方

1. レタスはひと口大に手でちぎり、玉ねぎは薄切りにして水にさらし、水けをきる。トマトは1cm角に切る。
2. ボウルに**A**を混ぜ合わせ、トマトを加えて混ぜる。
3. 器にレタス、玉ねぎを盛り、**2**をかける。

3種のきのこで
うまみも食物繊維もたっぷり

きのこのピクルス

▶エネルギー … 22kcal
▶**たんぱく質 … 0.8g**
▶**脂質 … 0.1g**
▶**糖質 … 2.9g**
▶食物繊維 … 2.1g
▶塩分 … 0.1g

作りおきOK

冷蔵	冷凍
3日	2週間

材料（2人分）

しめじ……1/2パック（50g）
しいたけ……2枚（30g）
エリンギ……1本（40g）
A
- 酢……大さじ3
- 砂糖……大さじ1
- 塩……小さじ1/6

作り方

1. しめじは小房に分け、しいたけは薄切り、エリンギは半分の長さに切って6つ割りにする。きのこは熱湯でゆでて水けをきる。
2. 耐熱容器に**A**を混ぜ合わせ、ラップをせずに電子レンジで1分ほど加熱する。
3. 保存袋に**1**、**2**を入れ、味をなじませる。

低GIのそばに肉を加えた、栄養バランスのよい献立

甘辛肉そばの献立

3日目の
昼食

そばは、血糖値の上昇をゆるやかにする低GI食品。甘辛でしっかりした味わいの肉そばには、ミネラルたっぷりのさっぱりとした副菜が合います。

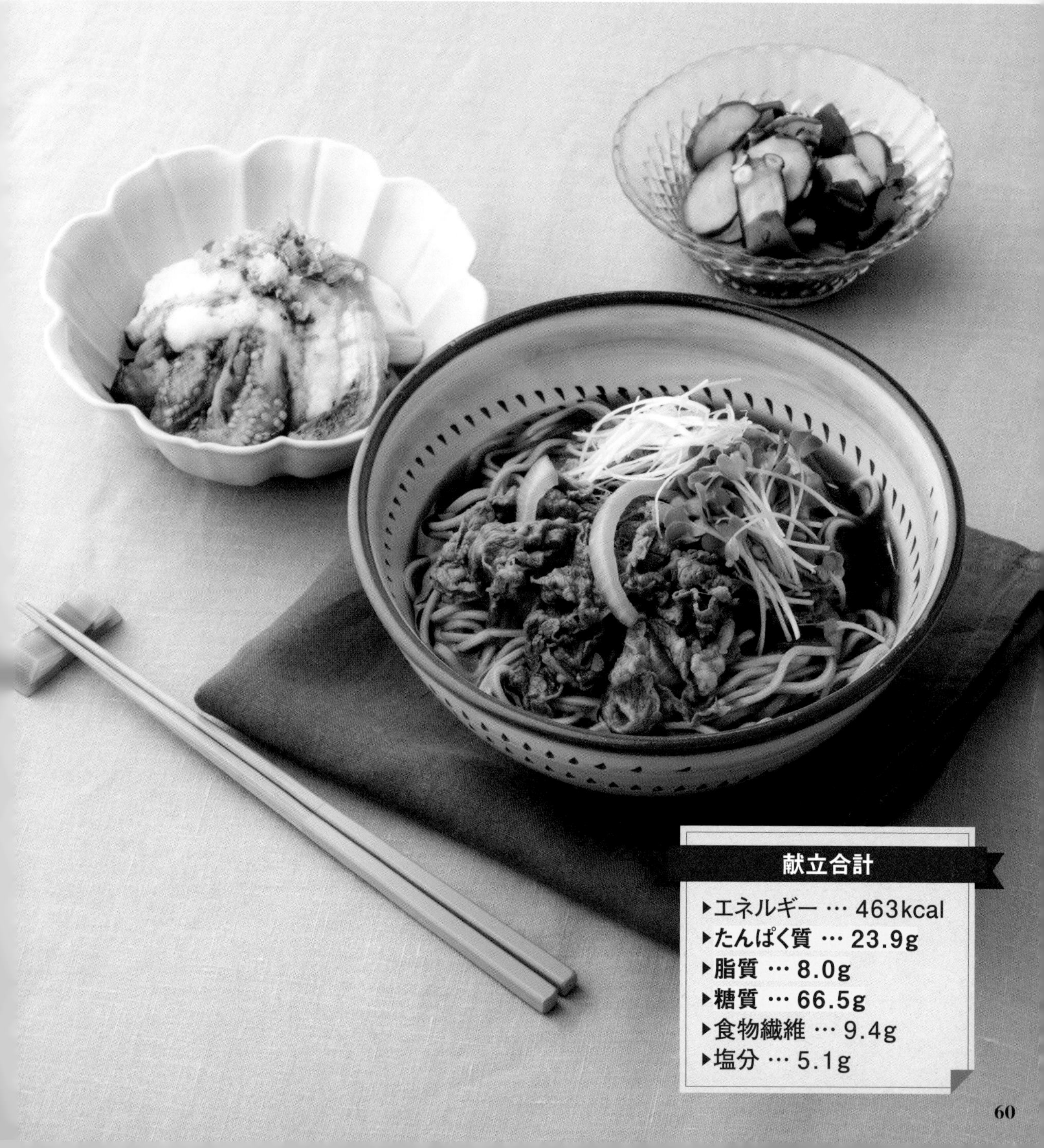

献立合計

- ▸エネルギー … 463kcal
- ▸たんぱく質 … 23.9g
- ▸脂質 … 8.0g
- ▸糖質 … 66.5g
- ▸食物繊維 … 9.4g
- ▸塩分 … 5.1g

汁は残して塩分カット

甘辛肉そば

- ▶エネルギー … 368kcal
- ▶**たんぱく質 … 16.7g**
- ▶**脂質 … 7.9g**
- ▶**糖質 … 52.6g**
- ▶食物繊維 … 6.2g
- ▶塩分 … 3.2g

材料（2人分）

牛しゃぶしゃぶ用肉 …… 100g
玉ねぎ …… 1/2個（100g）
貝割れ大根 …… 1パック（正味50g）
長ねぎ …… 1/3本（30g）
米油 …… 小さじ1
A しょうゆ …… 小さじ2
A 酒、砂糖 …… 各小さじ1
B めんつゆ（3倍濃縮） …… 1/2カップ
B 水 …… 2カップ
ゆでそば …… 2玉（320g）

作り方

1 牛肉は熱湯でさっとゆでて水けをきる。玉ねぎは1cm幅に切る。貝割れ大根は半分の長さに切り、長ねぎは白髪ねぎにする。

2 フライパンに米油を中火で熱し、玉ねぎをしんなりするまで炒め、牛肉、Aを加えて炒め合わせる。

3 鍋にBを合わせて温める。そばは袋の表示時間通りにゆでて水けをきる。

4 器にそばを入れ、Bを注ぎ、2、貝割れ大根、白髪ねぎの順にのせる。

point

肉そばの肉は脂肪の少ないものを選び、さらに下ゆでをすることで余分な脂質をカットします。低エネルギーでタウリン豊富なたこ、ミネラルたっぷりのわかめを副菜に使い、コレステロール対策やダイエットにぴったりの献立に。

とろろをかけて
ボリュームも消化も促進

焼きなすのとろろがけ

- ▶エネルギー … 48kcal
- ▶**たんぱく質 … 1.9g**
- ▶**脂質 … 0.1g**
- ▶**糖質 … 8.7g**
- ▶食物繊維 … 2.1g
- ▶塩分 … 0.9g

材料（2人分）

なす …… 2本（160g）
長いも …… 100g
しょうが …… 1片
かつお節 …… ふたつまみ
しょうゆ …… 小さじ2

作り方

1 なすはヘタを落としてオーブントースターで15分ほど焼く。熱いうちに皮をむき、食べやすく裂く。

2 長いも、しょうがはすりおろす。

3 器に1、2の順に盛り、かつお節を散らして、しょうゆをかける。

中性脂肪を減らす
組み合わせ

たことわかめの酢のもの

- ▶エネルギー … 46kcal
- ▶**たんぱく質 … 5.3g**
- ▶**脂質 … 0.1g**
- ▶**糖質 … 5.1g**
- ▶食物繊維 … 1.1g
- ▶塩分 … 1.0g

作りおきOK

冷蔵	冷凍
2日	NG

材料（2人分）

ゆでだこ …… 60g
きゅうり …… 1本（100g）
塩 …… 少々
カットわかめ（乾燥） …… 3g
A 酢、だし汁 …… 各大さじ1
A 砂糖 …… 小さじ1
A しょうゆ …… 小さじ1/2

作り方

1 たこは薄切り、きゅうりは小口切りにして塩をふってもみ、水けをきる。わかめはたっぷりの水でもどして水けを絞る。

2 ボウルにAを混ぜ合わせ、1を加えてあえる。

具たっぷりの焼きうどんでスタミナをつける

豚キムチ焼きうどんの献立

4日目の
昼食

主食は発酵食品のキムチと野菜をたっぷり入れたパンチのある焼きうどん。
食感のよいおかずとうまみたっぷりのスープを添えた腹持ち抜群の献立です。

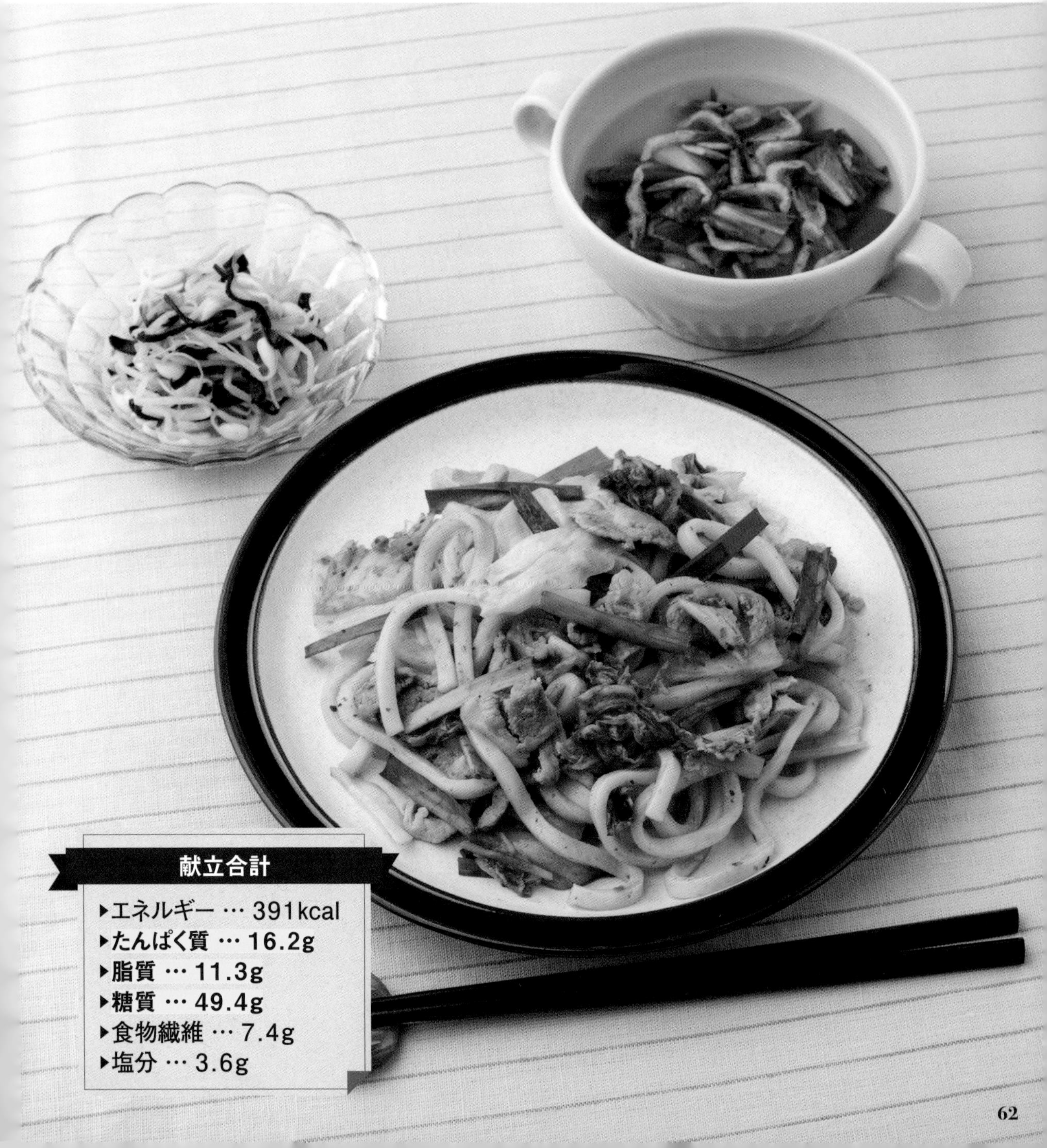

献立合計

- ▶エネルギー … 391kcal
- ▶たんぱく質 … 16.2g
- ▶脂質 … 11.3g
- ▶糖質 … 49.4g
- ▶食物繊維 … 7.4g
- ▶塩分 … 3.6g

豚肉のB_1とにらのアリシンで
元気がでるコンビ

豚キムチ焼きうどん

▶エネルギー … 336kcal
▶**たんぱく質 … 13.4g**
▶**脂質 … 8.0g**
▶**糖質 … 47.2g**
▶食物繊維 … 5.4g
▶塩分 … 2.0g

作りおきOK
冷蔵 3日 / 冷凍 2週間

材料（2人分）

豚こま切れ肉 …… 80g
キャベツ …… 4枚（200g）
にら …… 1/2束（50g）
ごま油 …… 大さじ1/2
ゆでうどん …… 2玉（400g）
白菜キムチ …… 60g
A［酒 …… 大さじ1
　めんつゆ（3倍濃縮）、コチュジャン …… 各小さじ1］

作り方

1 キャベツはざく切りにし、にらは4cm長さに切る。

2 フライパンにごま油を中火で熱し、豚肉を炒める。肉の色が変わったらキャベツを加えてさっと炒め、ほぐしたうどん、キムチ、合わせたAを加えてふたをし、3分ほど蒸し焼きにする。

3 ふたを外してにらを加え、水けをとばすようにして炒め合わせる。

point

焼きうどんのキャベツは蒸し焼きにするとかさが減るので、たっぷり食べられます。ナムルのもやしは豆つきを使えばたんぱく質もとれて、さらに食感もアップ。きくらげは血液をサラサラにする、コレステロール対策の味方なので、常備しておくとよいでしょう。

きくらげには
コレステロール低下作用が

豆もやしときくらげのナムル

▶エネルギー … 42kcal
▶**たんぱく質 … 1.3g**
▶**脂質 … 3.2g**
▶**糖質 … 0.9g**
▶食物繊維 … 1.5g
▶塩分 … 0.4g

作りおきOK
冷蔵 3日 / 冷凍 NG

材料（2人分）

豆もやし …… 100g
きくらげ …… 4枚
A［酢、ごま油、しょうゆ …… 各小さじ1
　いりごま（白） …… 小さじ1/2
　おろしにんにく …… 少々］

作り方

1 豆もやしは熱湯でゆでて水けをきる（ゆで汁は残しておく）。きくらげは水でもどし、もやしをゆでた湯でさっとゆでて、細切りにする。

2 ボウルにAを混ぜ合わせ、1を加えてあえる。

桜えび入りで
うまみもカルシウムもたっぷり！

チンゲン菜と桜えびのスープ

▶エネルギー … 13kcal
▶**たんぱく質 … 1.4g**
▶**脂質 … 0.1g**
▶**糖質 … 1.4g**
▶食物繊維 … 0.5g
▶塩分 … 1.1g

作りおきOK
冷蔵 3日 / 冷凍 2週間

材料（2人分）

チンゲン菜 …… 1株（100g）
桜えび …… 4g
A［水 …… 2カップ
　鶏がらスープの素（顆粒） …… 小さじ1］
塩、こしょう …… 各少々

作り方

1 チンゲン菜の葉はざく切り、芯はそぎ切りにする。

2 鍋にAを煮立て、1と桜えびを加えて中火で煮る。チンゲン菜に火が通ったら塩、こしょうで味を調える。

5日目の
昼食

低脂質、高たんぱく質な白身魚を使った和風弁当

かじきの磯部巻き弁当

お弁当にはなじみ深い和風の味つけがよく合います。どのおかずも油を使わない工夫をし、低脂質に仕上げました。ごはんは食物繊維が豊富なもち麦に。

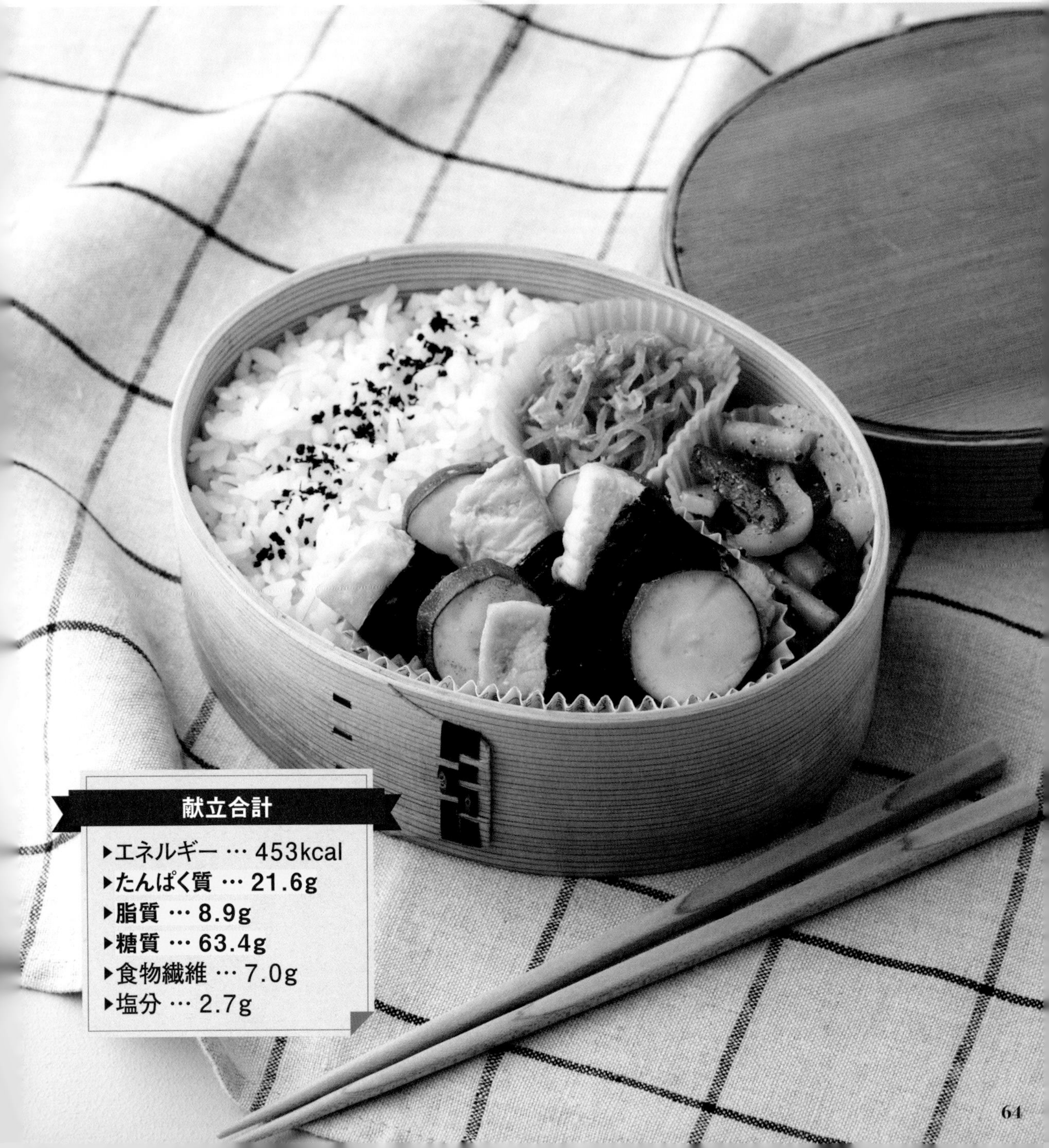

献立合計

- ▶エネルギー … 453kcal
- ▶たんぱく質 … 21.6g
- ▶脂質 … 8.9g
- ▶糖質 … 63.4g
- ▶食物繊維 … 7.0g
- ▶塩分 … 2.7g

こんがり焼けた
のりとしょうゆが香る

かじきの磯部巻き

▶エネルギー … 173kcal
▶**たんぱく質 … 16.2g**
▶**脂質 … 6.7g**
▶**糖質 … 9.3g**
▶食物繊維 … 0.8g
▶塩分 … 1.4g

作りおきOK
冷蔵 3日 ｜ 冷凍 2週間

材料（2人分）
めかじき……2切れ（200g）
A［しょうゆ、みりん、酒……各大さじ1］
ズッキーニ……1/2本（85g）
焼きのり（全形）……1/2枚
塩、こしょう……各少々

作り方
1 めかじきは縦4等分に切り、**A**に20分以上漬けておく。ズッキーニは1cm幅の輪切りにする。
2 **1**のめかじきの汁けをきり、8等分に切ったのりを巻く。
3 **2**とズッキーニを天板に並べて、オーブントースターで10分ほど火が通るまで焼き、ズッキーニに塩、こしょうをふる。

カラフル野菜と
ごまで抗酸化力抜群！

いんげんとパプリカのごまあえ

▶エネルギー … 43kcal
▶**たんぱく質 … 1.3g**
▶**脂質 … 1.8g**
▶**糖質 … 4.8g**
▶食物繊維 … 1.4g
▶塩分 … 0.4g

作りおきOK
冷蔵 3日 ｜ 冷凍 2週間

材料（2人分）
さやいんげん……5本（40g）
パプリカ（赤・黄）……各1/4個（各40g）
A［すりごま（黒）……小さじ2
　砂糖、しょうゆ……各小さじ1］

作り方
1 いんげんは塩ゆでして4cm長さに切る。パプリカは半分の長さの薄切りにし、熱湯でゆでて水けをきる。
2 ボウルに**A**を混ぜ合わせ、**1**を加えてあえる。

もち麦ごはん（赤じそ風味ふりかけをふる）

… 茶碗2杯（2人分／300g）

▶エネルギー … 216kcal
▶**たんぱく質 … 3.0g**
▶**脂質 … 0.4g**
▶**糖質 … 46.9g**
▶食物繊維 … 3.6g
▶塩分 … 0.2g

point
めかじきは野菜といっしょにトースターで焼くので、油を使わずに調理できます。ごまあえのいんげんとパプリカは少しかためにゆでて歯ごたえを残すと、満腹感を得られやすくなります。

エネルギー控えめな
すきまおかず

しらたきのおかか炒め

▶エネルギー … 20kcal
▶**たんぱく質 … 1.0g**
▶**脂質 … 0.0g**
▶**糖質 … 2.5g**
▶食物繊維 … 1.2g
▶塩分 … 0.7g

作りおきOK
冷蔵 3日 ｜ 冷凍 NG

材料（2人分）
しらたき
（アク抜き不要のもの）……80g
A［しょうゆ、みりん……各大さじ1/2］
かつお節……1袋（2g）

作り方
1 しらたきは食べやすい長さに切る。
2 フライパンに**1**を入れて中火でから炒りし、水けがなくなったら**A**を加えて炒め合わせる。
3 汁けがなくなったら火を止めて、かつお節を加えて混ぜる。

6日目の
昼食

定番のしょうが焼きをヘルシーにアレンジ

豚肉とたけのこのしょうが炒め弁当

もも肉を使ったたけのこ入りのしょうが焼きは、脂質を抑えながらも食べごたえ抜群。雑穀ごはんと野菜のおかずで彩りと食物繊維をプラスします。

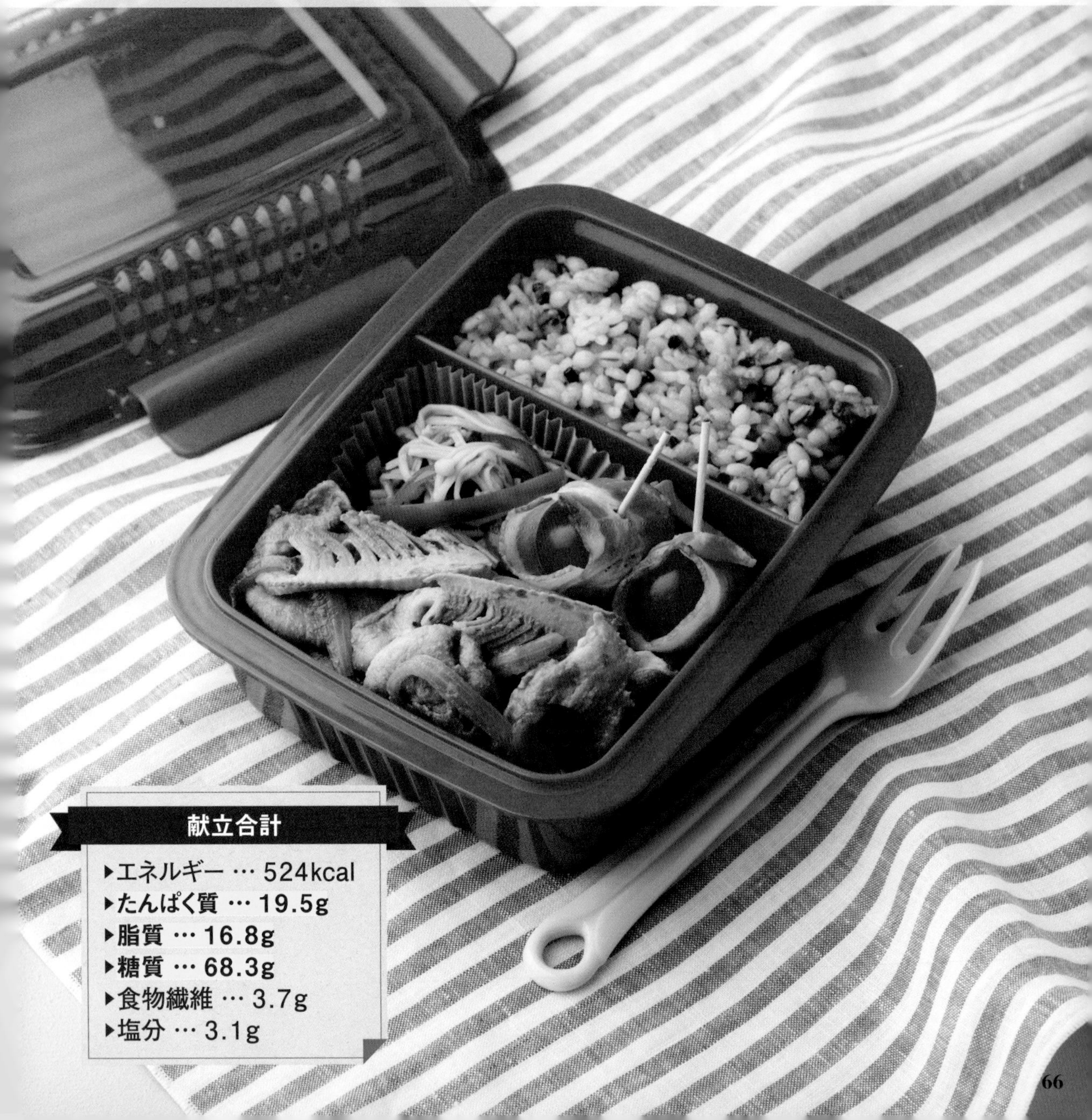

献立合計

- ▶エネルギー … 524kcal
- ▶たんぱく質 … 19.5g
- ▶脂質 … 16.8g
- ▶糖質 … 68.3g
- ▶食物繊維 … 3.7g
- ▶塩分 … 3.1g

たけのこを加えた
ボリュームおかず

豚肉とたけのこのしょうが炒め

- ▶エネルギー … 188kcal
- ▶**たんぱく質 … 11.8g**
- ▶**脂質 … 9.0g**
- ▶**糖質 … 10.7g**
- ▶食物繊維 … 1.2g
- ▶塩分 … 2.0g

作りおきOK

冷蔵	冷凍
3日	2週間

材料（2人分）

豚もも薄切り肉 …… 120g
A
- しょうが（すりおろし） …… 1片分
- しょうゆ …… 大さじ1と1/2
- 酒、みりん …… 各大さじ1

たけのこ（水煮） …… 50g
玉ねぎ …… 1/4個（50g）
米油 …… 大さじ1/2

作り方

1 豚肉は食べやすい大きさに切って保存袋に入れ、Aを加えてよくもみ込み、30分以上おく。たけのこは穂先はくし形切り、根元はいちょう切りにする。玉ねぎは1cm幅に切る。

2 フライパンに米油を中火で熱し、玉ねぎ、たけのこを炒め、しんなりとしたら1の豚肉をたれごと加え、汁けがなくなるまで炒め合わせる。

ゆずこしょうが
ピリリと効いてアクセントに

ピーマンとえのきのゆずこしょうあえ

- ▶エネルギー … 17kcal
- ▶**たんぱく質 … 0.7g**
- ▶**脂質 … 0.1g**
- ▶**糖質 … 2.8g**
- ▶食物繊維 … 1.5g
- ▶塩分 … 0.8g

作りおきOK

冷蔵	冷凍
3日	2週間

材料（2人分）

ピーマン …… 2個（60g）
えのきだけ …… 小1/2袋（50g）
A
- めんつゆ（3倍濃縮） …… 小さじ2
- ゆずこしょう …… 小さじ1/4

作り方

1 ピーマンは細切り、えのきだけは半分の長さに切り、ともに熱湯でゆでて水けをきる。

2 ボウルにAを混ぜ合わせ、1を加えてあえる。

雑穀ごはん

… 茶碗2杯（2人分／300g）

- ▶エネルギー … 245kcal
- ▶**たんぱく質 … 5.0g**
- ▶**脂質 … 1.2g**
- ▶**糖質 … 53.3g**
- ▶食物繊維 … 0.8g
- ▶塩分 … 0.0g

point

豚肉は脂質の少ないもも肉を使用し、たけのこを加えることで肉を減らしても満足感のあるおかずに。下味をしっかりつけると、脂質の少ない部位でもしっとりとした食感が続きます。ベーコン巻きはトースターで焼けば、余分な油を落とせて◎。

くるりと巻いた
見た目がかわいい

ミニトマトのベーコン巻き

- ▶エネルギー … 74kcal
- ▶**たんぱく質 … 2.1g**
- ▶**脂質 … 6.5g**
- ▶**糖質 … 1.5g**
- ▶食物繊維 … 0.3g
- ▶塩分 … 0.3g

作りおきOK

冷蔵	冷凍
3日	NG

材料（2人分）

ミニトマト …… 小4個（40g）
ベーコン …… 2枚

作り方

1 ベーコンは半分に切る。

2 ミニトマト1個にベーコン1切れを巻く。全部で4個作り、つま楊枝でとめる。

3 2をオーブントースターで7〜8分焼く。

7日目の
昼食

鮭と枝豆で彩りよく、たんぱく質もバッチリ！

鮭と枝豆の
塩昆布おにぎり弁当

鮭と枝豆のおにぎりとナゲットで、動物性と植物性のたんぱく質がしっかりとれるお弁当です。ナゲットがやや脂質を含むので、副菜は油を使わずに。

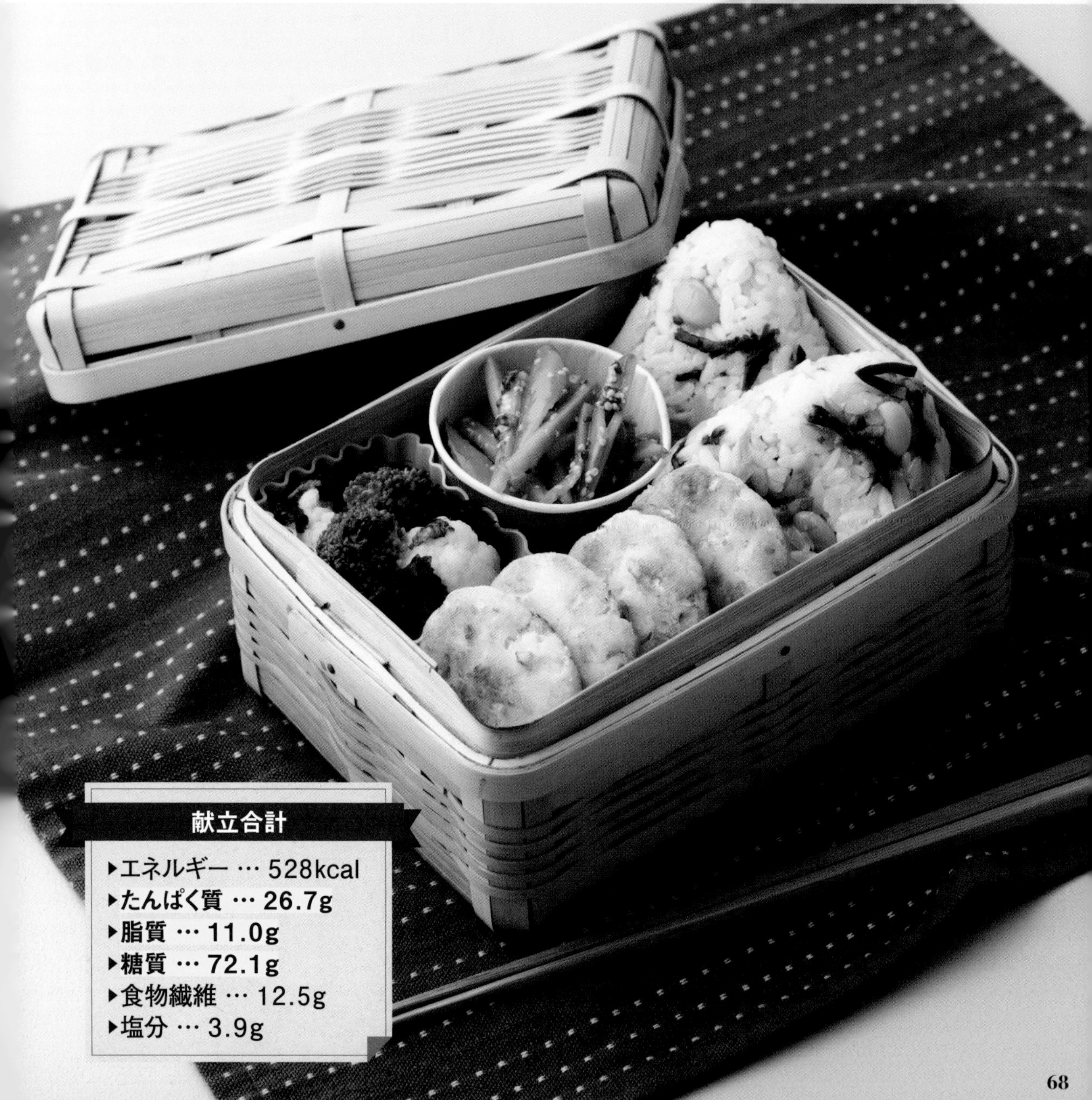

献立合計

- ▶エネルギー … 528kcal
- ▶たんぱく質 … 26.7g
- ▶脂質 … 11.0g
- ▶糖質 … 72.1g
- ▶食物繊維 … 12.5g
- ▶塩分 … 3.9g

たんぱく質がしっかりとれる
具だくさんおにぎり

鮭と枝豆の塩昆布おにぎり

▶エネルギー … 345kcal
▶**たんぱく質 … 13.8g**
▶**脂質 … 5.6g**
▶**糖質 … 55.8g**
▶食物繊維 … 4.4g
▶塩分 … 1.6g

作りおきOK
冷蔵 3日 ｜ 冷凍 2週間

材料（2人分）
甘塩鮭……1切れ（80g）
枝豆（冷凍・さやなし）……40g
塩昆布……10g
ごはん……300g

作り方
1 鮭はオーブントースターで10分ほど焼き、粗熱がとれたら皮と骨を除いて身をほぐす。
2 ボウルにごはん、1、解凍した枝豆、塩昆布を入れて混ぜ、4等分の三角形に成形する。

かためにに歯ごたえを残すのがポイント

ブロッコリーとカリフラワーののりあえ

▶エネルギー … 21kcal
▶**たんぱく質 … 1.7g**
▶**脂質 … 0.1g**
▶**糖質 … 2.1g**
▶食物繊維 … 2.1g
▶塩分 … 1.0g

材料（2人分）
ブロッコリー、カリフラワー……各50g（正味）
焼きのり（全形）……1/4枚
A ［しょうゆ……小さじ2
　 鶏がらスープの素（顆粒）……少々

作り方
1 ブロッコリーとカリフラワーは小さめの小房に分け、塩ゆでして水けをきる。
2 ボウルに1、A、ちぎったのりを加えてさっくりと混ぜる。

point

鮭と枝豆のおにぎりは、より小さく包めば食べる量を調節できてダイエットにも◎。ナゲットはむね肉を使ったひき肉とおからを混ぜて、市販のものより低脂質で、食物繊維もとれるヘルシーなものに。

おから入りで
しっとりやわらか！

おからナゲット

▶エネルギー … 120kcal
▶**たんぱく質 … 10.1g**
▶**脂質 … 4.0g**
▶**糖質 … 8.4g**
▶食物繊維 … 4.8g
▶塩分 … 1.0g

作りおきOK
冷蔵 3日 ｜ 冷凍 2週間

材料（2人分）
鶏むねひき肉……80g
生おから……80g
玉ねぎ……1/6個（30g）
A ［片栗粉……大さじ1
　 コンソメスープの素（顆粒）……小さじ1
　 塩、こしょう……各少々
米油……大さじ2

作り方
1 玉ねぎはみじん切りにする。
2 ボウルにひき肉とおから、A、1を入れてよく練り混ぜ、8等分の小判形に成形する。
3 フライパンに米油を中火で熱し、2を両面こんがりと焼く。

甘く酸味のある味がお弁当の引き締め役

にんじんとスナップえんどうのマスタードあえ

▶エネルギー … 41kcal
▶**たんぱく質 … 1.1g**
▶**脂質 … 1.2g**
▶**糖質 … 5.8g**
▶食物繊維 … 1.1g
▶塩分 … 0.3g

作りおきOK
冷蔵 3日 ｜ 冷凍 2週間

材料（2人分）
にんじん…1/4本（40g）
スナップえんどう……6本（60g）
A ［粒マスタード……大さじ1
　 レモン汁……小さじ1
　 はちみつ…小さじ1/2

作り方
1 にんじんは細切りにし、スナップえんどうとともに塩ゆでして水けをきる。スナップえんどうは斜め半分に切る。
2 ボウルにAを混ぜ合わせ、1を加えてあえる。

夕食の献立

比較的時間をかけて献立作りに取り組める夕食。主菜、副菜を
PART２、３のおかずに組み変えれば、献立のバリエーションも広がります。

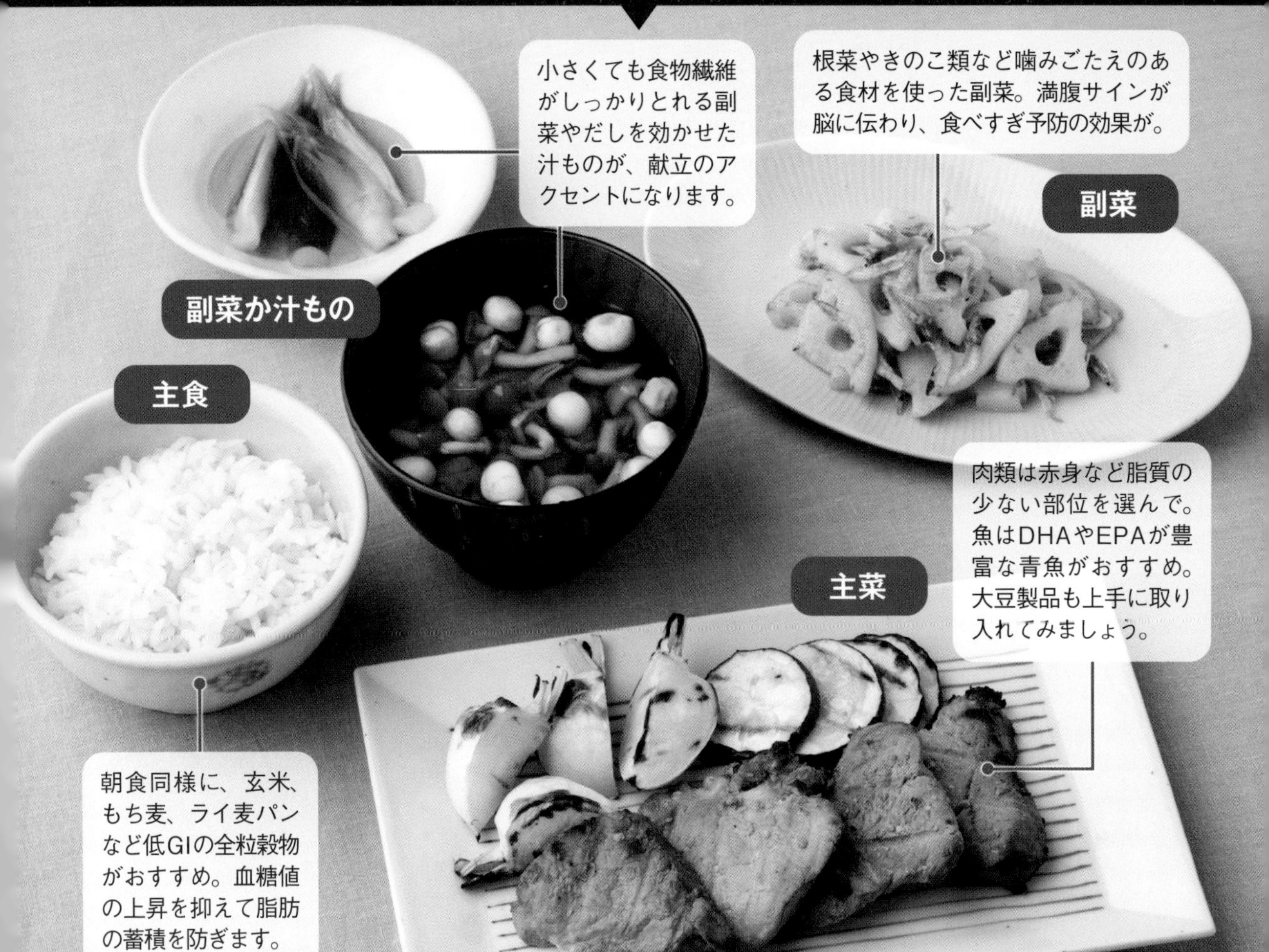

▶三菜にすればより栄養バランスが高まる

朝食の一汁二菜に、副菜をもう１品プラスすれば、より充実した献立に。栄養バランスが高まり、味や食感の幅も広がります。和食中心のおかずの構成、調理の工夫で脂質異常改善効果もアップ。

夕食の
基本スタイル

しっかり脂質オフでヘルシーごはん

肉の脂身を取り除く、食材を吟味する、調理法を工夫する、だしや素材のうまみをいかすなどして低脂質、低エネルギーの献立に。

その1

和食中心の献立に組み立てる

和食は魚介類や大豆製品を多く使うため、LDLコレステロールや中性脂肪の代謝を促すよい脂質を摂取できます。さらに煮ものや焼きもの、蒸しものなどヘルシーな調理法で低エネルギー＆低脂質に。

その2

肉は脂の少ない部位を選ぶ

動物性の脂は体内でかたまりやすいので、体にとどまりやすい脂質です。サーロインよりもヒレ、バラよりもロースというように脂身の少ない部位を選びましょう。ひき肉を使うなら赤身を選んで。

その3

大豆製品を活用する

植物性たんぱく質を豊富に含み、コレステロールを含まない大豆製品。さらにHDLコレステロールを増やす、LDLコレステロールや中性脂肪を減らすなど、脂質異常改善に役立つ成分も豊富です。

その4

食物繊維を意識する

水溶性食物繊維は血糖値の急激な上昇を抑え、中性脂肪の蓄積を防ぎます。また、コレステロールの吸収を抑える働きも。不溶性食物繊維は水分を吸収してふくらみ、便秘解消＆食べすぎ予防の効果が。

その5

油は極力使わない

オレイン酸（オメガ９系）やα-リノレン酸（オメガ３系）などよい脂質もありますが、油は大さじ１杯で約120kcal。エネルギーの過剰摂取は中性脂肪を増やす原因になるので、油は少量かノンオイル調理で。

その6

うまみをいかして薄味に

「イノシン酸」「グルタミン酸」「グアニル酸」のうまみ成分を組み合わせると、うまみが７～８倍にも。また適度な塩分がうまみを強めるため、うまみの効いただしは少量の塩分でも料理の満足度がアップ。

たんぱく質、食物繊維がバランスよくとれる

鶏肉の青菜ロールの献立

1日目の
夕食

低脂質な鶏むね肉で緑黄色野菜を巻いた、ヘルシーなフライパン蒸し。もちもち食感のもち麦ごはんときのこのおかず、塩分控えめのお吸いものを添えて。

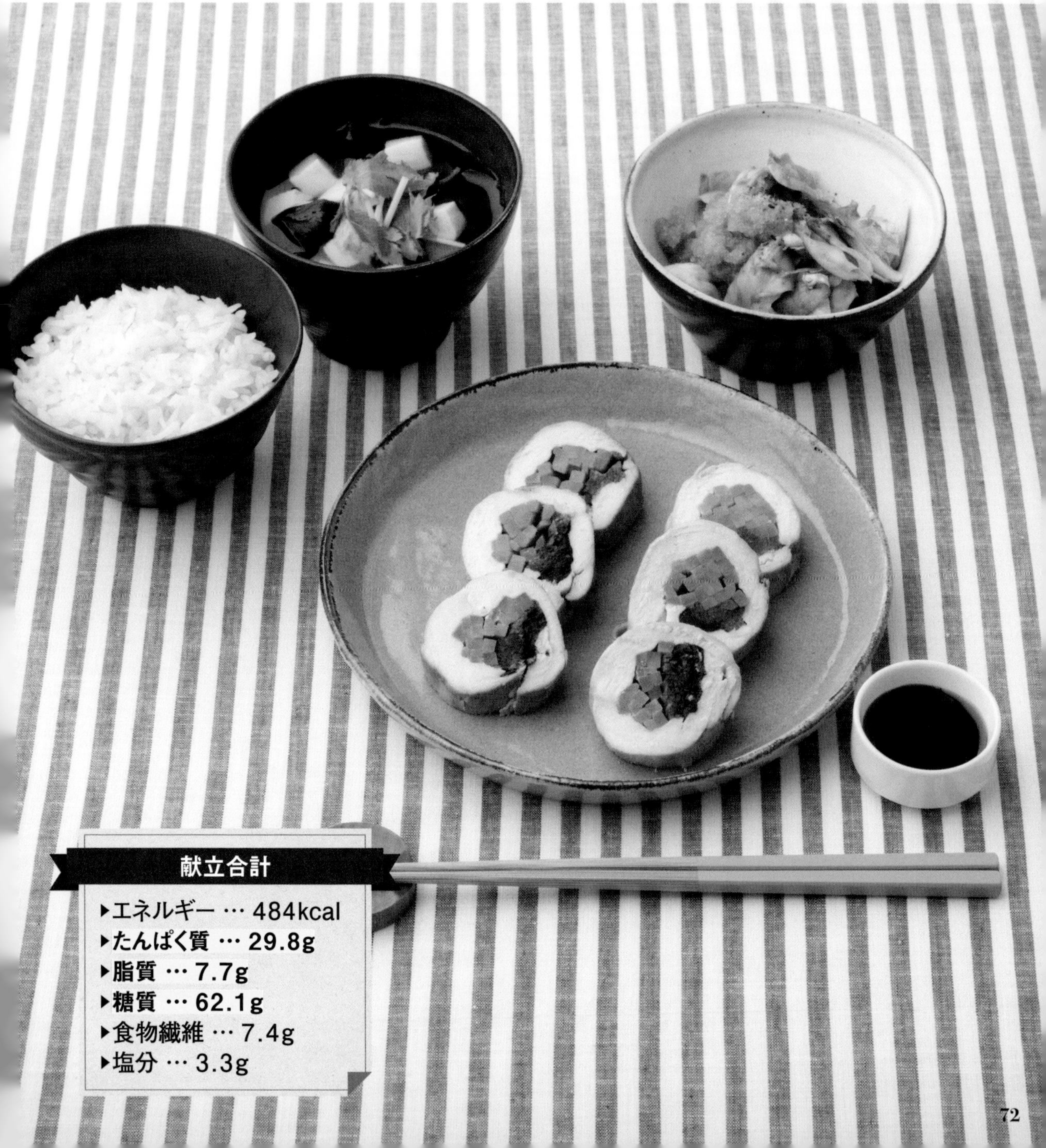

献立合計

- ▶エネルギー … 484kcal
- ▶たんぱく質 … 29.8g
- ▶脂質 … 7.7g
- ▶糖質 … 62.1g
- ▶食物繊維 … 7.4g
- ▶塩分 … 3.3g

フライパン蒸しで
油控えめ&しっとりやわらか

鶏肉の青菜ロール

▶エネルギー … 192kcal
▶**たんぱく質 … 20.2g**
▶**脂質 … 3.9g**
▶**糖質 … 12.0g**
▶食物繊維 … 1.0g
▶塩分 … 1.4g

作りおきOK

冷蔵	冷凍
3日	2週間

材料（2人分）

鶏むね肉……1枚（200g）
にんじん……1/3本（50g）
ほうれん草……2株（40g）
米油……小さじ1
酒……大さじ2
A ｛しょうゆ、酒、みりん……各大さじ1
　 砂糖……小さじ1｝

作り方

1 にんじんは細切りにし、熱湯でゆでて水けをきる。ほうれん草は塩ゆでして水けを絞る。

2 鶏肉は皮と脂肪を除いて観音開きにし、めん棒などで軽くたたき、厚さを均一にする。1を手前にのせて巻き、つま楊枝でとめる。

3 フライパンに米油を中火で熱し、2を入れて全面こんがりと焼く。酒を加え、ふたをして8分ほど蒸し焼きにする。

4 ふたを外して合わせたAを加えて煮からめ、食べやすく切って器に盛り、煮からめたたれを添える。

もち麦ごはん

… 茶碗2杯（2人分／300g）

▶エネルギー … 215kcal
▶**たんぱく質 … 3.0g**
▶**脂質 … 0.4g**
▶**糖質 … 46.9g**
▶食物繊維 … 3.6g
▶塩分 … 0.0g

point

パサつきやすいむね肉も、蒸し焼きならしっとりとした仕上がりに。米油は抗酸化力の高い成分を含み、血液をサラサラにする働きが期待できます。主菜をしっかり作る分、副菜をトースター焼きなどの簡単なものにして、調理の手間を減らしましょう。

食物繊維をしっかり補う
さっぱり副菜

まいたけのおろしあえ

▶エネルギー … 18kcal
▶**たんぱく質 … 0.9g**
▶**脂質 … 0.2g**
▶**糖質 … 2.0g**
▶食物繊維 … 2.2g
▶塩分 … 0.7g

材料（2人分）

まいたけ……1パック（100g）
大根……150g
ポン酢しょうゆ……大さじ1
七味唐辛子……少々

作り方

1 まいたけはほぐして天板に広げ、オーブントースターで7分ほど加熱する。

2 大根はすりおろして、水けを軽くきる。

3 ボウルに1、2、ポン酢しょうゆを入れてさっくりと混ぜる。器に盛り、七味唐辛子をふる。

汁もので
たんぱく質をプラス

高野豆腐のお吸いもの

▶エネルギー … 58kcal
▶**たんぱく質 … 5.7g**
▶**脂質 … 3.2g**
▶**糖質 … 1.2g**
▶食物繊維 … 0.7g
▶塩分 … 1.3g

材料（2人分）

高野豆腐……1枚（20g）
カットわかめ（乾燥）……2g
A ｛だし汁……2カップ
　 薄口しょうゆ……大さじ1/2｝
みつば（ざく切り）……適量

作り方

1 高野豆腐は水でもどして1cm角に切る。カットわかめは水でもどして水けをきる。

2 鍋にAを煮立て、1を加えてひと煮立ちさせる。器に盛り、みつばを散らす。

2日目の
夕食

不飽和脂肪酸と食物繊維がしっかりとれる健康献立

厚揚げの回鍋肉風炒めの献立

コレテロール対策にぴったりの夕食。主菜は厚揚げとたっぷり野菜でヘルシーに。副菜にはさば缶を使ってたんぱく質とボリュームをプラスします。

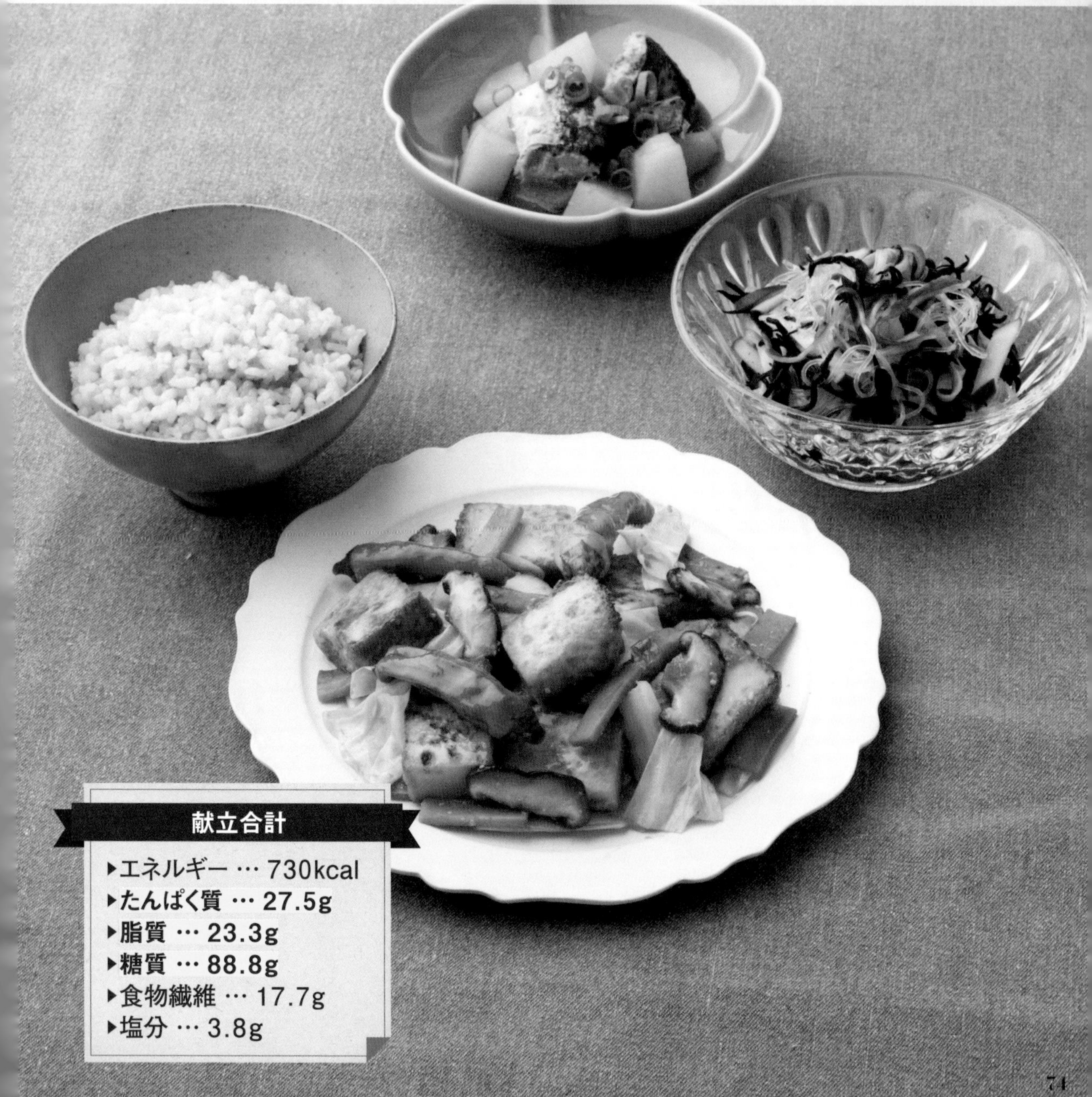

献立合計

- ▶エネルギー … 730kcal
- ▶たんぱく質 … 27.5g
- ▶脂質 … 23.3g
- ▶糖質 … 88.8g
- ▶食物繊維 … 17.7g
- ▶塩分 … 3.8g

厚揚げは大きめに切ると
食べごたえアップ！

厚揚げの回鍋肉風炒め

▶エネルギー … 242kcal
▶**たんぱく質 … 12.6g**
▶**脂質 … 15.8g**
▶**糖質 … 9.0g**
▶食物繊維 … 3.8g
▶塩分 … 1.5g

作りおきOK

冷蔵	冷凍
3日	NG

材料（2人分）

厚揚げ……1枚（200g）
キャベツ……3枚（150g）
にんじん……1/4本（40g）
しいたけ……2枚（30g）
ししとう……8本（32g）
ごま油……小さじ2
A
- みそ、酒……各大さじ1
- 砂糖、しょうゆ……各小さじ1
- おろしにんにく……少々

作り方

1 厚揚げは熱湯を回しかけてひと口大に切る。キャベツはざく切り、にんじんは短冊切り、しいたけは薄切りにし、ししとうはつま楊枝で数か所刺す。

2 フライパンに半量のごま油を中火で熱し、1の厚揚げをこんがりと焼いて一度取り出す。

3 2のフライパンに残りのごま油を中火で熱し、残りの1を加えて炒める。しんなりとしたら2をもどし入れ、合わせたAを加えて炒め合わせる。

玄米ごはん

… 茶碗2杯（2人分／300g）

▶エネルギー … 232kcal
▶**たんぱく質 … 3.2g**
▶**脂質 … 0.7g**
▶**糖質 … 50.6g**
▶食物繊維 … 2.2g
▶塩分 … 0.0g

point

厚揚げなどの大豆製品やさばなどの青魚はLDLコレステロールの増加を防ぐ働きがあり、動脈硬化予防に有効な食材。ほかにも血糖値の上昇をゆるやかにするじゃがいもや、脂質の代謝をサポートするひじきなどを取り入れた、脂質異常の改善に役立つ献立です。

酢とオリーブ油で
血液サラサラ

春雨とひじきのサラダ

▶エネルギー … 91kcal
▶**たんぱく質 … 1.7g**
▶**脂質 … 2.4g**
▶**糖質 … 13.8g**
▶食物繊維 … 2.1g
▶塩分 … 1.0g

材料（2人分）

春雨（乾燥）……25g
芽ひじき（乾燥）……5g
きゅうり……1/2本（50g）
かに風味かまぼこ……2本（20g）
A
- 酢……大さじ1
- しょうゆ、砂糖、オリーブ油……各小さじ1
- 塩……少々

作り方

1 春雨は熱湯でゆでて水けをきり、食べやすく切る。ひじきは水でもどし、水けをきる。きゅうりは細切り、かに風味かまぼこは手で裂く。

2 ボウルにAを混ぜ合わせ、1を加えてあえる。

缶詰とレンジ調理で
手軽なたんぱく質のサブおかず

さばとじゃがいものレンジ煮

▶エネルギー … 165kcal
▶**たんぱく質 … 10.0g**
▶**脂質 … 4.4g**
▶**糖質 … 15.4g**
▶食物繊維 … 9.6g
▶塩分 … 1.3g

材料（2人分）

じゃがいも……小2個（240g）
さば缶（水煮）……1/2缶（95g）
A
- しょうゆ……小さじ2
- みりん、砂糖……各小さじ1

小ねぎ（小口切り）……適量

作り方

1 じゃがいもはひと口大に切る。

2 耐熱容器にさば缶を缶汁ごと入れ、1、Aを加えて混ぜる。ふんわりとラップをして電子レンジで7〜8分ほど加熱し、粗熱がとれるまでそのまま庫内で蒸らす。

3 器に盛り、小ねぎを散らす。

3日目の
夕食

食感のある食材を組み合わせて満足度アップ！

焼きぶりの南蛮漬けの献立

焼き魚にひと手間加えて、野菜もたっぷりとれる一品に。血糖値や中性脂肪の減少に役立つ酢を使って、さっぱりヘルシーに調理します。

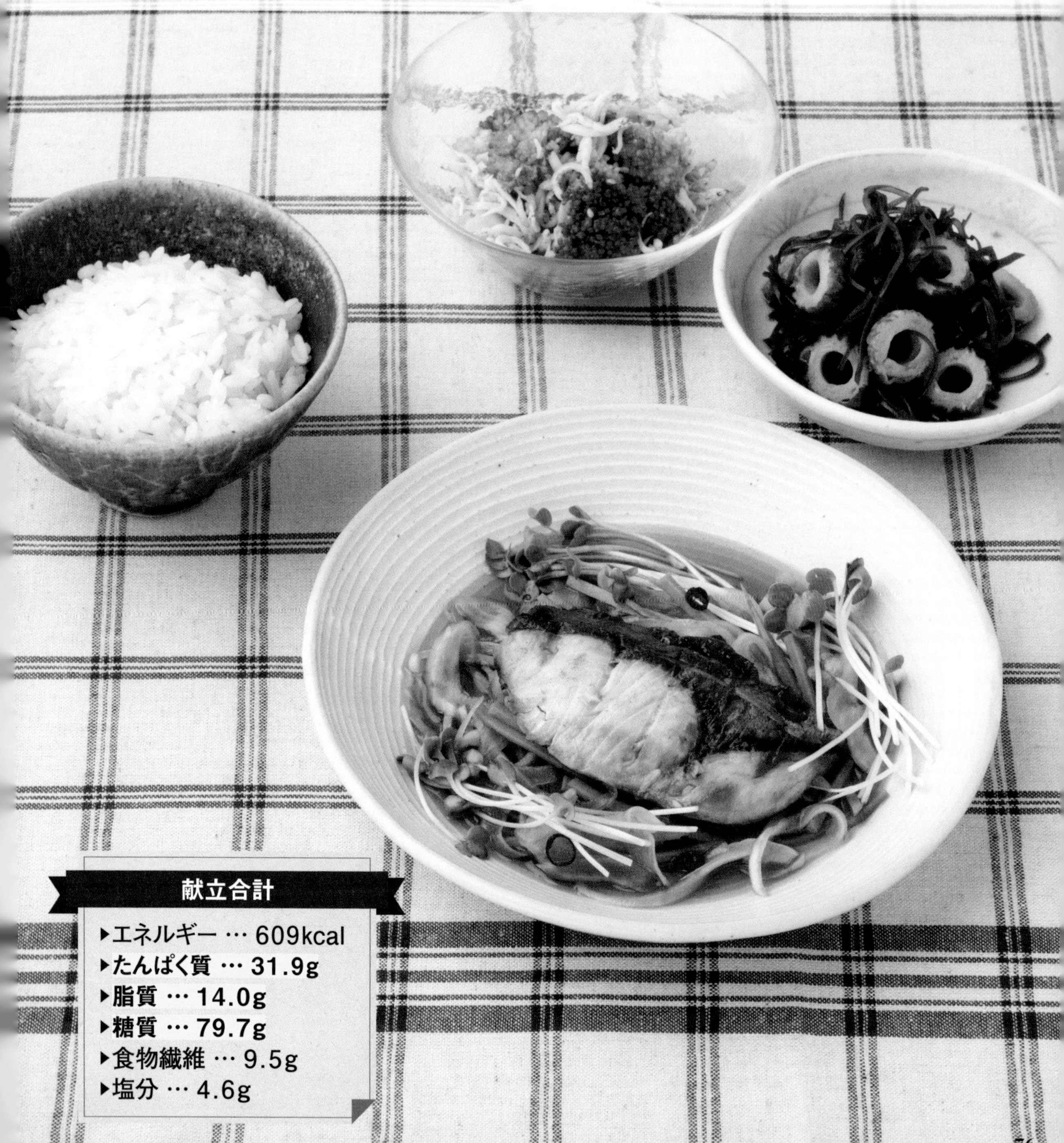

献立合計

- エネルギー … 609kcal
- たんぱく質 … 31.9g
- 脂質 … 14.0g
- 糖質 … 79.7g
- 食物繊維 … 9.5g
- 塩分 … 4.6g

脂ののったぶりを
酢と野菜でさっぱりと

焼きぶりの南蛮漬け

▶エネルギー … 280kcal
▶**たんぱく質 … 19.7g**
▶**脂質 … 12.0g**
▶**糖質 … 21.5g**
▶食物繊維 … 1.4g
▶塩分 … 1.5g

作りおきOK
冷蔵 3日 / 冷凍 2週間

材料（2人分）

ぶり……2切れ（200g）
塩、こしょう……各少々
玉ねぎ……1/4個（50g）
にんじん…1/3本（50g）
貝割れ大根…1/2パック（正味25g）
A
- 酢……1/2カップ
- 砂糖……大さじ3
- しょうゆ……大さじ1と1/2
- 赤唐辛子（種を除いて小口切り）……1本分

作り方

1 ぶりは塩、こしょうをふり、10分ほどおいて水けをふき、魚焼きグリルでこんがりと焼く。

2 玉ねぎは薄切り、にんじんは細切り、貝割れ大根は根元を落とす。

3 小鍋にAを合わせてひと煮立ちさせ、バットに移す。

4 3に1、2を加えて味をなじませる。

もち麦ごはん

… 茶碗2杯（2人分／300g）

▶エネルギー … 215kcal
▶**たんぱく質 … 3.0g**
▶**脂質 … 0.4g**
▶**糖質 … 46.9g**
▶食物繊維 … 3.6g
▶塩分 … 0.0g

point

ぶりは焼いて熱いうちに漬けると味なじみがよくなります。ブロッコリーはさっとゆでて食感を残し、ビタミンCの溶出を防ぎましょう。刻み昆布はもどし汁で煮て、昆布のうまみも栄養素も逃さず活用します。

ビタミンとカルシウムが
豊富な一品

ブロッコリーのしらすあえ

▶エネルギー … 49kcal
▶**たんぱく質 … 5.3g**
▶**脂質 … 1.1g**
▶**糖質 … 3.3g**
▶食物繊維 … 2.6g
▶塩分 … 1.1g

作りおきOK
冷蔵 3日 / 冷凍 2週間

材料（2人分）

ブロッコリー……100g（正味）
しらす干し……20g
A
- めんつゆ（3倍濃縮）……大さじ1/2
- いりごま（白）……小さじ1

作り方

1 ブロッコリーは小房に分け、塩ゆでして水けをきる。

2 ボウルに1、しらす、Aを入れてあえる。

余分な脂質を排出する
昆布がたっぷり

刻み昆布とちくわの煮もの

▶エネルギー … 65kcal
▶**たんぱく質 … 4.0g**
▶**脂質 … 0.5g**
▶**糖質 … 8.1g**
▶食物繊維 … 2.0g
▶塩分 … 2.0g

作りおきOK
冷蔵 3日 / 冷凍 2週間

材料（2人分）

刻み昆布（乾燥）……10g
ちくわ……小2本（60g）
水……3/4カップ
A
- しょうゆ、酒……各小さじ2
- 砂糖、みりん……各小さじ1

作り方

1 刻み昆布は水でさっと洗い、鍋に入れて分量の水を注ぎ、10分ほどおく。ちくわは小口切りにする。

2 1の鍋を中火にかけ、3分ほど煮たらちくわ、Aを加える。ときどき混ぜながら煮汁がなくなるまで煮る。

4日目の夕食

ヘルシーな主菜にボリューム副菜を合わせてバランスよく

豆腐とほたてのうま煮の献立

主菜には魚介の中でも低脂質、低エネルギーなほたてと豆腐を使用。サラダには油をしっかりきったツナを加えて、たんぱく質をプラスしつつ低脂質に。

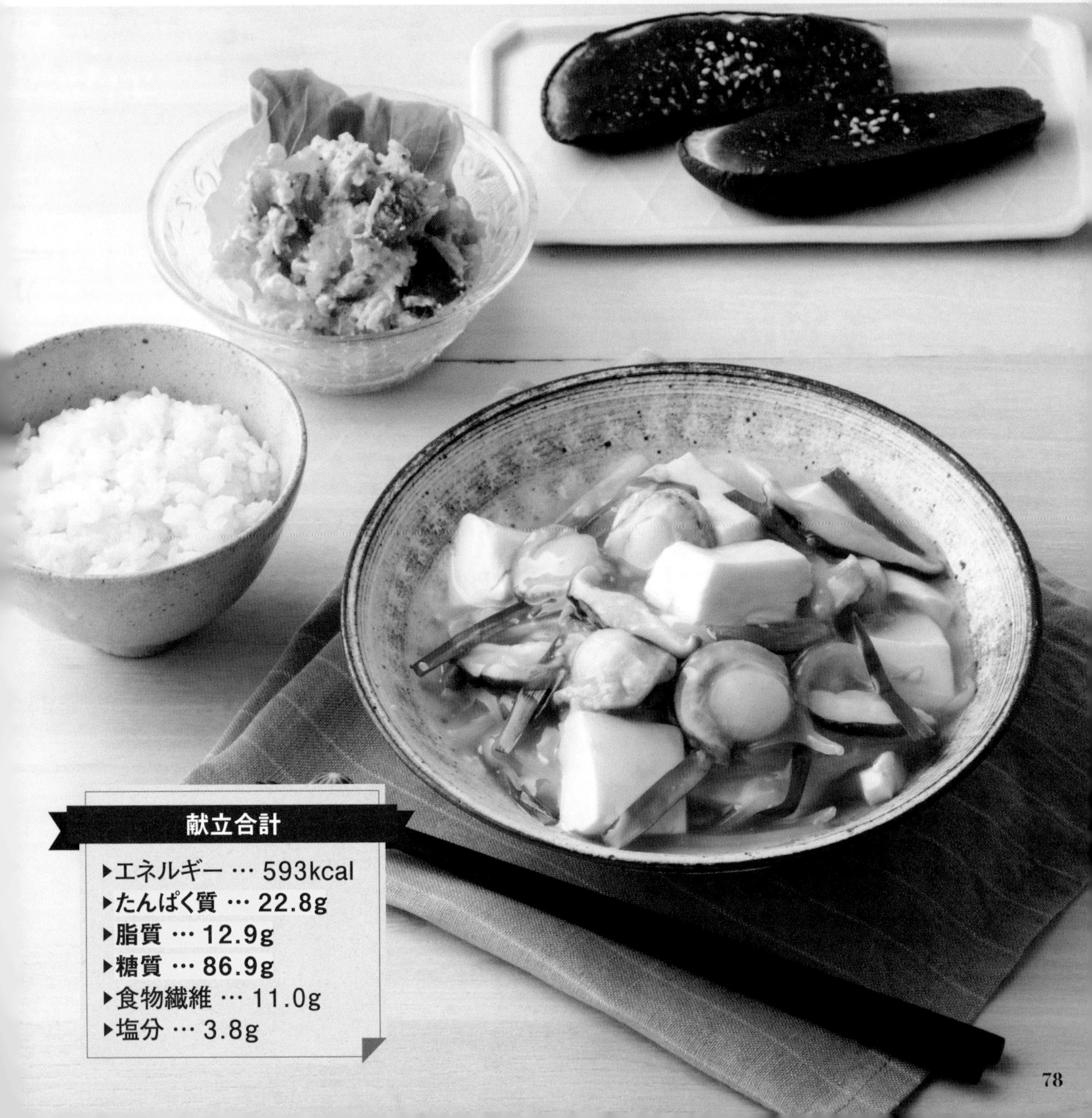

献立合計

- ▶エネルギー … 593kcal
- ▶たんぱく質 … 22.8g
- ▶脂質 … 12.9g
- ▶糖質 … 86.9g
- ▶食物繊維 … 11.0g
- ▶塩分 … 3.8g

温かなとろみあんで
満足度アップ

豆腐とほたてのうま煮

▶エネルギー … 160kcal
▶**たんぱく質 … 13.3g**
▶**脂質 … 7.1g**
▶**糖質 … 9.0g**
▶食物繊維 … 3.1g
▶塩分 … 1.6g

作りおきOK
冷蔵 3日
冷凍 NG

材料（2人分）
絹ごし豆腐 …… 2/3丁（200g）
ベビーほたて …… 100g
にら …… 1/2束（50g）
しいたけ …… 3枚（45g）
もやし …… 1/2袋（100g）
しょうが（みじん切り） …… 1片分
ごま油 …… 大さじ1/2
A 水 …… 1カップ
A 鶏がらスープの素（顆粒） …… 小さじ1
塩、こしょう …… 各適量
水溶き片栗粉 …… 大さじ1

作り方
1 豆腐は水けをきってひと口大に切る。にらはざく切り、しいたけは薄切りにする。
2 フライパンにごま油、しょうがを中火で熱し、香りが立ったらしいたけ、もやしを加えて炒める。もやしがしんなりとしたらA、豆腐、ほたてを加えて5分ほど煮る。
3 2ににらを加えてさっと煮て、塩、こしょうで味を調えて水溶き片栗粉でとろみをつける。

ヨーグルトであえてさっぱり脂質オフ

かぼちゃとツナのヨーグルトサラダ

▶エネルギー … 139kcal
▶**たんぱく質 … 4.7g**
▶**脂質 … 4.8g**
▶**糖質 … 17.2g**
▶食物繊維 … 3.4g
▶塩分 … 0.8g

材料（2人分）
かぼちゃ …… 200g
玉ねぎ …… 1/6個（30g）
ツナ缶（油漬け） …… 1/2缶（35g）
A プレーンヨーグルト …… 大さじ4
A 塩 …… 小さじ1/5
A 粗びき黒こしょう …… 少々
サラダ菜 …… 適量

作り方
1 かぼちゃはひと口大に切り、玉ねぎはみじん切りにする。
2 耐熱容器に1を入れてふんわりとラップをし、電子レンジで4分ほど加熱する。
3 2のかぼちゃをフォークで粗くつぶし、缶汁をきったツナ缶、Aを加えてさっくりと混ぜ、サラダ菜を敷いた器に盛る。

ごはん … 茶碗2杯（2人分／300g）

▶エネルギー … 234kcal
▶**たんぱく質 … 3.0g**
▶**脂質 … 0.3g**
▶**糖質 … 51.9g**
▶食物繊維 … 2.3g
▶塩分 … 0.0g

point

ほたては噛みごたえがあるので、料理に取り入れると満足度が上がります。なすは油を吸いやすいので、レンジやトースターなど油不要で調理できる器具を使用しましょう。サラダもマヨネーズを使わずに脂質を抑えます。

レンジ&トースター調理で油不使用

なすの田楽焼き

▶エネルギー … 60kcal
▶**たんぱく質 … 1.8g**
▶**脂質 … 0.7g**
▶**糖質 … 8.8g**
▶食物繊維 … 2.2g
▶塩分 … 1.4g

材料（2人分）
なす …… 2本（160g）
A みそ …… 小さじ4
A 砂糖、酒 …… 各小さじ2
A みりん …… 小さじ1
いりごま（白） …… 少々

作り方
1 なすは縦半分に切り、皮に格子状の切り込みを入れる。
2 耐熱容器に1を並べ、ふんわりとラップをして電子レンジで2〜3分加熱する。
3 2を天板に並べ、混ぜ合わせたAを等分に塗り、オーブントースターで10分ほど焼き、いりごまをふる。

彩り野菜をたっぷり使った和洋折衷な献立

たらとパプリカのレンジ蒸しの献立

5日目の
夕食

食物繊維がたっぷりとれるヘルシーな夕食。主菜はレンジ蒸しで手軽に。
副菜は抗酸化力の高いカラフルな野菜を組み合わせます。

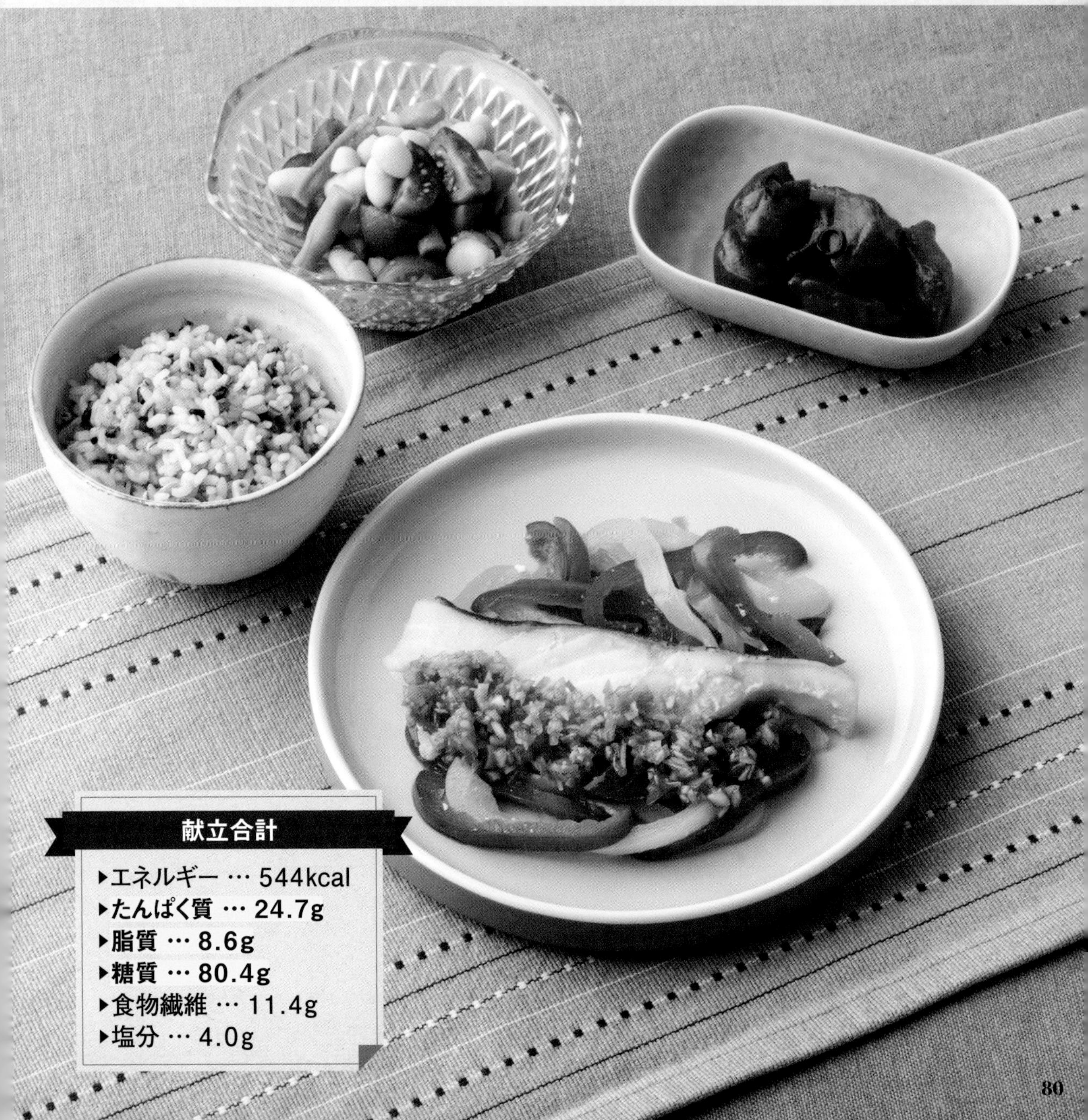

献立合計

- ▶エネルギー … 544kcal
- ▶たんぱく質 … 24.7g
- ▶脂質 … 8.6g
- ▶糖質 … 80.4g
- ▶食物繊維 … 11.4g
- ▶塩分 … 4.0g

低脂質なたらを
レンジでふっくらと

たらとパプリカの レンジ蒸し

- ▶エネルギー … 124kcal
- ▶**たんぱく質 … 15.5g**
- ▶**脂質 … 0.2g**
- ▶**糖質 … 12.0g**
- ▶食物繊維 … 1.7g
- ▶塩分 … 1.8g

作りおきOK

冷蔵	冷凍
2日	2週間

材料（2人分）

生たら……2切れ（200g）
塩、こしょう……各少々
パプリカ（赤・黄）……各1/2個（各75g）
長ねぎ（みじん切り）……1/2本分（50g）
しょうが（みじん切り）……1片分
酒……大さじ1
A しょうゆ、酢……各大さじ1
A 砂糖……小さじ1

作り方

1 たらは塩、こしょうをふり、5分ほどおいて水けをふく。パプリカは細切りにする。

2 ボウルにAを混ぜ合わせ、長ねぎ、しょうがを加えてなじませる。

3 耐熱容器にパプリカを広げ、その上にたらをのせて酒をふる。ふんわりとラップをして電子レンジで4～5分ほど加熱する。器に盛り、2をかける。

彩りよく、たんぱく質も野菜もとれる

白いんげん豆と ミニトマトのサラダ

- ▶エネルギー … 112kcal
- ▶**たんぱく質 … 3.5g**
- ▶**脂質 … 4.9g**
- ▶**糖質 … 9.9g**
- ▶食物繊維 … 6.5g
- ▶塩分 … 0.9g

材料（2人分）

白いんげん豆（水煮）……80g
ミニトマト……小6個（60g）
さやいんげん……5本（40g）
玉ねぎ……1/6個（30g）
塩……少々
A オリーブ油、酢……各小さじ2
A 塩……小さじ1/5
A おろしにんにく、こしょう……各少々

作り方

1 ミニトマトは縦4つ割りにし、さやいんげんは塩ゆでして水けをきり、3cm長さに切る。玉ねぎは粗みじん切りにして塩をふってもみ、水けを絞る。

2 ボウルにAを混ぜ合わせ、1、水けをきった白いんげん豆を加えてあえる。

雑穀ごはん

… 茶碗2杯（2人分／300g）

- ▶エネルギー … 245kcal
- ▶**たんぱく質 … 5.0g**
- ▶**脂質 … 1.2g**
- ▶**糖質 … 53.3g**
- ▶食物繊維 … 0.8g
- ▶塩分 … 0.0g

こんにゃくの噛みごたえが献立のアクセントに

ちぎりこんにゃくの ピリ辛炒め

- ▶エネルギー … 63kcal
- ▶**たんぱく質 … 0.7g**
- ▶**脂質 … 2.3g**
- ▶**糖質 … 5.2g**
- ▶食物繊維 … 2.4g
- ▶塩分 … 1.3g

材料（2人分）

こんにゃく（黒／アク抜き不要のもの）……1枚（200g）
赤唐辛子（種を除いて小口切り）……1本分
ごま油……小さじ1
A しょうゆ、みりん、酒……各大さじ1

作り方

1 こんにゃくはひと口大にちぎる。

2 フライパンに赤唐辛子、ごま油を入れて中火にかけ、香りが立ったら1を加えて炒める。

3 水けがとんだら合わせたAを加え、汁けがなくなるまで炒める。

point

魚はレンジ調理で油を使わず手軽に。ビタミンACEを含む抗酸化力の高いパプリカも、加熱してかさを減らせばしっかり食べられます。豆、野菜、こんにゃくと副菜でさまざまな食感が楽しめる献立です。

肉のおかずは脂身の少ないヒレ肉がおすすめ

豚ヒレ肉のみそ漬けグリルの献立

6日目の
夕食

外食やお惣菜が続いたときは、エネルギー量や塩分量に配慮したあっさりした和食で調整しましょう。肉料理は赤身の部位を選ぶとヘルシー◎。

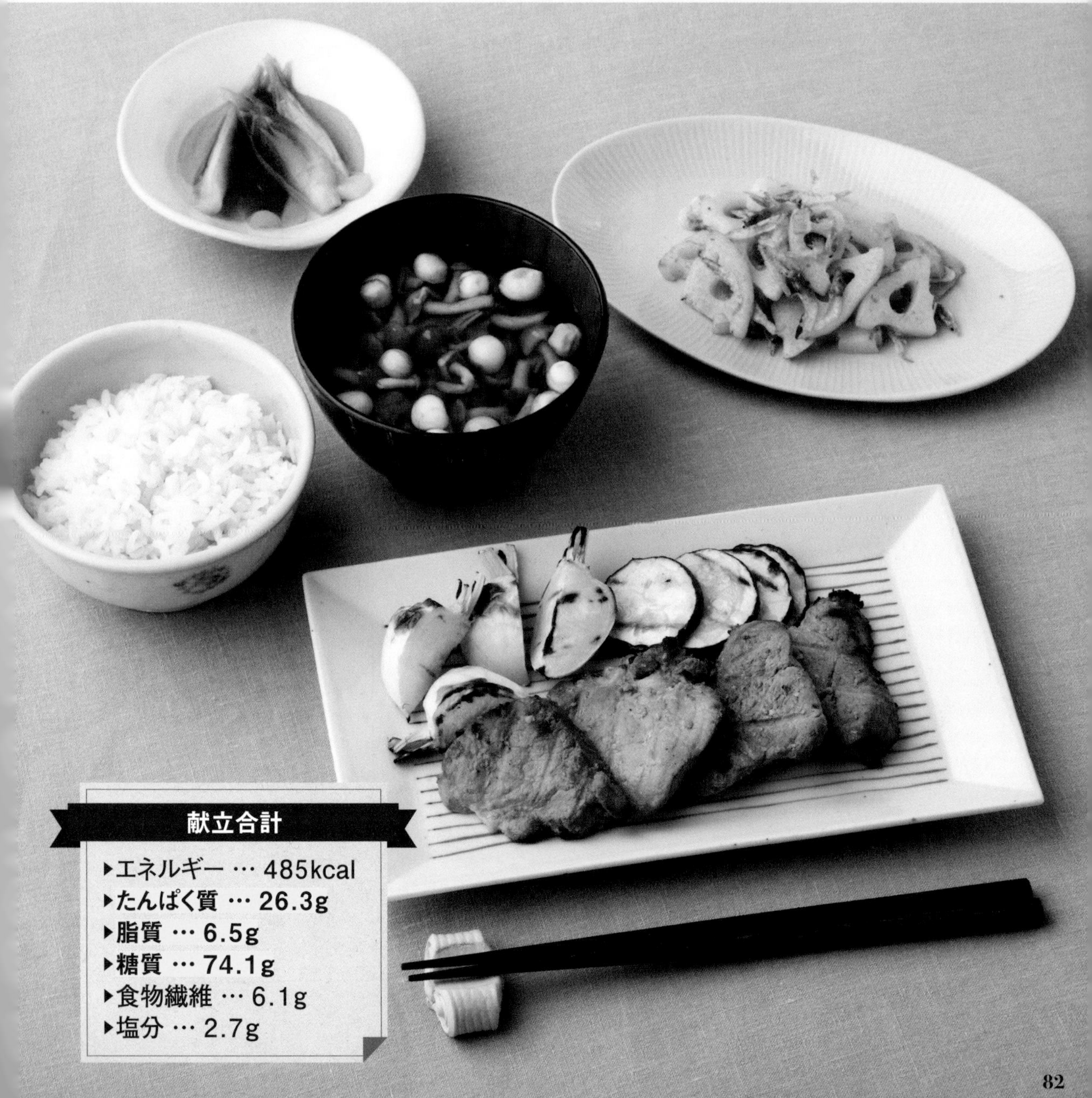

献立合計

- ▶エネルギー … 485kcal
- ▶たんぱく質 … 26.3g
- ▶脂質 … 6.5g
- ▶糖質 … 74.1g
- ▶食物繊維 … 6.1g
- ▶塩分 … 2.7g

脂の少ないヒレ肉を漬け焼きでしっとりと

豚ヒレ肉のみそ漬けグリル

- ▶エネルギー … 163kcal
- ▶**たんぱく質 … 20.0g**
- ▶**脂質 … 3.8g**
- ▶**糖質 … 10.3g**
- ▶食物繊維 … 1.7g
- ▶塩分 … 1.0g

作りおきOK

冷蔵	冷凍
3日	2週間

材料（2人分）

豚ヒレかたまり肉 …… 200g

A
- みそ …… 大さじ2
- 酒、みりん …… 各大さじ1
- 砂糖 …… 大さじ1/2

ズッキーニ …… 1/2本（85g）

かぶ …… 小2個（120g）

作り方

1 豚肉は2cm幅に切り、めん棒などで軽くたたく。保存袋にAを混ぜ合わせ、豚肉を加えてもみ込み、ひと晩漬ける。

2 ズッキーニは輪切り、かぶは葉を2cmほど残してくし形切りにする。

3 1の汁けをふき、2とともに、魚焼きグリルでこんがりと焼く。

おだしを効かせて塩分控えめに

なめこと手まり麩のお吸いもの

- ▶エネルギー … 18kcal
- ▶**たんぱく質 … 1.4g**
- ▶**脂質 … 0.1g**
- ▶**糖質 … 2.8g**
- ▶食物繊維 … 0.6g
- ▶塩分 … 0.9g

材料（2人分）

カットなめこ …… 1/2パック（50g）

手まり麩 …… 5g

A
- だし汁 …… 2カップ
- 薄口しょうゆ …… 小さじ1
- 塩 …… 少々

作り方

1 なめこは熱湯を回しかけて水けをきる。

2 鍋にAを煮立て、1、手まり麩を加えてさっと煮る。

point

みそ漬けグリルは塩分をとりすぎないよう、汁けをしっかりぬぐってから焼きましょう。副菜や汁ものは素材のうまみをいかした味つけに。みょうがは酢に漬けると鮮やかに発色し、献立に彩りを添えます。

さっぱりと色合いも美しい箸やすめ

みょうがの酢漬け

- ▶エネルギー … 16kcal
- ▶**たんぱく質 … 0.3g**
- ▶**脂質 … 0.0g**
- ▶**糖質 … 2.9g**
- ▶食物繊維 … 0.8g
- ▶塩分 … 0.2g

材料（2人分）

みょうが …… 4個（80g）

A
- 酢 …… 大さじ2
- 砂糖 …… 大さじ1
- 塩 …… 小さじ1/6

作り方

1 みょうがは熱湯でさっとゆで、縦半分に切る。

2 保存袋にAを混ぜ合わせて砂糖と塩を溶かし、1を加えて漬ける。

食物繊維とカルシウムを補って

れんこんと桜えびの塩炒め

- ▶エネルギー … 54kcal
- ▶**たんぱく質 … 1.7g**
- ▶**脂質 … 2.3g**
- ▶**糖質 … 6.2g**
- ▶食物繊維 … 0.8g
- ▶塩分 … 0.6g

材料（2人分）

れんこん …… 100g

桜えび …… 5g

ごま油 …… 小さじ1

塩、こしょう …… 各適量

作り方

1 れんこんはいちょう切りにする。

2 フライパンにごま油を中火で熱して1を炒め、油が回ったら桜えびを加えて炒める。

3 れんこんに火が通ったら塩、こしょうで味を調える。

ごはん … 茶碗2杯（2人分／300g）

- ▶エネルギー … 234kcal
- ▶**たんぱく質 … 3.0g**
- ▶**脂質 … 0.3g**
- ▶**糖質 … 51.9g**
- ▶食物繊維 … 2.3g
- ▶塩分 … 0.0g

満足感のあるヘルシーおかずを並べて

肉巻き豆腐の献立

7日目の
夕食

豆腐を豚肉で巻いた、低エネルギーながらも肉の味わいを楽しめるおかずがメイン。トースターでできる簡単ボリューム副菜を添えて。

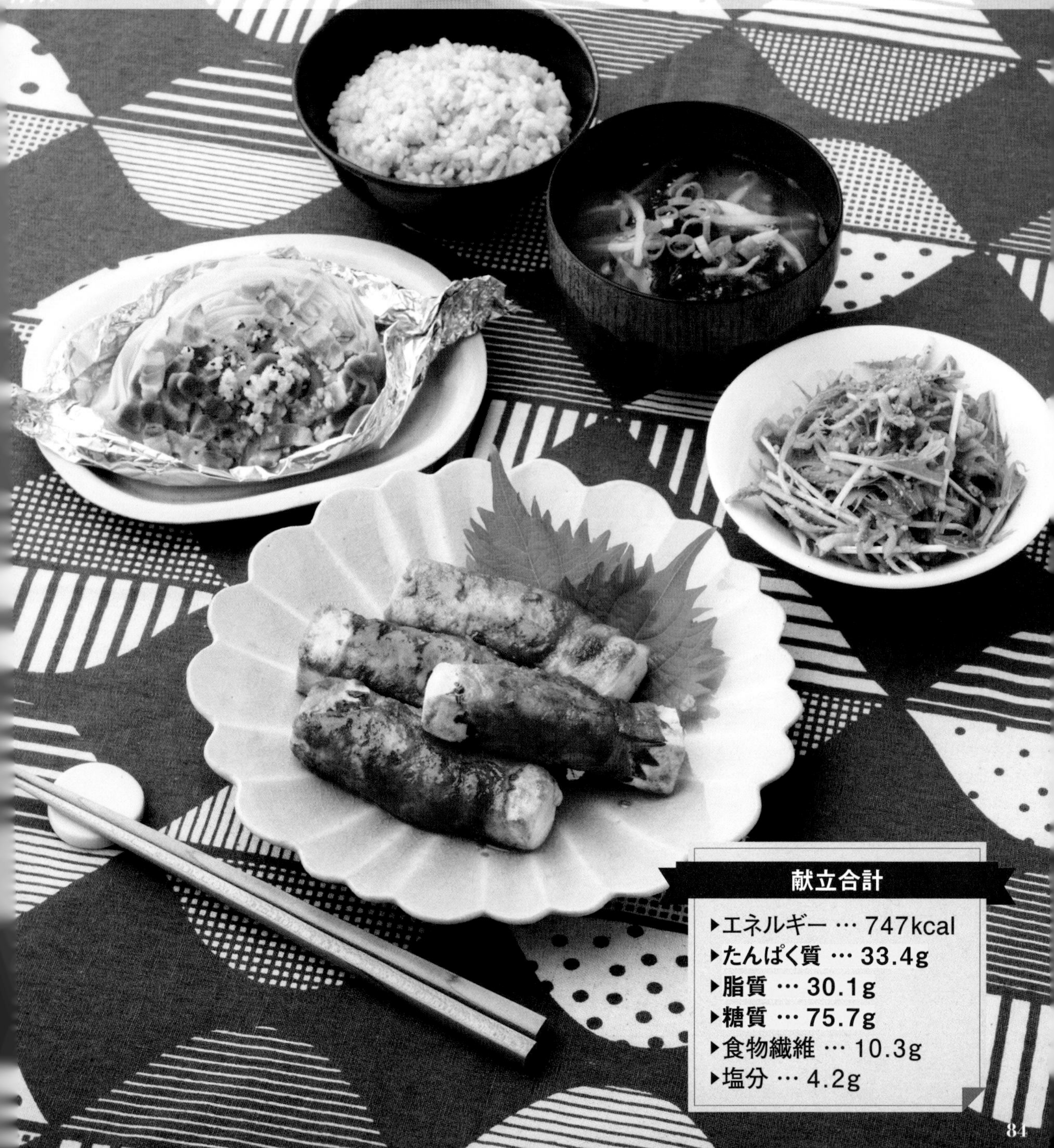

献立合計

- エネルギー … 747kcal
- たんぱく質 … 33.4g
- 脂質 … 30.1g
- 糖質 … 75.7g
- 食物繊維 … 10.3g
- 塩分 … 4.2g

肉のうまみが豆腐にギュッとしみ込んで

肉巻き豆腐

▶エネルギー … 369kcal
▶**たんぱく質 … 24.7g**
▶**脂質 … 23.8g**
▶**糖質 … 11.0g**
▶食物繊維 … 2.1g
▶塩分 … 1.4g

作りおきOK
冷蔵 3日
冷凍 NG

材料（2人分）

木綿豆腐 …… 2/3丁（200g）
豚ロース薄切り肉 …… 8枚（160g）
青じそ …… 8枚（8g）
小麦粉 …… 適量
米油 …… 小さじ1
A しょうゆ、みりん …… 各大さじ1
A 砂糖 …… 小さじ1
青じそ …… 適量

作り方

1 豆腐は重しをのせて30分ほどおいて水きりをし、8等分の棒状に切る。

2 豚肉に、青じそ1枚、豆腐1切れをのせて巻き、小麦粉を薄くまぶす。全部で8本作る。

3 フライパンに米油を中火で熱し、**2**を巻き終わりを下にして並べ、こんがりと焼く。

4 ペーパータオルで余分な脂をふき、合わせた**A**を加えてからめ、青じそを敷いた器に盛る。

もずくでとろりとまろやかな味に

もやしともずくのみそ汁

▶エネルギー … 26kcal
▶**たんぱく質 … 1.7g**
▶**脂質 … 0.6g**
▶**糖質 … 2.8g**
▶食物繊維 … 1.5g
▶塩分 … 1.5g

材料（2人分）

もずく …… 80g
もやし …… 40g
だし汁 …… 2カップ
みそ …… 大さじ1
小ねぎ（小口切り） …… 適量

作り方

1 もずくは水でさっと洗い、食べやすく切る。

2 鍋にだし汁を煮立て、**1**、もやしを加えて煮る。火が通ったらみそを溶き入れて器に盛り、小ねぎを散らす。

point

豆腐の肉巻きは、たれをからめる前に余分な脂をふいて、脂質をカット。ホイル焼きのベーコンの脂が気になる場合は、さっと熱湯をかけて脂抜きしましょう。

キャベツのうまみと栄養素をとじ込めた

キャベツのホイル焼き

▶エネルギー … 62kcal
▶**たんぱく質 … 1.9g**
▶**脂質 … 3.3g**
▶**糖質 … 4.4g**
▶食物繊維 … 1.8g
▶塩分 … 0.4g

材料（2人分）

キャベツ …… 小1/4個（200g）
ベーコン …… 1枚（20g）
にんにく（みじん切り） …… 1片分
白ワイン …… 小さじ2
塩、粗びき黒こしょう …… 各少々

作り方

1 キャベツは半分のくし形切りにする。ベーコンは細切りにする。

2 アルミホイルにキャベツ1切れをのせ、ベーコン、にんにくをのせて白ワインをふって包む。同様にもう1つ作る。

3 **2**をオーブントースターで20分ほど加熱し、塩、粗びき黒こしょうをふる。

切り干し大根で噛む回数をしっかり増やす

切り干し大根と水菜のごまサラダ

▶エネルギー … 58kcal
▶**たんぱく質 … 2.0g**
▶**脂質 … 1.7g**
▶**糖質 … 6.9g**
▶食物繊維 … 2.7g
▶塩分 … 0.9g

材料（2人分）

切り干し大根（乾燥） …… 15g
水菜 …… 1株（50g）
A しょうゆ、酢 …… 各小さじ2
A 砂糖 …… 小さじ1
すりごま（白） …… 小さじ2

作り方

1 切り干し大根は水でもどし、水けを絞って食べやすく切る。水菜は4cm長さに切る。

2 ボウルに**A**を混ぜ合わせ、**1**、すりごまを加えて混ぜる。

玄米ごはん

… 茶碗2杯（2人分／300g）

▶エネルギー … 232kcal
▶**たんぱく質 … 3.2g**
▶**脂質 … 0.7g**
▶**糖質 … 50.6g**
▶食物繊維 … 2.2g
▶塩分 … 0.0g

COLUMN 1

コレステロールとの上手なつき合い方①〈嗜好品編〉

LDLコレステロールや中性脂肪を減らすには「好きな間食やお酒を控えなくては」と思っていませんか。やみくもに我慢しなくても、食べ方、飲み方を工夫すれば、上手につき合うことが可能です。

適量のアルコールは動脈硬化予防に効果的

「お酒は中性脂肪を増やす」と以前はいわれていました。しかし適量のアルコール摂取は中性脂肪を減らしてHDLコレステロールを増やし、LDLコレステロールの小型化を防ぐ効果があることが明らかに。適量はビールなら中瓶1本、ワインならグラス2杯程度。糖質ゼロの焼酎やウイスキーなどの蒸溜酒がより効果的です。

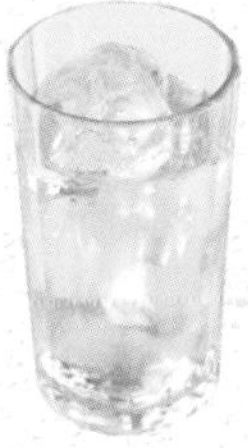

食事の前後に緑茶を飲む

ほうじ茶やウーロン茶などのお茶には血液をサラサラにする効果があります。特におすすめなのが「緑茶」。苦み成分の「カテキン」には、血糖値の急上昇を抑え、中性脂肪の蓄積を抑える効果もあります。さらに抗酸化作用のあるビタミンA・Cも含まれ、LDLコレステロールの酸化を防ぎます。食事の前後に、緑茶を飲む習慣をつけましょう。

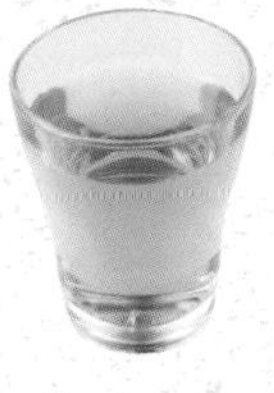

糖質が多いのでフルーツは控えめに

フルーツに含まれる「果糖」は、糖質の中でももっともスピーディーに吸収される「単糖類」。血糖値が急上昇してインスリンが過剰に分泌され、中性脂肪に姿を変えて肝臓に蓄積されてしまうのです。フルーツを食べるなら、夕食後のデザートではなく朝食の後に、少量だけに抑えるのが正解です。

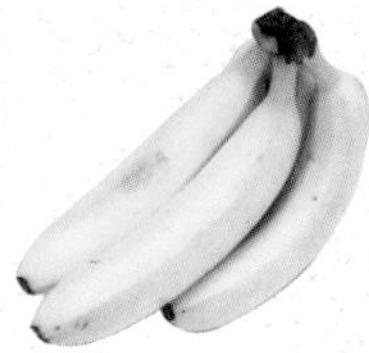

間食は高カカオチョコやナッツ類がおすすめ

糖質量は、間食を含めて1日の摂取量を分けたほうが血糖値の上昇がゆるやかに。おすすめの間食はカカオ70%以上で低糖質の高カカオチョコレート。カカオポリフェノールには糖質の吸収を遅らせる効果があり、脂肪の蓄積を抑えます。1日25gを数回に分けて食べるのが効果的。糖質の少ないナッツ類(素焼き)もおすすめです。

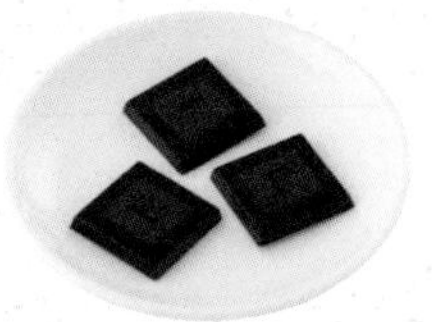

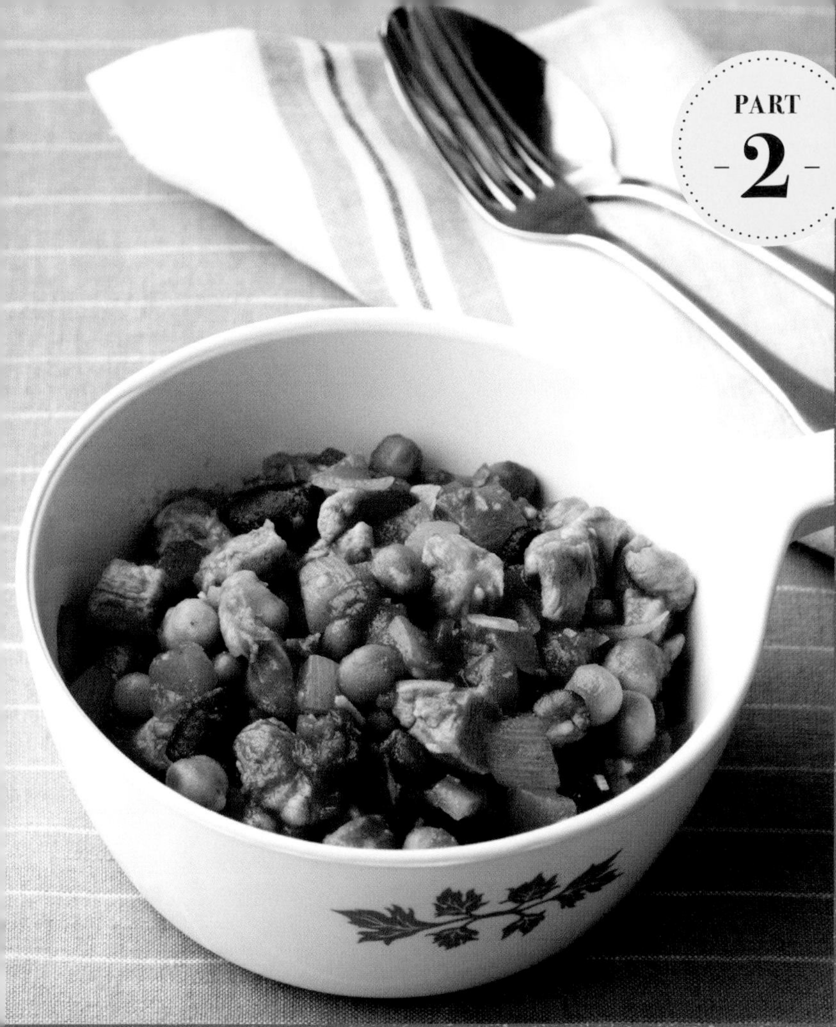

PART 2

毎日の食卓を豊かにする主菜の簡単レシピ

肉、魚介、大豆製品など良質なたんぱく質を使ったレシピを、食材別にたっぷりご紹介します。毎日の食事に取り入れることで、筋肉を増やして脂肪を燃やしやすい体に整えます。

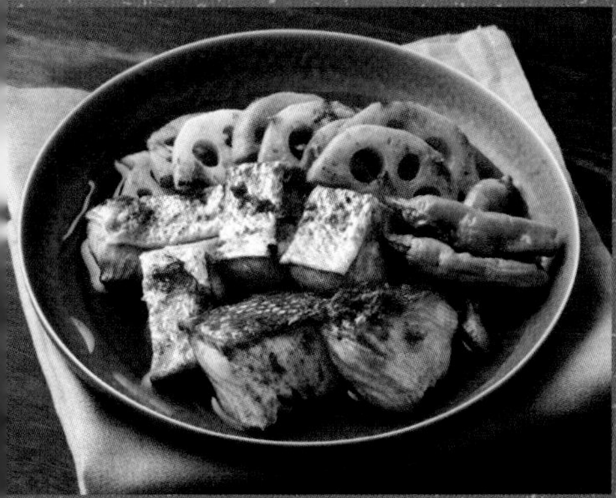

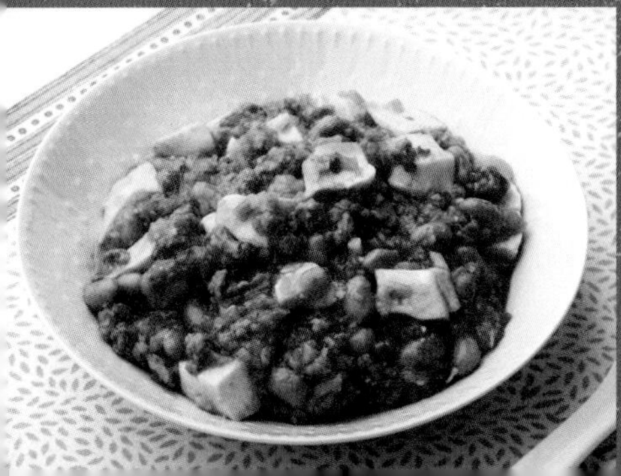

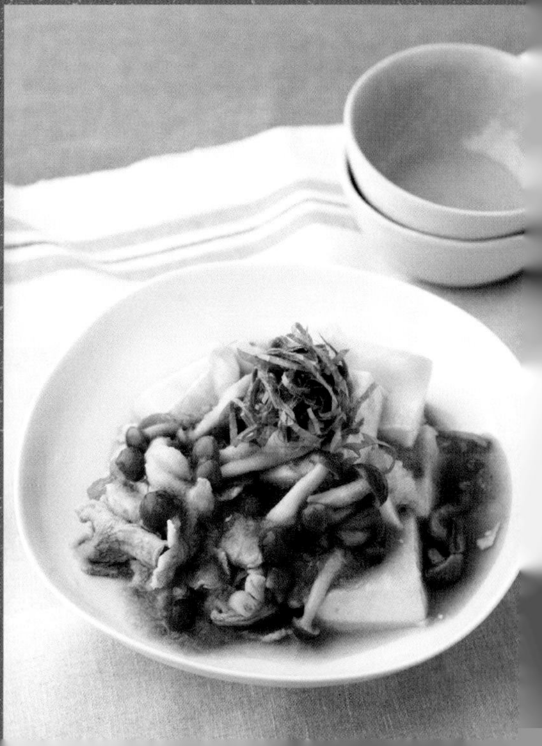

okazu

肉のおかず

体をつくる材料になるたんぱく質。運動によって筋肉を強化し、中性脂肪を効率よく燃焼させます。必須アミノ酸をバランスよく含む肉は、量と部位に気をつけてとりましょう。

▼部位選びを工夫して 脂肪を燃やす たんぱく質をとる

余分な脂肪を燃やしてLDLコレステロール、中性脂肪を減らすには、1日100g（薄切り肉なら5枚）程度の肉を目安にとりましょう。たんぱく質を摂取しながら運動することで筋肉量が増え、基礎代謝量を上げることができます。また豚肉には糖質や脂質の代謝をサポートするビタミンB群、赤身肉には脂肪代謝に欠かせないL-カルニチンも含みます。

部位によっては脂質が多く、エネルギーオーバーになることもあるので、脂質が少ない部位を選ぶのがポイント。また脂身を除く、電子レンジを使ってノンオイルで調理する、魚焼きグリルで余分な脂を落とすなど調理法の工夫も脂質異常改善のポイントです。

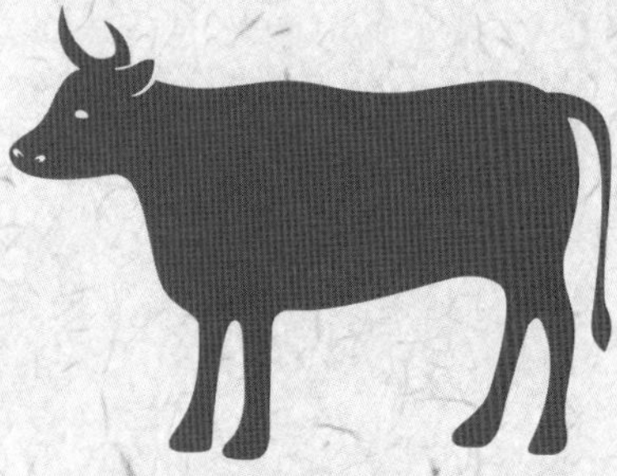

おすすめ部位

ヒレ肉　**もも肉**

ジューシーなおいしさは動物性の脂質「脂」によるもの。脂が赤身に入り込んだカルビ肉や牛バラ肉、サーロインではなく、**脂の少ないもも肉、ヒレ肉がおすすめ。**

おすすめ部位

もも肉　**ロース肉**

豚バラ肉は脂質が多く、エネルギーも高め。**選ぶならヒレ肉、もも肉、ロース肉を。**ひき肉も脂質が多いので、赤身のもも肉を選びましょう。

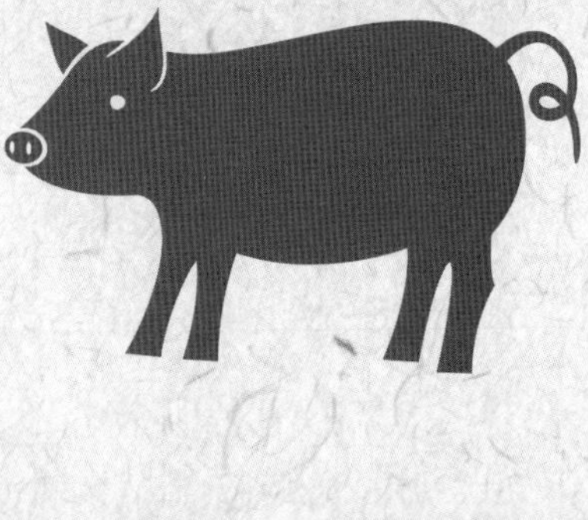

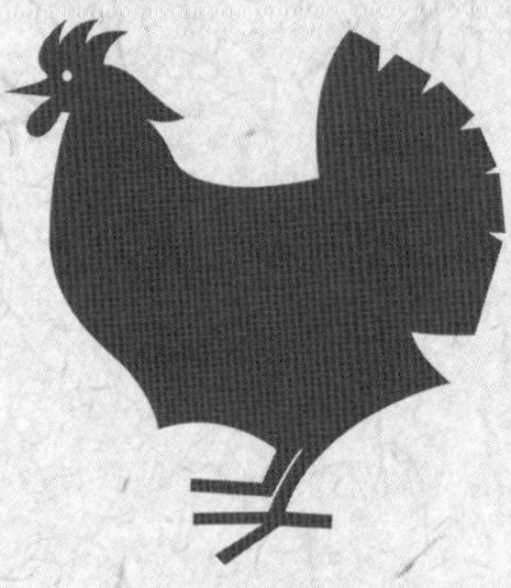

おすすめ部位

ささみ　**むね肉**

手羽先、もも肉（皮つき）は脂質が多く、高エネルギー。鶏肉を**選ぶなら、脂質が少なく、低エネルギーのむね肉（皮なし）、ささみ**がおすすめです。

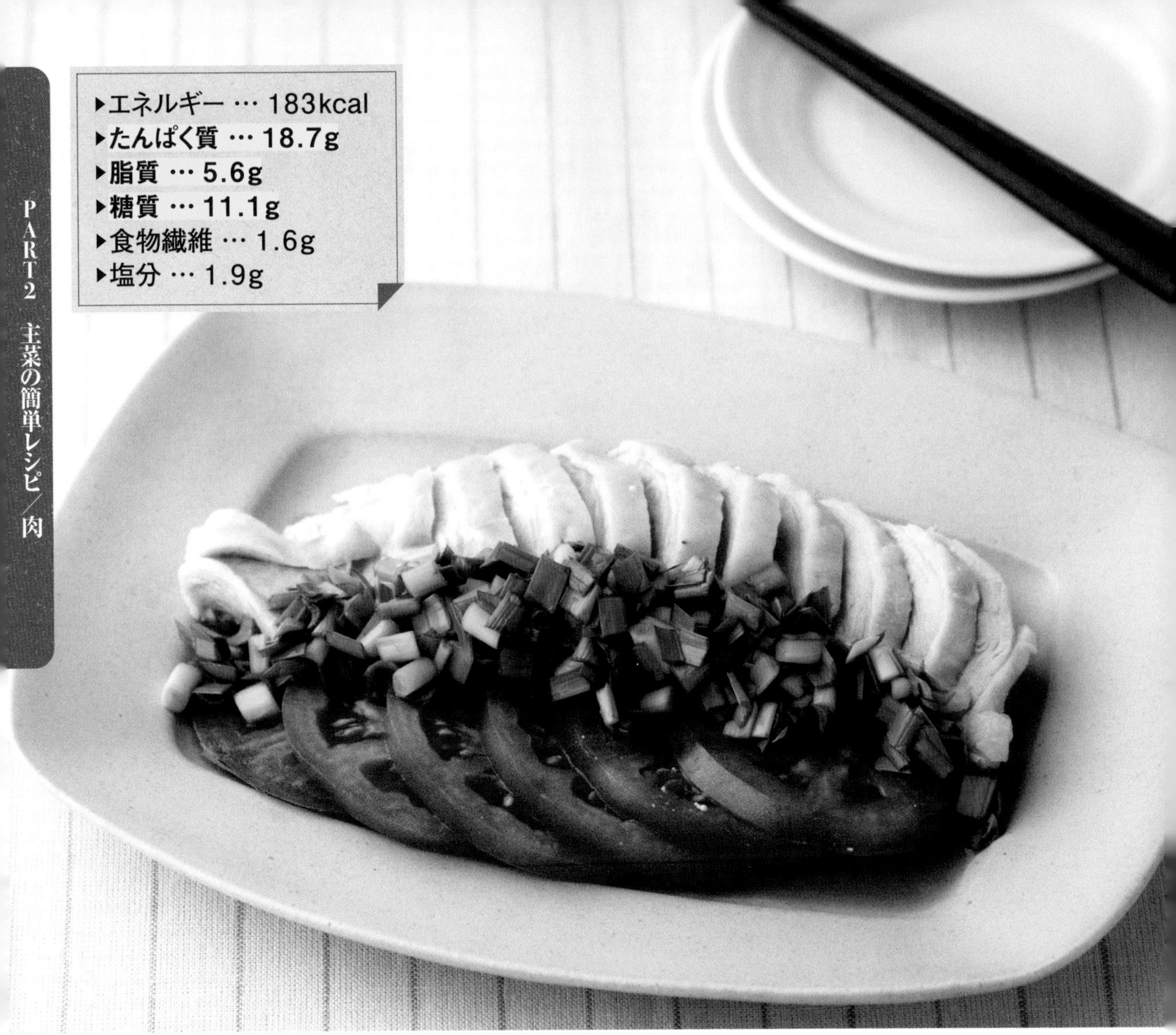

- エネルギー … 183kcal
- たんぱく質 … 18.7g
- 脂質 … 5.6g
- 糖質 … 11.1g
- 食物繊維 … 1.6g
- 塩分 … 1.9g

低脂質なむね肉を抗酸化力の高い野菜といっしょに

蒸し鶏のにらだれがけ

作りおきOK

冷蔵	冷凍
3日	2週間 (肉とたれは別で保存。たれは冷凍NG)

材料（2人分）

鶏むね肉	1枚（200g）
A 砂糖	小さじ1/2
A 塩	小さじ1/6
酒	大さじ1
トマト	1個（200g）
にら	1/2束（50g）
B しょうゆ、酢	各大さじ1
B 砂糖	小さじ1

作り方

1. 鶏肉は脂身を除き、皮目をフォークで数か所刺し、Aをもみ込む。にらは1cm幅に切り、トマトは薄い輪切りにする。
2. 耐熱容器に1の鶏肉を入れて酒をふり、ふんわりとラップをかけて電子レンジで3分ほど加熱する。取り出して裏返し、同様に3分ほど加熱する。
3. ボウルにB、2の蒸し汁大さじ1を混ぜ合わせ、にらを加える。
4. 器にトマト、食べやすく切った2を盛り、3をかける。

point

低脂質な鶏むね肉に、脂質異常の改善に役立つトマトやにらを合わせたヘルシーおかず。蒸し鶏の状態で保存すれば、さまざまな料理に使えます。

食べごたえたっぷりの食物繊維もとれる主菜

チキンとゴロゴロ野菜のフライパン蒸し

作りおきOK
冷蔵 3日
冷凍 NG

材料（2人分）

鶏もも肉……1枚（200g）
ブロッコリー……100g（正味）
じゃがいも……小2個（240g）
にんじん……1/2本（80g）
白ワイン……1/4カップ
A
- 粒マスタード……大さじ2
- プレーンヨーグルト、マヨネーズ、はちみつ……各大さじ1
- しょうゆ……小さじ1

作り方

1 鶏肉は皮と脂身を除いてぶつ切りにする。ブロッコリーは小房に分け、じゃがいもは4つ割りにし、にんじんは乱切りにする。

2 フライパンに1を入れて白ワインを回しかけ、ふたをして7〜8分ほど中火で蒸し焼きにする。

3 2の具材に火が通ったら器に盛り、混ぜ合わせたAをかける。

point

鶏肉は脂質をカットし、油を使わずフライパンで蒸し焼きにします。具材は大きく切って噛みごたえを出し、満足感を高めましょう。

▸エネルギー … 348kcal
▸たんぱく質 … 21.5g
▸脂質 … 5.6g
▸糖質 … 26.6g
▸食物繊維 … 13.0g
▸塩分 … 1.4g

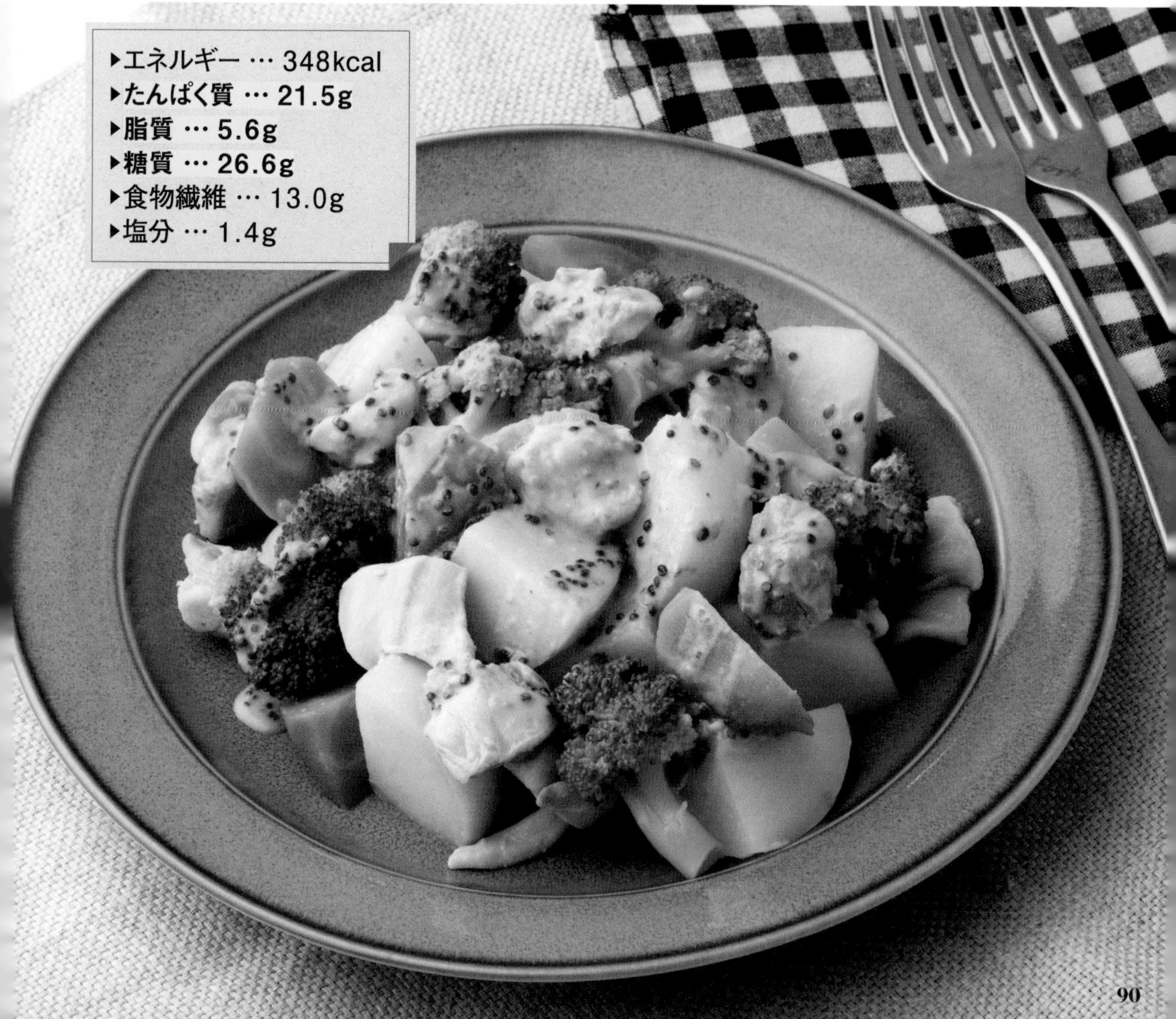

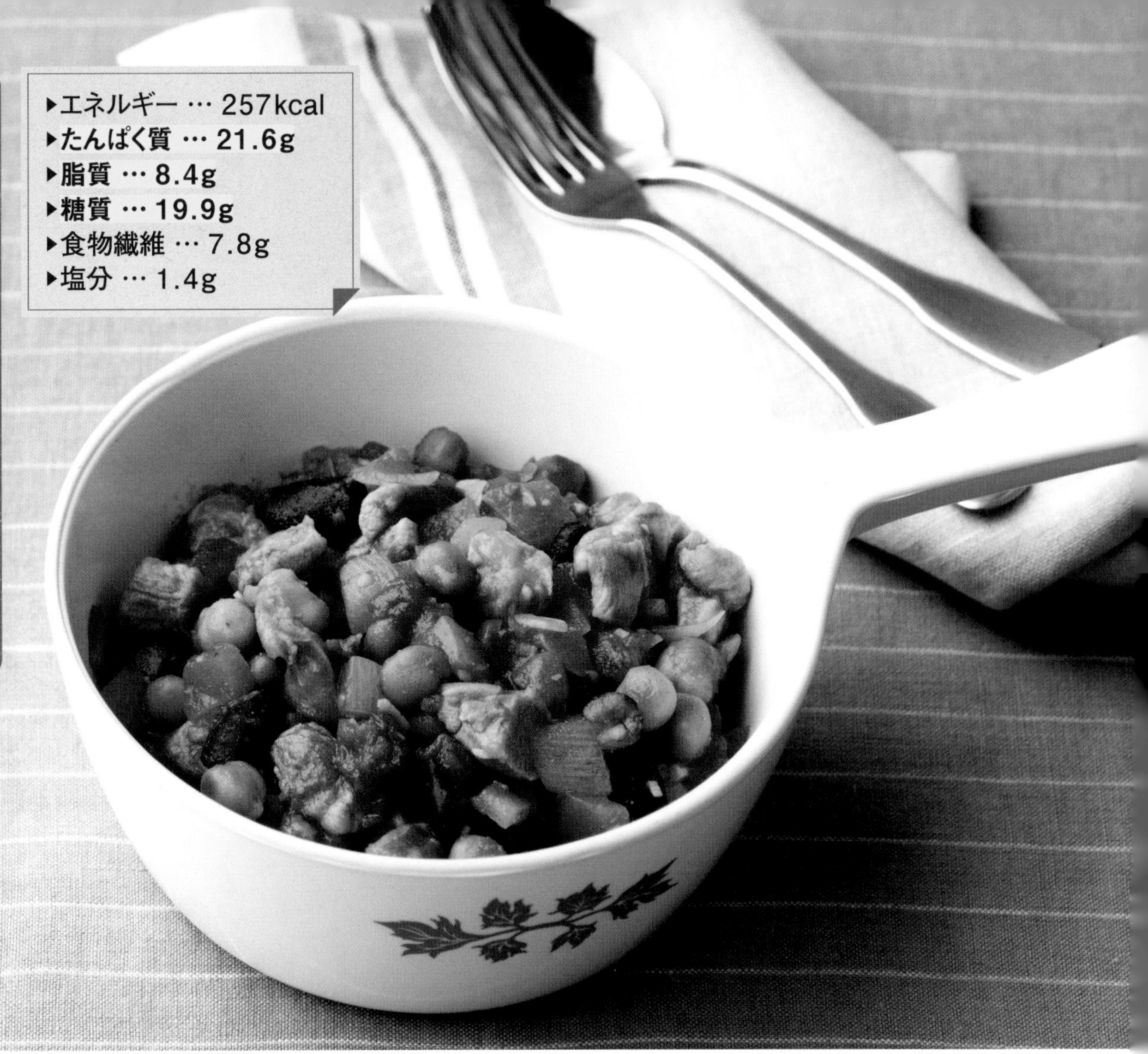

- ▸エネルギー … 257kcal
- ▸たんぱく質 … 21.6g
- ▸脂質 … 8.4g
- ▸糖質 … 19.9g
- ▸食物繊維 … 7.8g
- ▸塩分 … 1.4g

ポークビーンズを鶏肉でアレンジ！
オリーブ油とトマトが対コレステロールに◎

チキンビーンズ

作りおきOK

冷蔵	冷凍
3日	2週間

材料（2人分）

- 鶏もも肉 …… 1枚（200g）
- 玉ねぎ …… 1/2個（100g）
- にんにく（みじん切り）…… 1片分
- オリーブ油 …… 大さじ1/2
- A
  - ホールトマト缶 …… 1/2缶（200g）
  - ミックスビーンズ缶 …… 1缶（100g）
  - コンソメスープの素（顆粒）…… 小さじ1
  - ローリエ …… 1枚
- 塩、こしょう …… 各適量

作り方

1 鶏肉は皮と脂身を除いてひと口大に切る。玉ねぎは1cm角に切る。

2 鍋にオリーブ油、にんにくを入れて弱火にかけ、香りが立ったら中火にして1を加えて炒める。

3 肉の色が変わったらAを加えてトマトをつぶし、5分ほど中火で煮て塩、こしょうで味を調える。

point

ポークビーンズを鶏肉でアレンジ。炒め油はオレイン酸含有のオリーブ油を使用。トマトはコレステロール対策に有効なリコピンが豊富です。

▶エネルギー … 184kcal
▶たんぱく質 … 16.6g
▶脂質 … 7.2g
▶糖質 … 10.2g
▶食物繊維 … 1.4g
▶塩分 … 1.8g

ヘルシーなささみを
こっくりと甘みのあるオニオンソースで

ささみのオニオンソテー

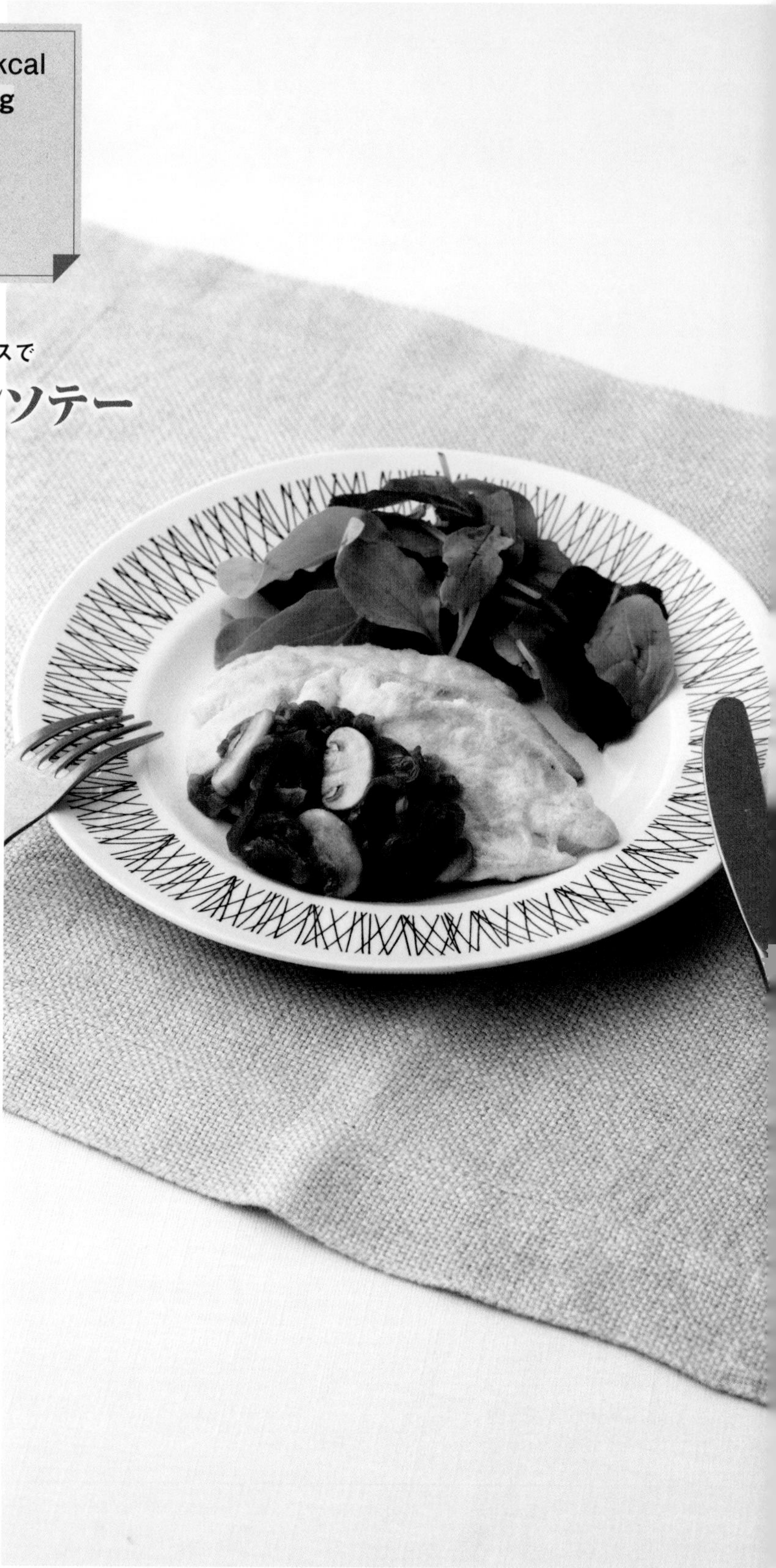

材料（2人分）

鶏ささみ……4本（160g）
玉ねぎ……1/2個（100g）
マッシュルーム……4個（40g）
小麦粉……適量
オリーブ油……大さじ1
A ┌ しょうゆ……小さじ4
　└ みりん……小さじ2
ベビーリーフ……適量

作り方

1 ささみは観音開きにし、めん棒などで軽くたたいて小麦粉を薄くまぶす。マッシュルームは薄切りに、玉ねぎは繊維を断つように薄切りにする。

2 フライパンに半量のオリーブ油を中火で熱し、1のささみを両面こんがりと焼き、器に盛る。

3 2のフライパンに残りのオリーブ油を中火で熱し、玉ねぎを5分ほど炒め、マッシュルームを加えてさっと炒める。Aを加えて軽く煮つめ、2にかけてベビーリーフを添える。

作りおきOK

冷蔵	冷凍
3日	2週間

point

鶏肉の中でも脂肪の少ないささみを使用。玉ねぎは繊維を断ち切ってしっかり炒めることで、玉ねぎの甘みが引き出され、バターを使わなくてもコクのあるソースになります。

- ▶エネルギー … 121kcal
- ▶たんぱく質 … 17.1g
- ▶脂質 … 0.4g
- ▶糖質 … 8.0g
- ▶食物繊維 … 0.2g
- ▶塩分 … 1.7g

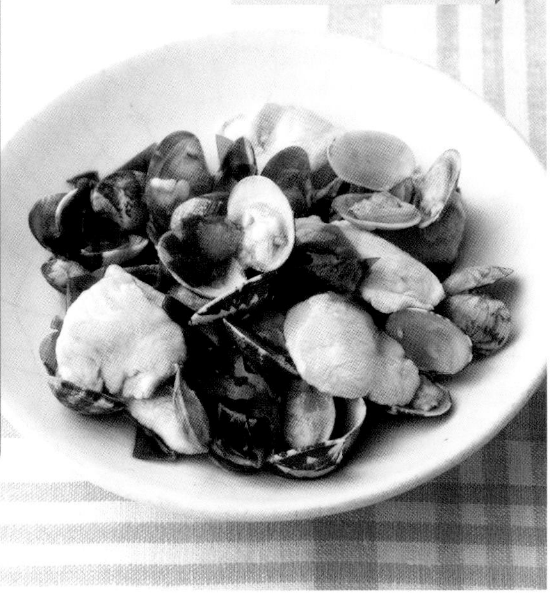

脂質ほぼゼロ！
うまみたっぷりのヘルシーおかず

ささみとあさりの磯蒸し

材料（2人分）

鶏ささみ……4本（160g）
あさり（砂出し済みのもの）……200g
塩蔵わかめ……15g
片栗粉……適量
A［水……3/4カップ
　 酒……大さじ2
しょうゆ……小さじ1
塩……少々

作りおきOK

冷蔵 2日 ／ 冷凍 NG

作り方

1 ささみはひと口大のそぎ切りにして片栗粉を薄くまぶす。わかめは塩抜きしてざく切りにする。

2 フライパンにAを煮立て、1のささみを加えて中火で煮る。肉の色が変わったらあさりを加えてふたをして蒸し焼きにする。

3 あさりの口が開いたらふたを外し、わかめを加えてさっと煮る。しょうゆを加え、塩で味を調える。

point

肉と魚介、海藻のうまみがしみ込み、薄味でも満足できる味わいに。あさりに含まれるタウリンには、肝機能を高めてコレステロール値を正常に保つ働きがあります。

ビタミンたっぷりのブロッコリーと、
消化を助ける大根を使ったヘルシーな煮もの

鶏と野菜のみぞれ煮

材料（2人分）

鶏ささみ……6本（240g）
ブロッコリー……大1/2株（150g）
大根……200g
しいたけ……2枚
だし汁……1と1/2カップ
A［酒……大さじ2
　 しょうゆ……小さじ2
　 塩……少々

作り方

1 ささみはひと口大に切り、ブロッコリーは小房に分け、しいたけは薄切りにする。大根はすりおろして軽く水けをきる。

2 鍋にだし汁を煮立て、1の鶏肉を加えて色が変わったらブロッコリーとしいたけを加え、やわらかくなるまで煮込む。

3 2に大根おろし、Aを加えてさっと煮る。

point

鶏肉の動物性たんぱく質にブロッコリーの植物性たんぱく質を加え、たんぱく質がしっかりとれて脂質の低い主菜に。大根おろしの酵素がたんぱく質の分解を助け、胃腸への負担を減らします。

- ▶エネルギー … 161kcal
- ▶たんぱく質 … 25.3g
- ▶脂質 … 0.7g
- ▶糖質 … 6.7g
- ▶食物繊維 … 3.8g
- ▶塩分 … 1.4g

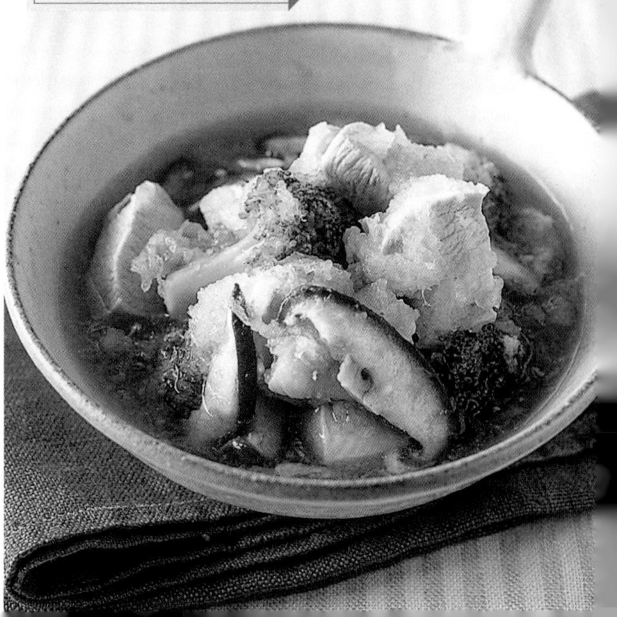

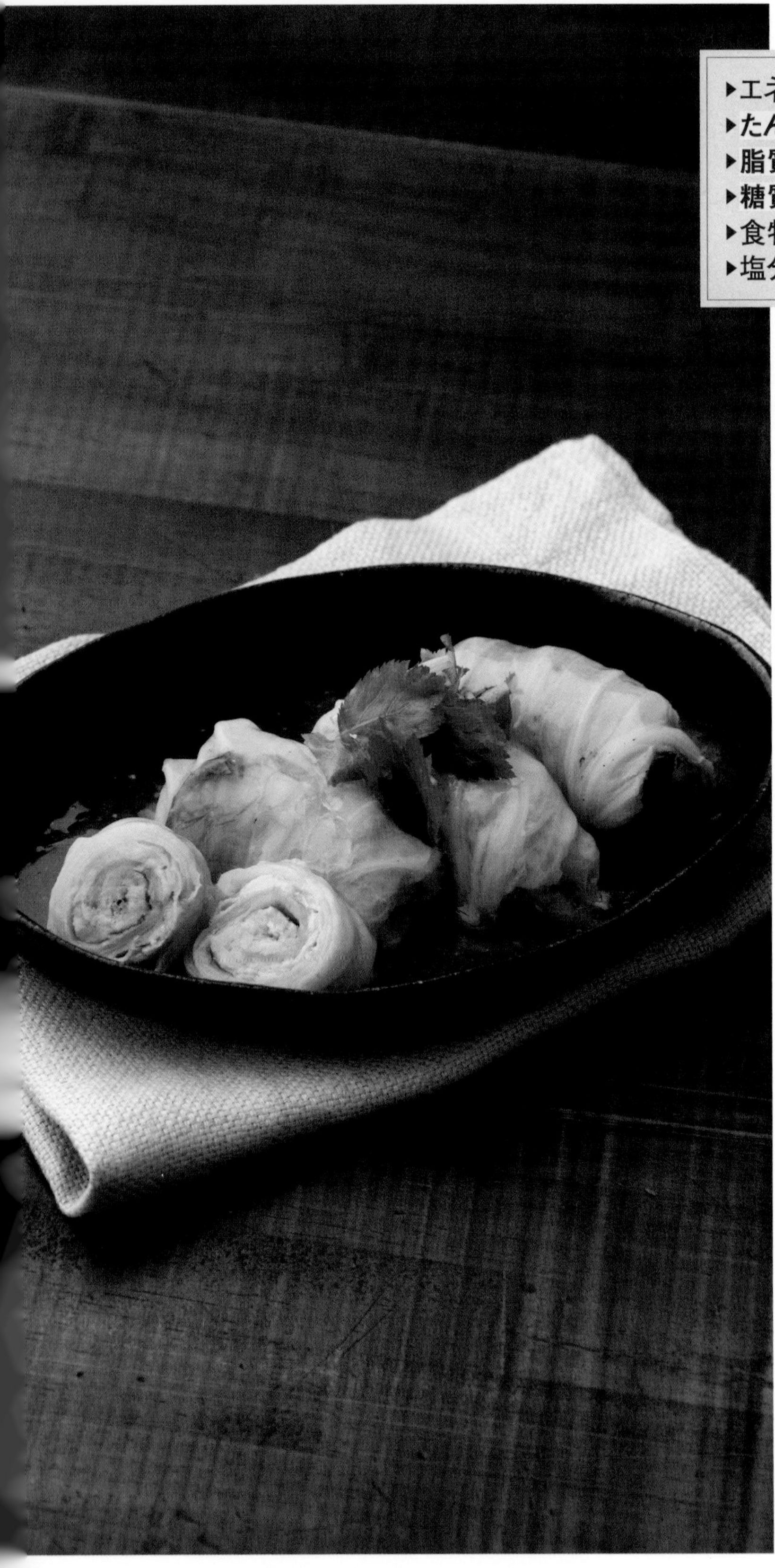

- ▶エネルギー … 178kcal
- ▶たんぱく質 … 15.2g
- ▶脂質 … 7.6g
- ▶糖質 … 11.5g
- ▶食物繊維 … 2.0g
- ▶塩分 … 1.6g

しっとりした白菜と
とろみあんがやさしいおいしさ

豚巻きロール白菜

材料（2人分）

豚もも薄切り肉	8枚（160g）
白菜	中4枚（400g）
小麦粉	適量
A 水	1カップ
A 白だし	大さじ2
水溶き片栗粉	大さじ1
みつば（ざく切り）	適量

作り方

1. 白菜は塩ゆでし、芯はそぎ切りにしてから細切りに、葉は縦半分に切る。
2. 白菜の葉を広げ、小麦粉を薄くふって豚肉、白菜の芯を等分にのせて巻き、つま楊枝でとめる。全部で8本作る。
3. 鍋に**2**を並べ、**A**を加えてふたをし、中火で10分ほど煮て器に盛る。
4. 残った煮汁を煮立て、水溶き片栗粉を加えてとろみをつけて**3**にかけ、みつばを添える。

作りおきOK

冷蔵 3日 ｜ 冷凍 2週間

point

豚もも肉でロール白菜を作れば、豚ひき肉よりも脂質を抑えられてヘルシーに。練り混ぜる手間もないので手が汚れることもなく、調理も簡単です。

報奨金 10

定価
1540円
(税10%)

注文カード

取次・書店名

部数　　　部

成美堂出版

書名

コレステロールを下げる簡単おかず

栗原毅 監修
食のスタジオ 編

9784415333816

ISBN978-4-415-33381-6
C2077 ¥1400E

定価1540円
本体1400円
+税10%

注文　月　日

97844153

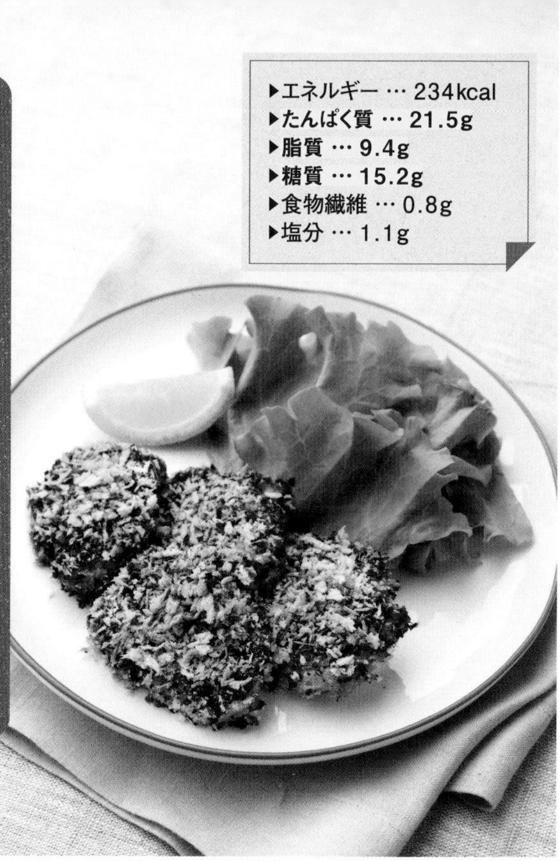

- ▶エネルギー … 234kcal
- ▶たんぱく質 … 21.5g
- ▶脂質 … 9.4g
- ▶糖質 … 15.2g
- ▶食物繊維 … 0.8g
- ▶塩分 … 1.1g

オーブンで焼いたパン粉がサクサク
ハーブが香るあっさり洋食

豚ヒレ肉の香草パン粉焼き

材料（2人分）

豚ヒレかたまり肉……200g
塩、こしょう……各少々
A［フレンチマスタード……大さじ1
　しょうゆ……小さじ1］
B［パン粉……1/2カップ
　バジル（乾燥）……大さじ2］
オリーブ油……小さじ2
リーフレタス、
　レモン（くし形切り）……各適量

作りおきOK
冷蔵 3日 ／ 冷凍 NG

作り方

1 豚ヒレ肉は1cm幅に切り、めん棒などで軽くたたき、塩、こしょうをふる。

2 オーブンシートを敷いた天板に1を並べ、合わせたAを表面に塗る。Bを押しつけるようにしてまぶし、オリーブ油をふる。

3 2を180℃に予熱したオーブンで20分ほど焼く。器に盛り、リーフレタス、レモンを添える。

point

豚肉は脂質の少ないヒレ肉を使用。パン粉をまぶしてオーブンで焼くと、揚げもののようなサクサクとした食感に。

肉と野菜をたっぷり食べられる
エスニック風サラダ

牛しゃぶのおかずサラダ

材料（2人分）

牛ももしゃぶしゃぶ用肉……160g
片栗粉……適量
酒……大さじ1
きゅうり……1本（100g）
サニーレタス……4枚（80g）
ミニトマト……4個（60g）
紫玉ねぎ……1/4個（50g）
A［ナンプラー、レモン汁、
　砂糖……各小さじ2
　オリーブ油……小さじ1］
香菜（ざく切り）……適量

作り方

1 牛肉は片栗粉を薄くまぶし、酒を加えた熱湯でゆでて水けをきる。

2 きゅうりは乱切りにし、ミニトマトは縦4つ割りにする。サニーレタスは食べやすくちぎり、紫玉ねぎは薄切りにして水にさらし、水けをふく。

3 ボウルにAを混ぜ合わせ、1、2を加えて混ぜ、器に盛り、香菜を散らす。

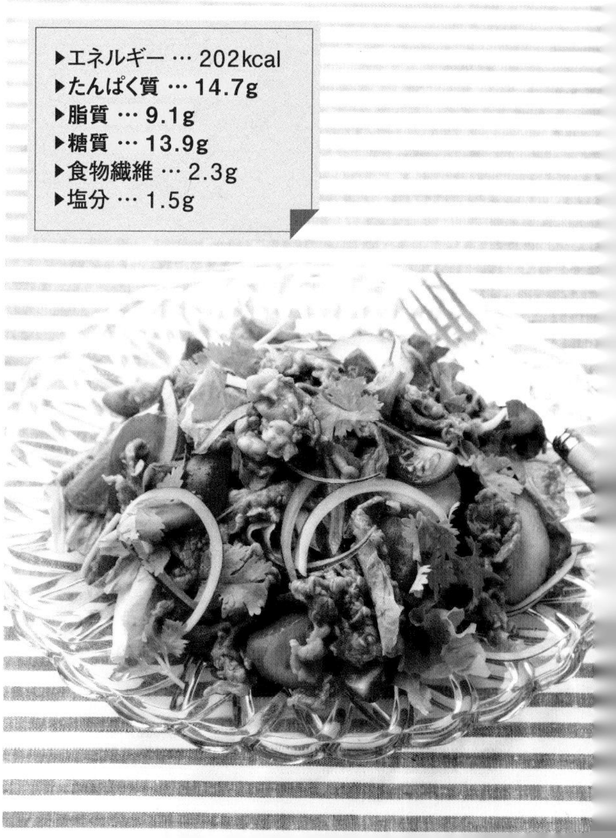

- ▶エネルギー … 202kcal
- ▶たんぱく質 … 14.7g
- ▶脂質 … 9.1g
- ▶糖質 … 13.9g
- ▶食物繊維 … 2.3g
- ▶塩分 … 1.5g

point

牛肉はゆでて脂質をカット。片栗粉をまぶしてゆでれば、しっとりとして味もからみやすくなります。肉とたっぷりの野菜を合わせた、ボリュームのあるおかずサラダです。

お肉少なめでもしっかりした食べごたえ

しいたけつくね

作りおきOK
冷蔵 3日
冷凍 2週間

材料（2人分）

- 鶏ももひき肉……150g
- 塩、こしょう……各少々
- しいたけ……6個（90g）
- にら……1/2束（50g）
- 片栗粉……適量
- 米油……小さじ1
- A［しょうゆ、酒、みりん……各大さじ1

作り方

1. しいたけの軸はみじん切りにし、かさは内側に片栗粉を薄くまぶす。にらは粗みじん切りにする。
2. ボウルにひき肉、塩、こしょう、1のしいたけの軸、にらを入れてよく練り混ぜ、しいたけのかさに等分に詰める。
3. フライパンに米油を中火で熱し、2を肉だねを下にして焼く。焼き色がついたら裏返し、合わせたAを回し入れ、ふたをして蒸し焼きにする。火が通ったらふたを外してたれをからめる。

point

ひき肉は脂身の少ない部位を選びましょう。しいたけに詰めると、肉が少なめでも満足感のあるおかずになります。油はほんの少量にして蒸し焼きに。

- ▶エネルギー … 161kcal
- ▶たんぱく質 … 14.0g
- ▶脂質 … 5.6g
- ▶糖質 … 8.8g
- ▶食物繊維 … 2.7g
- ▶塩分 … 1.7g

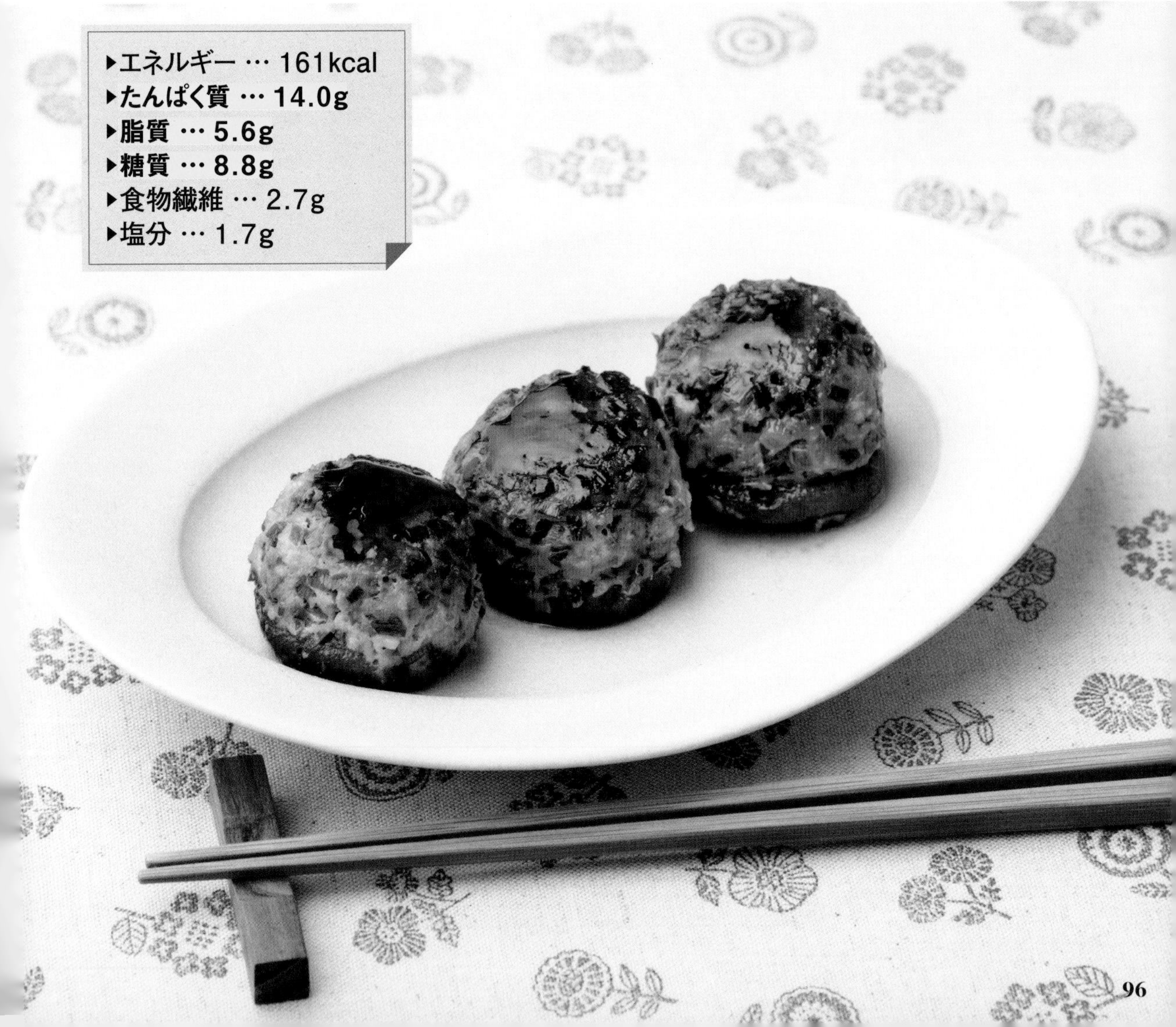

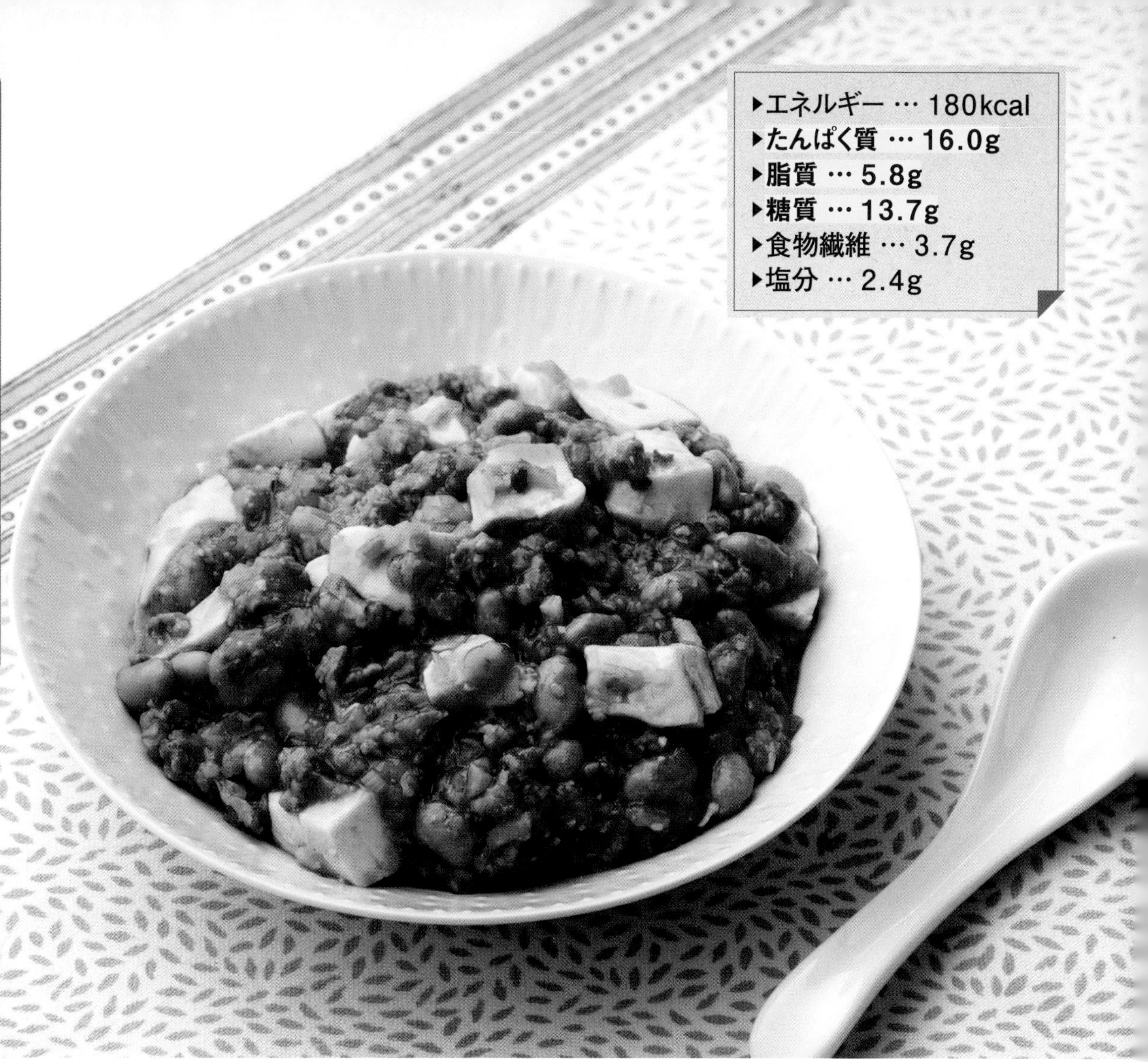

▶エネルギー … 180kcal
▶たんぱく質 … 16.0g
▶脂質 … 5.8g
▶糖質 … 13.7g
▶食物繊維 … 3.7g
▶塩分 … 2.4g

ひき肉の代わりに大豆を加えて
ヘルシーにかさ増し！

大豆入り麻婆豆腐

作りおきOK
冷蔵 3日
冷凍 NG

材料（2人分）

豚赤身ひき肉……80g
絹ごし豆腐……1/2丁（150g）
大豆（水煮）……50g
長ねぎ（みじん切り）……1/3本分（35g）
しょうが、にんにく（みじん切り）……各1片分
豆板醤……小さじ1
A 水……1カップ
A みそ……大さじ1
A しょうゆ、砂糖……各大さじ1/2
水溶き片栗粉……大さじ2

作り方

1 豆腐はひと口大に切る。

2 フライパンにひき肉を入れて中火で炒め、脂が出てきたら長ねぎ、しょうが、にんにく、豆板醤を加えて炒める。

3 肉がポロポロになったら合わせたA、1、大豆を加える。5分ほど煮たら水溶き片栗粉でとろみをつける。

point

ひき肉を減らして大豆を加えて、たんぱく質をしっかりとりつつ、脂質をカット！ 噛みごたえが加わり、満足度が上がります。ひき肉の油で炒め油要らず。

okazu

魚介のおかず

魚、えび、いか、たこ、貝類などの魚介類にも良質なたんぱく質が含まれています。比較的エネルギーが低く、LDLコレステロール＆中性脂肪を減らす成分が注目されています。

注目成分

アスタキサンチン

鮭、えび、かになどの濃いオレンジ色は、動物性食品に含まれる色素成分「アスタキサンチン」によるものです。**抗酸化作用が極めて強く、その抗酸化力はビタミンCやビタミンEの数千倍ともいわれるほど。**LDLコレステロールや小型LDLコレステロールの酸化を防ぎます。皮や殻に多く含まれるので、丸ごと調理していっしょに食べるのがおすすめです。

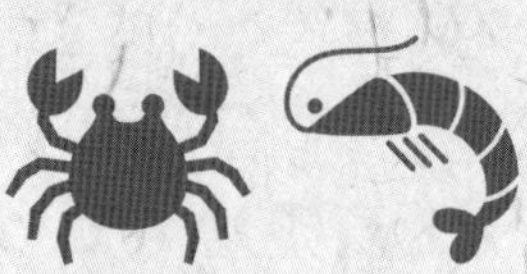

注目成分

タウリン

貝類やいか、たこなどに多く含まれている「タウリン」。肝臓でコレステロールから合成される胆汁酸と結びつくことで、**LDLコレステロール＆中性脂肪を消費して減らす、インスリンの分泌を促進して糖尿病を予防するほか、心臓や肝臓の機能を高める、高血圧を予防する**などさまざまな効果が期待できます。水溶性なのでスープや鍋ものに利用すると有効。

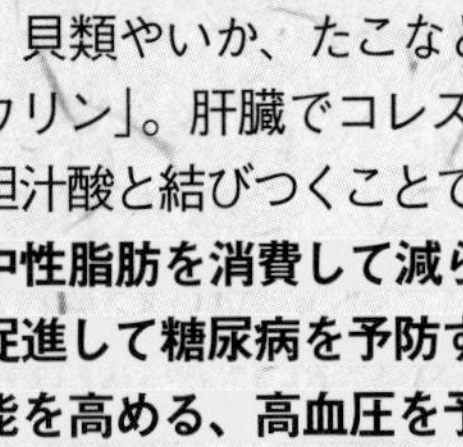

注目成分

DHA&EPA

さば、ぶり、さんま、あじ、いわしなどの「青魚」はDHA（ドコサヘキサエン酸）やEPA（エイコサペンタエン酸）という不飽和脂肪酸を豊富に含んでいます。**DHAは中性脂肪を減らす、EPAはLDLコレステロールを減らす働きがあります。**また血液の流れをよくする作用もあるので、脂質異常による血液ドロドロの状態を改善するにはうってつけ。DHA、EPAは空気に触れると酸化しやすい性質があるので、鮮度のよい魚を選びましょう。また、抗酸化ビタミン（ビタミンA・C・E）、ポリフェノールなどの抗酸化物質を含む食材といっしょに食べると、DHA＆EPAのパワーを損なわずに利用できます。

魚の皮を捨ててしまう人も多いのですが、皮と身の間にもDHAやEPAが含まれているので皮も残さず食べましょう。**DHAの1日の目安量は1.0～1.5g。さんまの塩焼きなら1尾、まぐろの刺身なら5～6切れ、さば缶なら1/2缶に相当します。**保存が効く魚の缶詰はDHA＆EPAの摂取に役立ちます。缶汁にもDHA&EPAがたくさん含まれているので、汁ごと使うのが正解です。

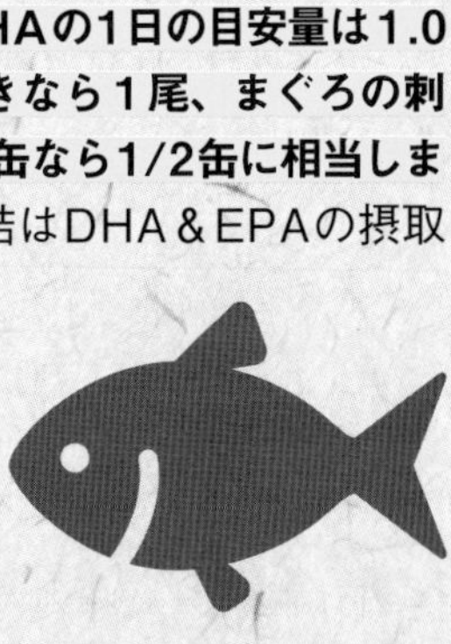

- ▶エネルギー … 150kcal
- ▶たんぱく質 … 12.6g
- ▶脂質 … 5.9g
- ▶糖質 … 10.8g
- ▶食物繊維 … 1.1g
- ▶塩分 … 1.0g

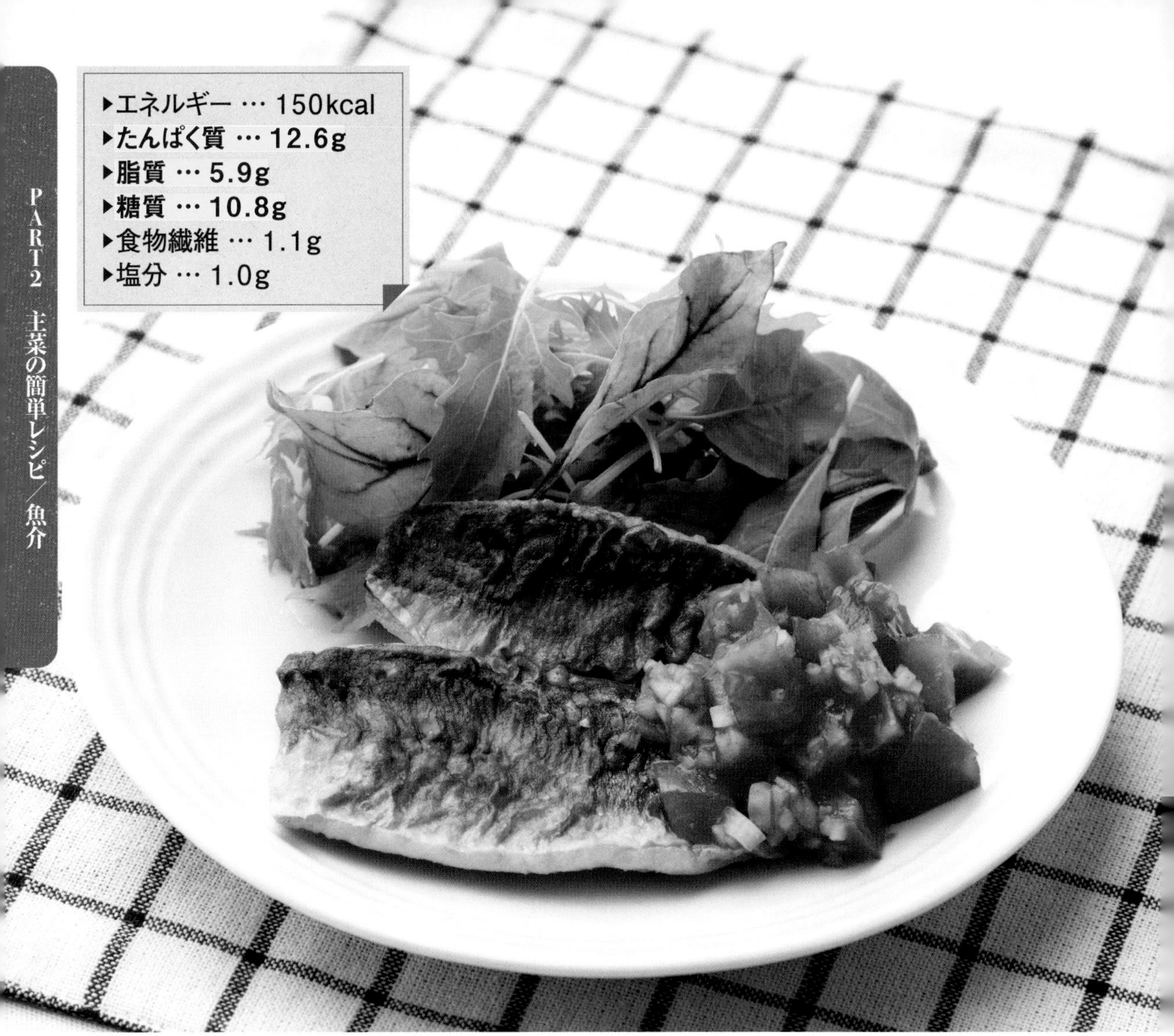

青魚にトマトをプラスして
コレステロール対策バッチリ

あじのソテー トマトソースがけ

作りおきOK

冷蔵	冷凍
3日	2週間 （あじとソースは別で保存。ソースは冷凍NG）

材料（2人分）

- あじ（3枚おろし）……2尾分（320g）
- 塩、こしょう……各少々
- 小麦粉……適量
- トマト……1/2個（100g）
- オリーブ油……大さじ1/2
- A
  - 玉ねぎ（みじん切り）……1/6個分（30g）
  - トマトケチャップ……大さじ1
  - はちみつ……小さじ1/2
  - 塩、こしょう……各少々
- ベビーリーフ……適量

作り方

1. あじは塩、こしょうをふり、5分おいて水けをふき、小麦粉を薄くまぶす。
2. トマトは1cm角に切ってボウルに入れ、Aを加えてよく混ぜる。
3. フライパンにオリーブ油を中火で熱し、1を両面こんがりと焼く。器に盛り、2をかけてベビーリーフを添える。

point

あじは中性脂肪を減らし、コレステロールの調整に役立つDHA、EPAが豊富な青魚。トマトはβ-カロテン、ビタミンCに加え、強い抗酸化力のあるリコピンを豊富に含みます。

中性脂肪を減らすヨーグルトと青魚の最強コンビ

さばのタンドリー風

作りおきOK

冷蔵	冷凍
3日	2週間

材料（2人分）

生さば……大2切れ（200g）
塩、こしょう……各少々
A
- プレーンヨーグルト……50g
- トマトケチャップ……大さじ2
- カレー粉……小さじ2
- おろしにんにく、おろししょうが……各小さじ1/2
- 塩……少々

サニーレタス、レモン（くし形切り）……各適量

作り方

1 さばは塩、こしょうをふり、5分ほどおいて水けをふく。
2 保存袋にAを混ぜ合わせ、1を加えて軽くもみ込み、30分以上漬ける。
3 オーブンシートを敷いた天板に2を並べ、230℃に予熱したオーブンで10分ほど焼く。
4 3を器に盛り、サニーレタスとレモンを添える。

point

ヨーグルトとさばには、それぞれコレステロールや中性脂肪の数値を正常にする働きが。カレーのスパイシーな香りが魚臭さをやわらげて、青魚が苦手な人でも食べやすくなります。

▶エネルギー … 256kcal
▶たんぱく質 … 19.2g
▶脂質 … 13.8g
▶糖質 … 12.9g
▶食物繊維 … 1.4g
▶塩分 … 1.4g

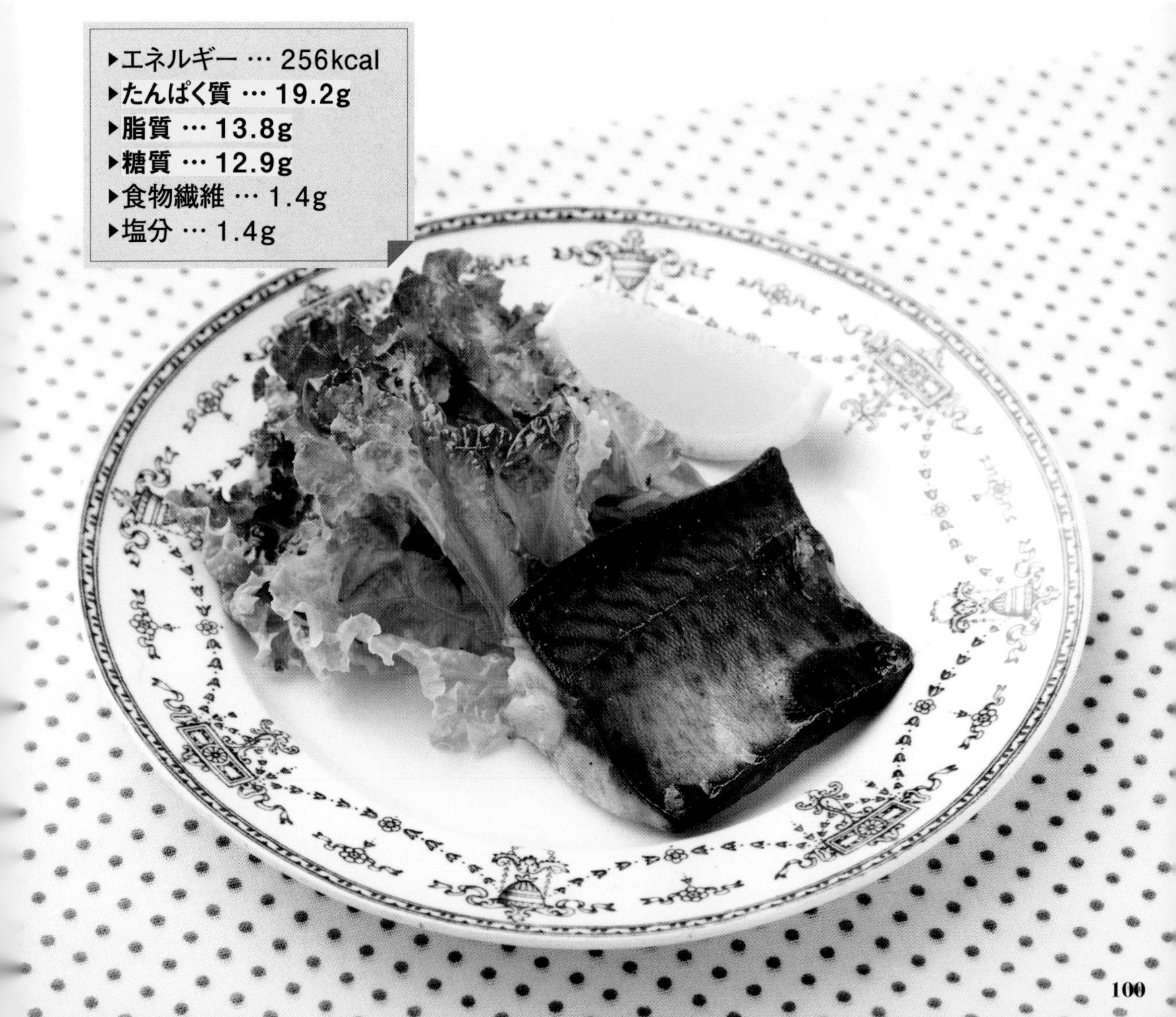

- ▶エネルギー … 262kcal
- ▶たんぱく質 … 18.6g
- ▶脂質 … 13.8g
- ▶糖質 … 9.9g
- ▶食物繊維 … 3.2g
- ▶塩分 … 1.5g

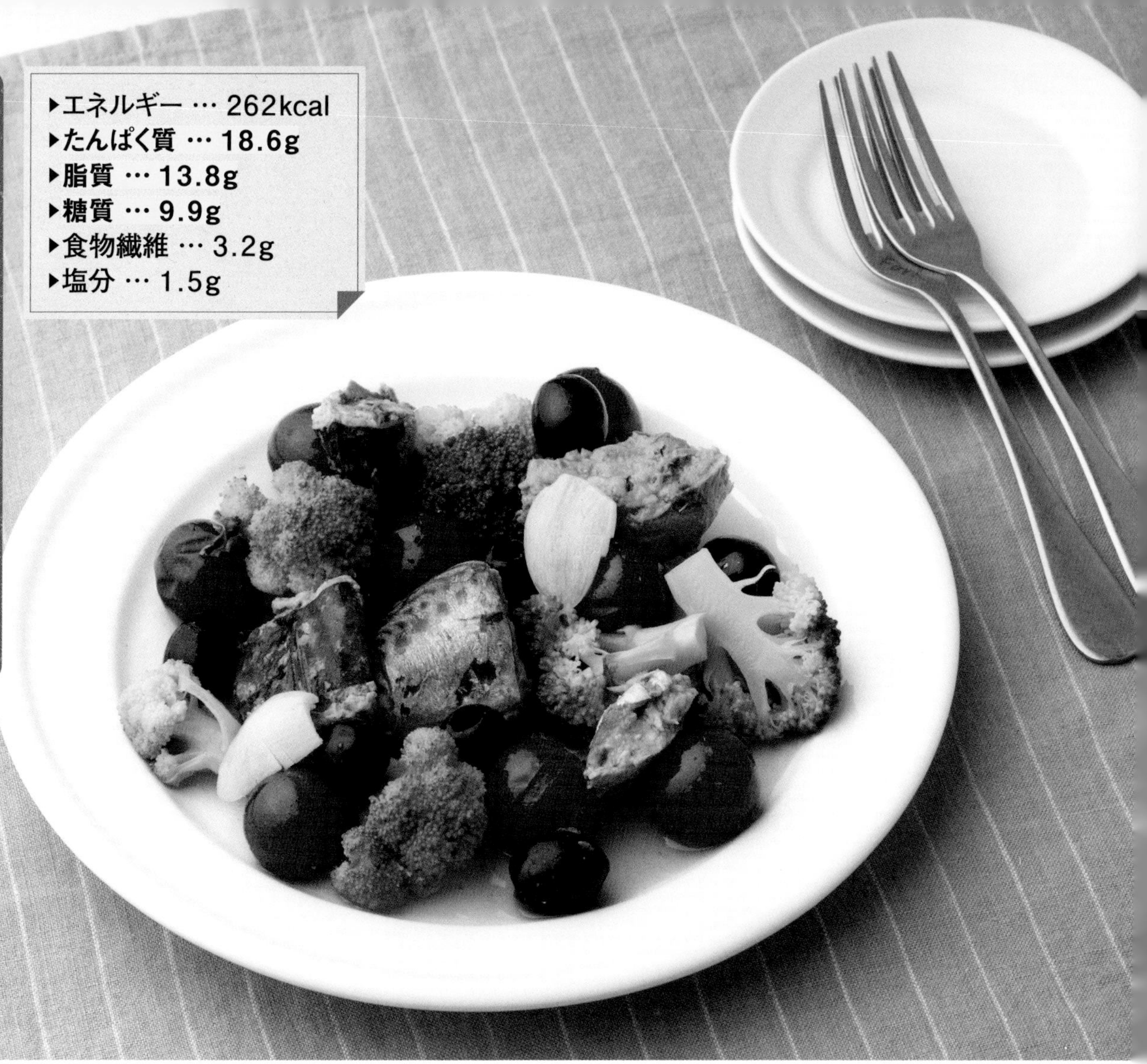

さばの栄養素を手軽にまるごと摂取！

さば缶のアクアパッツァ

作りおきOK

冷蔵	冷凍
3日	2週間

材料（2人分）

さば缶（水煮）	1缶（190g）
ブロッコリー	80g（正味）
ミニトマト	小8個（80g）
黒オリーブ（種なし）	8個
にんにく	1片
オリーブ油	大さじ1/2
白ワイン	1/4カップ
塩、こしょう	各適量

作り方

1 ブロッコリーは小房に分け、にんにくは縦半分に切り、軽くつぶす。

2 フライパンにオリーブ油、にんにくを入れて中火で熱し、香りが立ったらさば缶を缶汁ごと入れる。ブロッコリー、ミニトマト、黒オリーブ、白ワインを加えて煮立て、ふたをして弱めの中火で5分ほど煮る。

3 ふたを外して軽く煮つめ、塩、こしょうで味を調える。

point

さば缶は、不飽和脂肪酸豊富なさばを骨までまるごと食べられる、コレステロール対策の強い味方。缶汁ごと使えば、さばのうまみも汁に溶け出した栄養素も逃さず効率よく摂取できます。

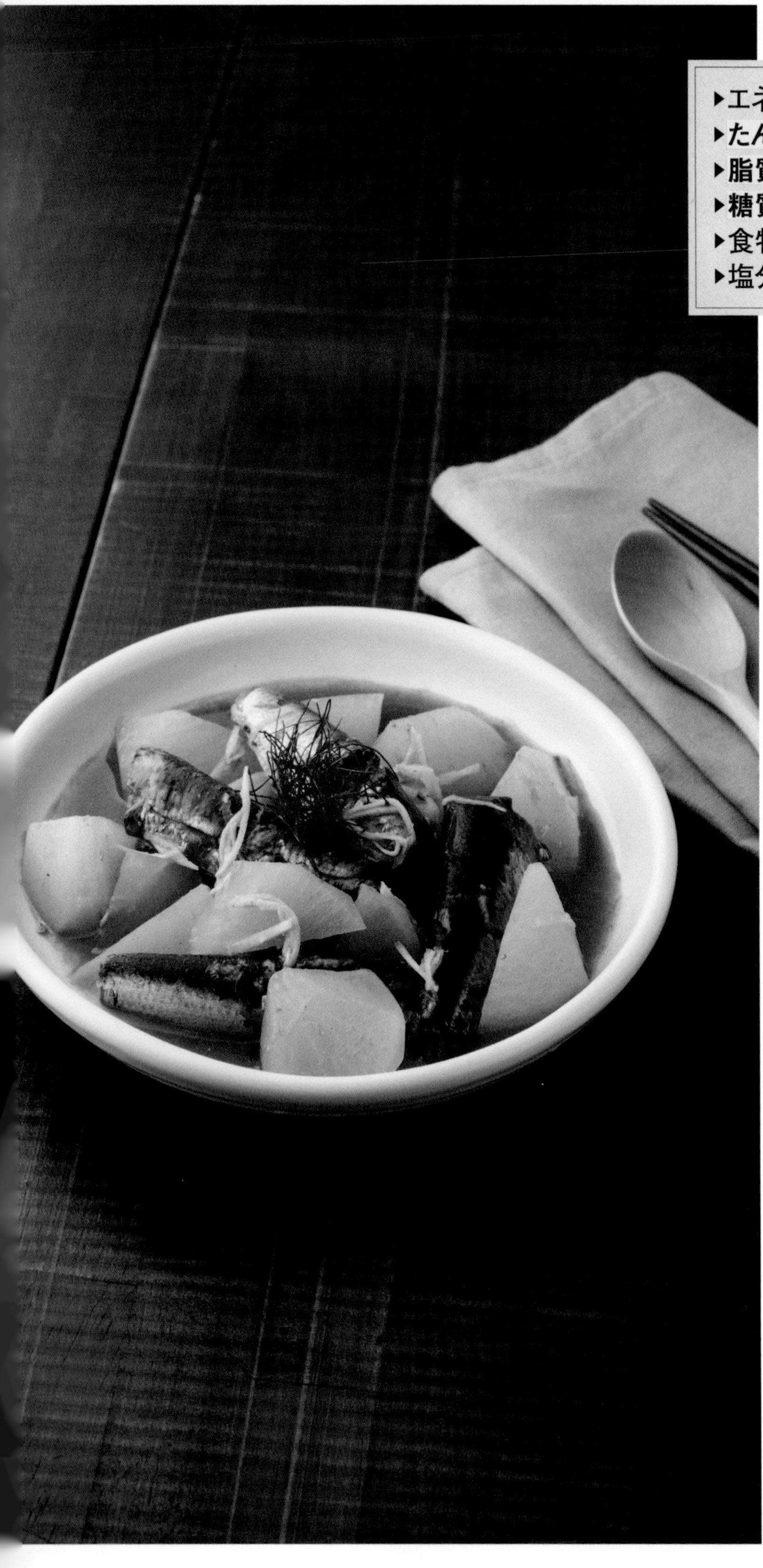

- ▶エネルギー … 237kcal
- ▶たんぱく質 … 17.9g
- ▶脂質 … 10.4g
- ▶糖質 … 17.3g
- ▶食物繊維 … 1.5g
- ▶塩分 … 2.0g

缶詰×レンジで
魚の煮ものがラクラク

いわし缶と大根のコチュジャン煮

材料（2人分）

いわし缶（みそ煮）……… 2缶（200g）
大根 ……………… 1/4本（250g）
しょうが（せん切り）……… 1片分
水 ……………… 大さじ3
A 「水 ……………… 1カップ
A 」コチュジャン ……… 大さじ1
糸唐辛子 ……………… 適量

作り方

1 大根は乱切りにし、耐熱容器に入れて水を回し入れ、ふんわりとラップをして電子レンジで6分ほど加熱する。

2 鍋に水けをきった1、しょうが、いわし缶を缶汁ごと入れ、合わせたAを加えて煮立て、中火で7〜8分煮る。

3 器に盛り、糸唐辛子をのせる。

作りおきOK

冷蔵 3日 ｜ 冷凍 2週間

point

味つけ缶詰なら、クセのある青魚も食べやすく、さらに調味も簡単に。大きめに切った大根はあらかじめレンジにかけておけば煮込む時間が短縮できます。

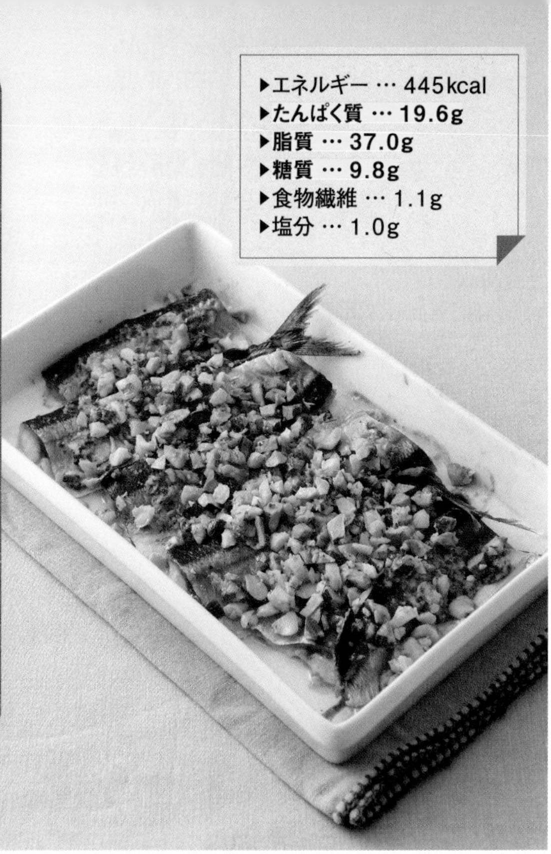

▶エネルギー … 445kcal
▶たんぱく質 … 19.6g
▶脂質 … 37.0g
▶糖質 … 9.8g
▶食物繊維 … 1.1g
▶塩分 … 1.0g

さんま＆ナッツで
良質な脂をしっかりとる

さんまのミックスナッツ焼き

材料（2人分）

- さんま（3枚おろし）……2尾分（300g）
- 塩、こしょう……各少々
- 粒マスタード……小さじ2
- ミックスナッツ（素焼き）……20g
- A
  - にんにく（みじん切り）……1片分
  - オリーブ油……大さじ1と1/2
  - 粉チーズ……大さじ1
  - パセリ（みじん切り）……小さじ1

作り方

1. 耐熱容器にオリーブ油少々（分量外）を塗り、半分の長さに切ったさんまを皮を上にして並べ、塩、こしょうをふって粒マスタードを塗る。
2. ミックスナッツは粗く刻み、Aと混ぜ合わせて1にかける。
3. オーブントースターできつね色になるまで8分ほど焼く。

point

さんまには、動脈硬化予防に有効な不飽和脂肪酸のDHA、EPAがたっぷり。同じく不飽和脂肪酸を豊富に含むナッツをトッピングし、抗酸化力を高める一品に。

内臓脂肪を減らす働きが期待できる
黒酢を使って

さんまの有馬煮

材料（2人分）

- さんま……2尾（300g）
- 長ねぎ……10cm（15g）
- A
  - だし汁……1/2カップ
  - 酒……大さじ4
  - 砂糖、しょうゆ、黒酢……各大さじ1
- 実山椒のつくだ煮……大さじ1
- 小ねぎ（斜め切り）……適量

作り方

1. さんまは頭と尾を切り落とし、内臓を除く。よく洗って水けをふき、5cm幅の筒切りにする。長ねぎは白髪ねぎにする。
2. 鍋にAを煮立て、1のさんまを並べて実山椒のつくだ煮を全体に散らす。
3. 落としぶたをし、弱めの中火で15〜20分煮る。器に盛り、白髪ねぎ、小ねぎをのせる。

作りおきOK

冷蔵	冷凍
3日	2週間

point

黒酢に含まれるアミノ酸やクエン酸が、さんまに含まれるEPAとともに血流改善に働きます。実山椒が魚の臭みを抑え、胃腸を刺激する特有の辛みをプラスします。

▶エネルギー … 357kcal
▶たんぱく質 … 17.7g
▶脂質 … 22.7g
▶糖質 … 13.1g
▶食物繊維 … 0.7g
▶塩分 … 2.7g

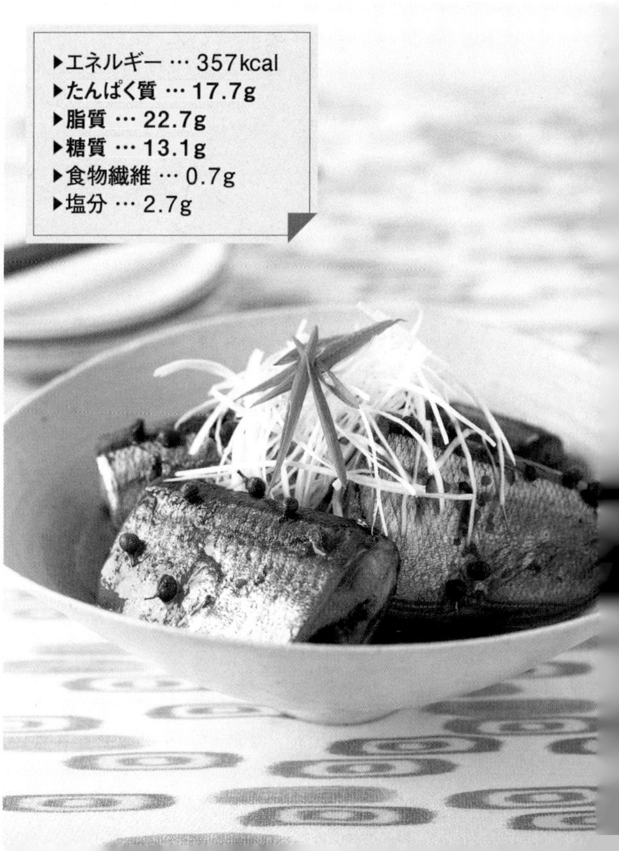

▶エネルギー … 241kcal
▶たんぱく質 … 22.1g
▶脂質 … 10.1g
▶糖質 … 10.9g
▶食物繊維 … 2.1g
▶塩分 … 1.5g

低脂肪、高たんぱく質な
赤身魚を野菜と合わせて
さっぱりサラダ風に

まぐろのコロコロステーキ

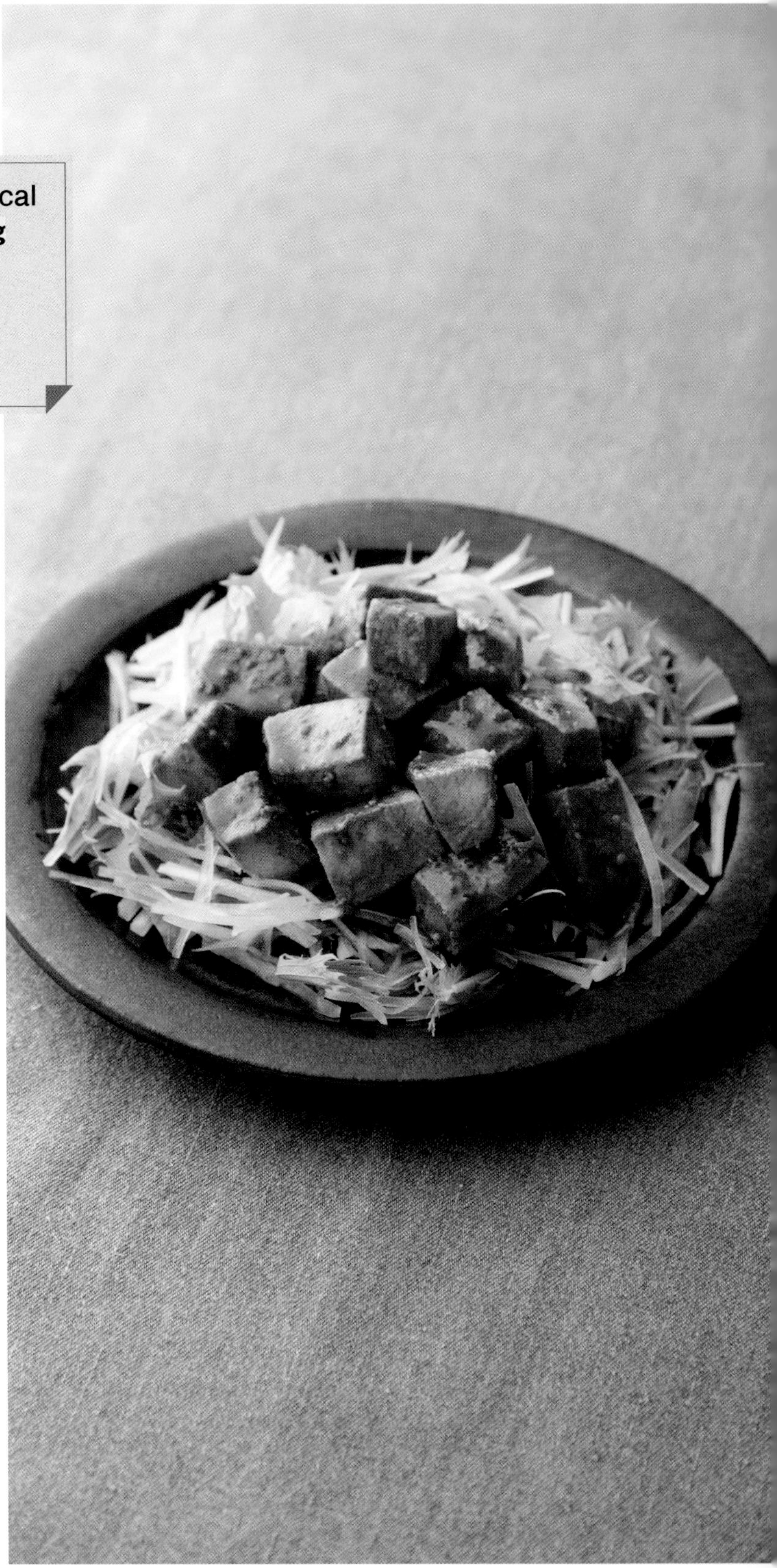

材料(2人分)

まぐろ(刺身用・赤身) …… 1さく(200g)
A しょうゆ、みりん、酒 …… 各大さじ1
　おろしにんにく …… 小さじ1/2
水菜 …… 2株(100g)
大根 …… 150g
オリーブ油 …… 大さじ1/2

作り方

1 まぐろは1.5cm角に切り、合わせたAに20分ほど漬ける。水菜は4cm長さのざく切り、大根はせん切りにして合わせておく。

2 フライパンにオリーブ油を中火で熱し、1の汁けをきったまぐろを炒め、色が変わったら漬け汁を加えてからめる。

3 器に野菜を敷き、2を盛る。

point

まぐろは脂の少ない赤身を使用。漬けにしてからさっと焼いて野菜と合わせれば、サラダ感覚で食べられます。まぐろにしっかりと味がついているので、ドレッシングも不要です。

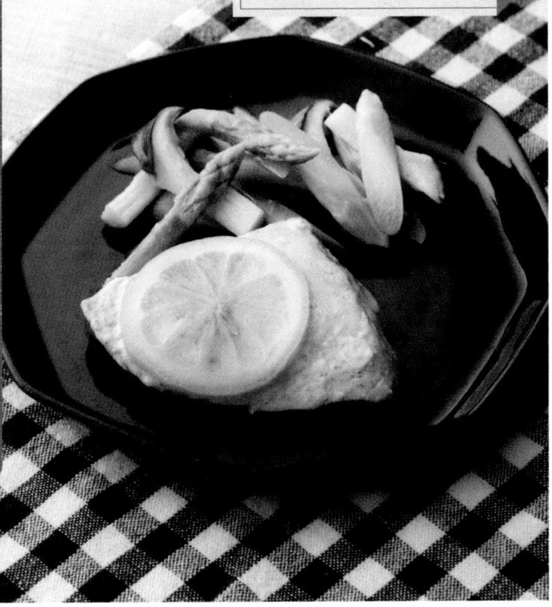

- ▶エネルギー … 171kcal
- ▶たんぱく質 … 16.3g
- ▶脂質 … 6.8g
- ▶糖質 … 7.6g
- ▶食物繊維 … 1.7g
- ▶塩分 … 1.2g

野菜といっしょにレンジにかけるだけで
魚料理が手軽にできる！

かじきのレモン蒸し

材料（2人分）

めかじき……2切れ（200g）
グリーンアスパラガス……4本（80g）
エリンギ……1本（40g）
レモン（輪切り）…2枚（20g）
塩、こしょう……各少々
A 白ワイン……大さじ2
A コンソメスープの素（顆粒）……小さじ1

作りおきOK

冷蔵	冷凍
3日	2週間

作り方

1 めかじきは塩、こしょうをふり、5分ほどおいて水けをふく。アスパラは斜め薄切り、エリンギは半分の長さに切り、縦6つ割りにする。

2 耐熱容器にアスパラ、エリンギを広げ、その上にかじき、レモンを順にのせ、合わせたAを回し入れる。ふんわりとラップをして電子レンジで5分ほど加熱する。

point

めかじきは淡白でクセがなく、消化によい食べやすい魚。またアスパラに含まれるルチンという成分には、血流を改善させて血管を丈夫にする働きがあります。

タウリンを含み、
消化吸収に優れたたいを使って

たいの韓国風お刺身サラダ

材料（2人分）

たい（刺身用）……160g
きゅうり……1本（100g）
にんじん……1/4本（40g）
セロリ……1/4本（25g）
長ねぎ……5cm（8g）
ピーナッツ（素焼き）…10g
香菜……適量
A 酢、砂糖……各大さじ2
A すりごま（白）…大さじ1
A みそ、しょうゆ……各大さじ1/2
A コチュジャン……小さじ1

作り方

1 たいは薄いそぎ切りにする。きゅうり、にんじん、セロリはせん切りにし、長ねぎは白髪ねぎにしてそれぞれ水に浸ける。

2 ピーナッツは粗く刻み、香菜はざく切りにする。

3 器に水けをきった1のきゅうり、にんじん、セロリを盛り、たいをのせ、白髪ねぎ、2を散らす。混ぜ合わせたAを添える。

- ▶エネルギー … 227kcal
- ▶たんぱく質 … 18.0g
- ▶脂質 … 8.2g
- ▶糖質 … 18.3g
- ▶食物繊維 … 2.4g
- ▶塩分 … 1.5g

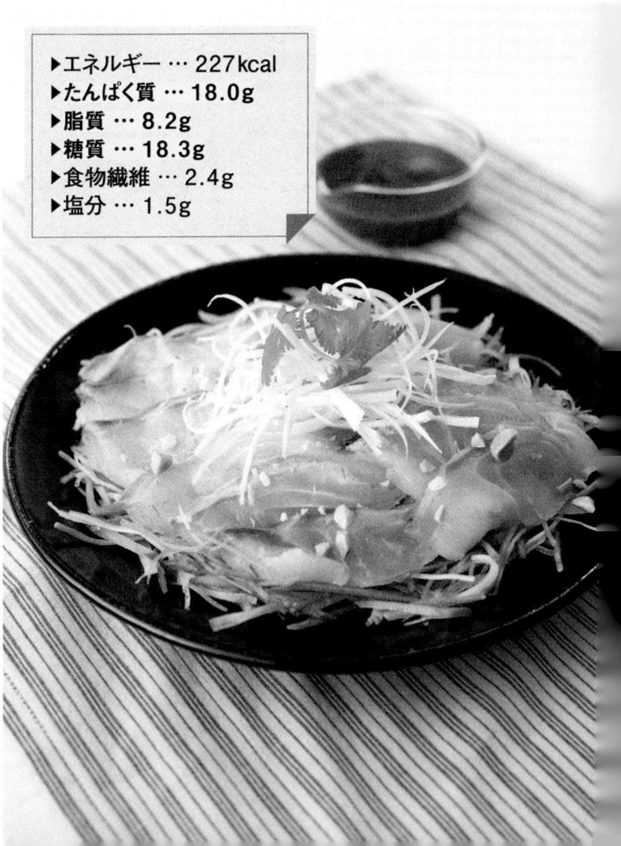

point

たいは血中コレステロール値を低下させるタウリンを含みます。サラダ仕立てにして野菜もいっしょにとれる、副菜を兼ねたおかずに。コチュジャンは脂質が多いので、使用量に注意。

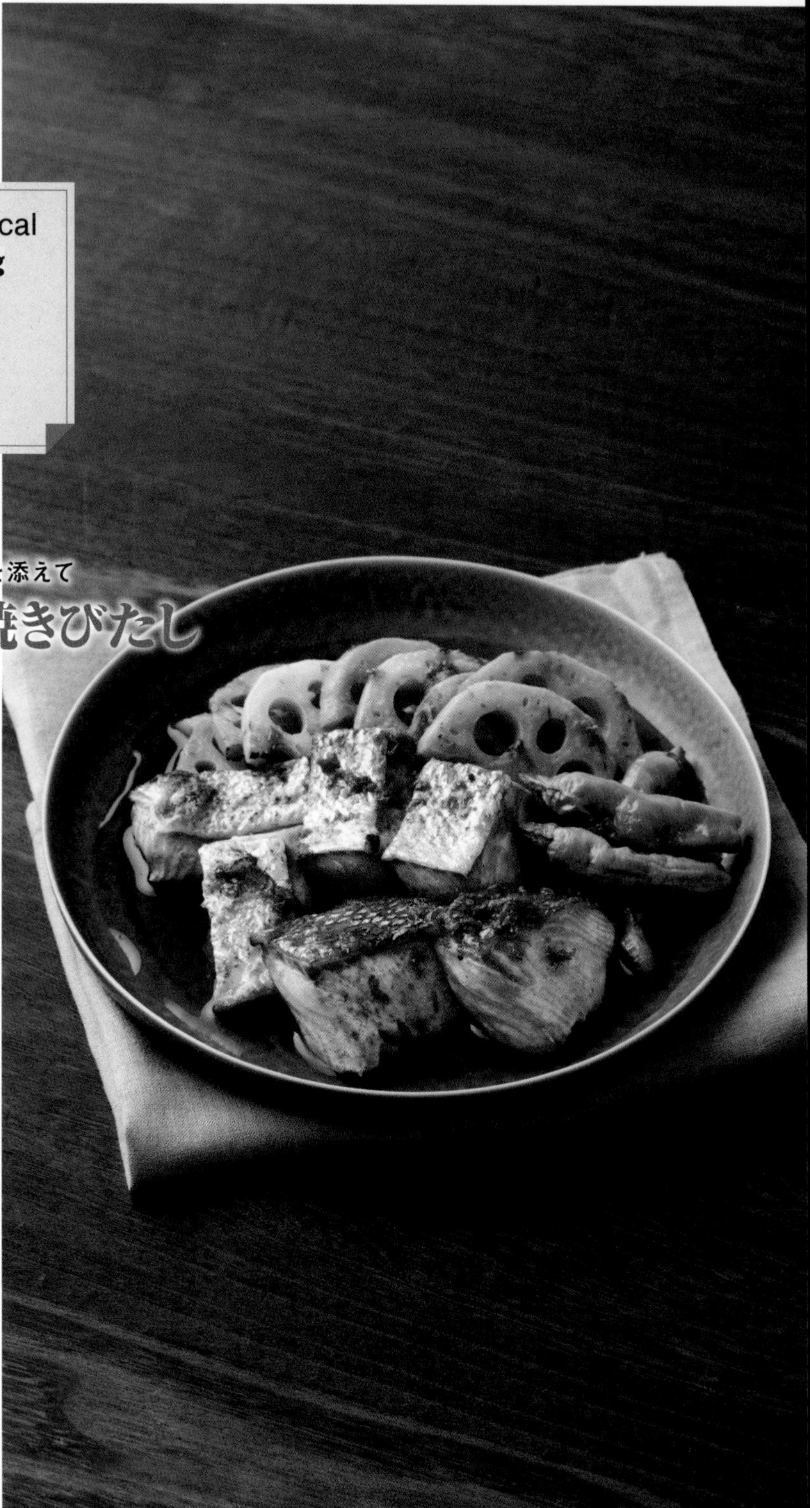

- ▶エネルギー … 181kcal
- ▶たんぱく質 … 20.9g
- ▶脂質 … 3.7g
- ▶糖質 … 15.3g
- ▶食物繊維 … 1.2g
- ▶塩分 … 2.6g

アスタキサンチン豊富な鮭に
噛みごたえのある厚切りれんこんを添えて

鮭とれんこんの焼きびたし

材料（2人分）

生鮭	2切れ（200g）
れんこん	120g
ししとう	4本
塩、こしょう	各少々
A 水	1/2カップ
A めんつゆ（3倍濃縮）	大さじ4
A 酢	大さじ1
A かつお節	1袋（2g）

作り方

1. 鮭は3等分に切って塩、こしょうをふり、5分ほどおいて水けをふく。れんこんは半月切りにし、ししとうはつま楊枝で数か所刺す。
2. バットにAを混ぜ合わせる。
3. 魚焼きグリルで1をこんがりと焼き、熱いうちに2に漬けて味をなじませる。

作りおきOK

冷蔵	冷凍
3日	2週間

point

鮭には抗酸化力抜群のアスタキサンチンが豊富。魚焼きグリルで焼けば、余計な油を使わずに調理できます。噛みごたえのあるれんこんを添えて満足感を高めます。

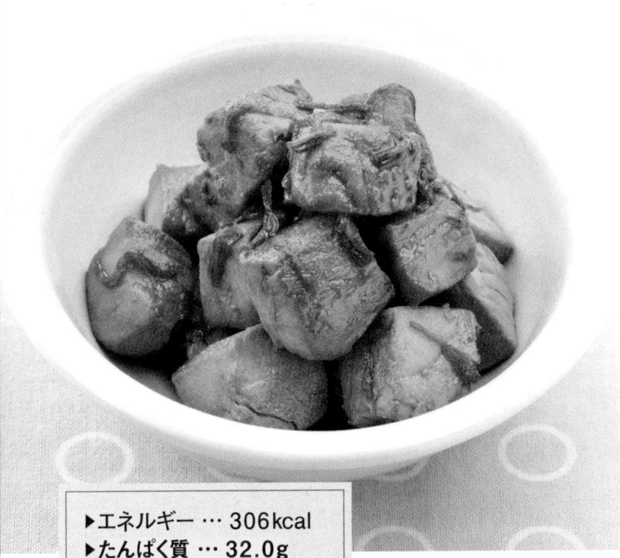

▶エネルギー … 306kcal
▶たんぱく質 … 32.0g
▶脂質 … 7.4g
▶糖質 … 27.3g
▶食物繊維 … 0.1g
▶塩分 … 3.2g

作りおきOK
冷蔵 3日
冷凍 2週間

疲労回復や貧血予防にもおすすめ

かつおの角煮

材料（2人分）

かつお（刺身用）……300g
しょうが（せん切り）……1片分
A
水……1/4カップ
しょうゆ、みりん、酒……各大さじ2
砂糖……小さじ1

作り方

1 かつおは1.5cm角に切り、塩少々（分量外）をまぶして10分ほどおく。

2 鍋に湯を沸かして1を入れ、色が変わったらすぐにザルにあげる。

3 鍋にA、2、しょうがを入れ、弱めの中火で、ときどき煮汁をかけながら、汁けがほとんどなくなるまで7〜8分煮る。

point

かつおは良質なたんぱく質と脂質が豊富な魚。背と腹に分けて売られていることが多く、二等辺三角形の形をしている背のほうが脂が少なく、煮ものや焼きものに適しています。

さわらはDHA、EPAが豊富で
さばよりも低脂質

さわらの香味焼き

材料（2人分）

さわら（切り身）……2切れ（200g）
A
小ねぎ（小口切り）……2本分
しょうが（すりおろし）……小1片分
しょうゆ……大さじ1と1/2
いりごま（白）、みりん……各大さじ1

作り方

1 バットにAを混ぜ合わせ、さわらを加えて、途中裏返しながら15分ほど漬ける。

2 1の汁けをふき、魚焼きグリルまたはオーブントースターで火が通るまでこんがりと焼く。途中、焦げそうになったらアルミホイルをかぶせる。

point

さわらは青魚の中でも脂質が少なく、消化に優れた食べやすい魚。DHA、EPAのほか、魚介のなかではカリウムも豊富に含むので、コレステロール値の低下や高血圧を予防する効果が期待できます。

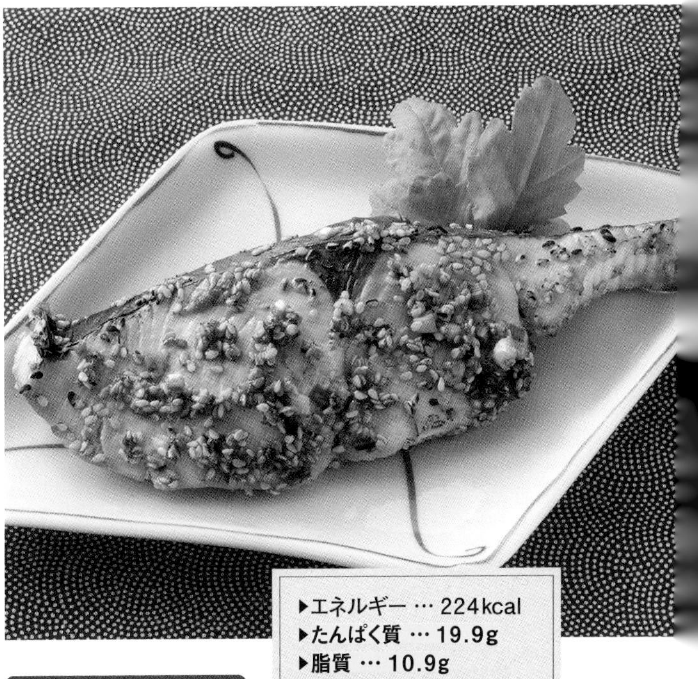

▶エネルギー … 224kcal
▶たんぱく質 … 19.9g
▶脂質 … 10.9g
▶糖質 … 9.3g
▶食物繊維 … 0.8g
▶塩分 … 2.1g

作りおきOK
冷蔵 3日
冷凍 2週間

▶エネルギー … 145kcal
▶たんぱく質 … 10.5g
▶脂質 … 7.1g
▶糖質 … 8.6g
▶食物繊維 … 2.3g
▶塩分 … 1.1g

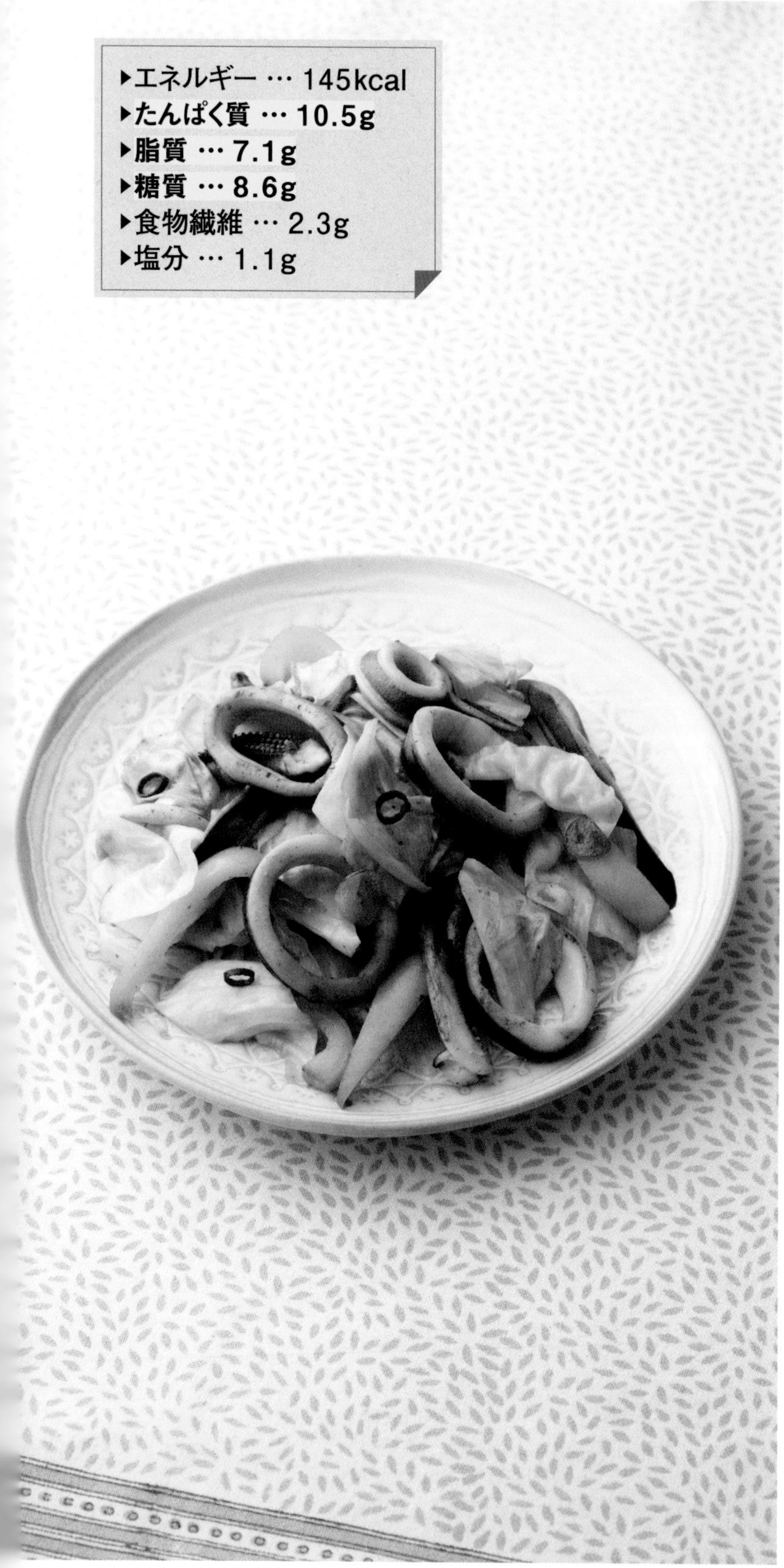

低エネルギー、低脂質ないかに
ピリッと辛みを効かせた
メインの一品

いかとキャベツのペペロン炒め

材料（2人分）

するめいか……1杯（200g）
キャベツ……4枚（200g）
パプリカ（黄）……1/4個（40g）
にんにく……1片
オリーブ油……大さじ1
赤唐辛子（種を除いて小口切り）……1本分
塩……小さじ1/4
こしょう……少々

作り方

1 いかは下処理をして胴は輪切り、足は食べやすく切る。キャベツはざく切り、パプリカは縦長の乱切り、にんにくは薄切りにする。

2 フライパンに半量のオリーブ油を中火で熱していかを炒め、色が変わったら一度取り出す。

3 2のフライパンをペーパータオルでさっとふき、残りのオリーブ油、にんにく、赤唐辛子を入れて中火にかける。香りが立ったらキャベツとパプリカを加えて炒め、しんなりとしたら2をもどし入れて塩、こしょうで味を調える。

作りおきOK
冷蔵 3日 ｜ 冷凍 2週間

point

いかは低エネルギー、低脂質で歯ごたえもあるので、体脂肪が気になる方におすすめの食材です。加熱しすぎるとかたくなるので、一度取り出して炒めすぎないようにしましょう。

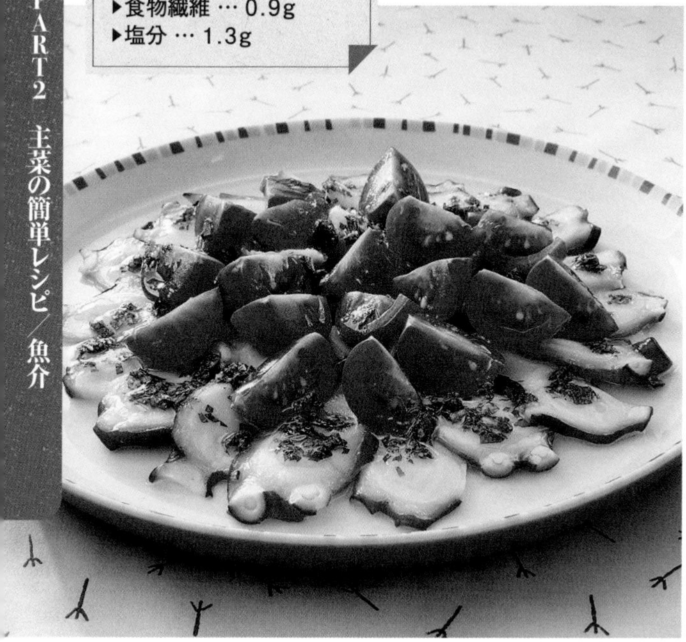

▶エネルギー … 201kcal
▶たんぱく質 … 12.9g
▶脂質 … 12.6g
▶糖質 … 8.6g
▶食物繊維 … 0.9g
▶塩分 … 1.3g

タウリン豊富なたことリコピンたっぷりのトマトで脂質異常を改善

たこのカルパッチョ

材料（2人分）

ゆでだこ …… 150g
ミニトマト …… 4個（60g）
A
- 青じそ（みじん切り） …… 5枚分
- にんにく（すりおろし） …… 1/2片分
- オリーブ油 …… 大さじ2
- 粉チーズ …… 小さじ2
- 塩 …… 小さじ1/4
- こしょう …… 少々

作り方

1 たこは薄切りに、ミニトマトは縦に4つ割りにする。
2 器にたこを盛り、ミニトマトをのせて混ぜ合わせたAをかける。

point

たこはいかと同様、超ヘルシーな食材。豊富に含まれるタウリンは、コレステロールや中性脂肪を減らすほか、血圧を正常に保つ、インスリン分泌を促すなど、生活習慣病予防に役立ちます。

えびとはんぺんを合わせて手軽に魚介のハンバーグに

えびのふわふわバーグ

材料（2人分）

むきえび …… 150g
はんぺん …… 1枚（100g）
青じそ …… 4枚
A
- 片栗粉 …… 大さじ1
- 塩、こしょう …… 各少々

ごま油 …… 大さじ1/2
酒 …… 大さじ2
酢、しょうゆ …… 各適量

作りおきOK
冷蔵 3日 ｜ 冷凍 2週間

作り方

1 えびはぶつ切りにし、青じそはせん切りにする。
2 保存袋にはんぺんを入れてつぶし、1とAを加えてよくもみ込む。全体が混ざったら、4等分にして平たく丸める。
3 フライパンにごま油を中火で熱し、2を両面こんがりと焼き、酒をふってふたをし、蒸し焼きにする。器に盛り、酢としょうゆを合わせたたれを添える。

point

タウリン豊富なえびにはんぺんを加えて、ふわふわ食感のハンバーグ風に。えびはぶつ切りにして食感を残すのがポイント。青じその風味が効いたさわやかな味わいです。

▶エネルギー … 176kcal
▶たんぱく質 … 17.7g
▶脂質 … 4.1g
▶糖質 … 13.6g
▶食物繊維 … 0.1g
▶塩分 … 1.9g

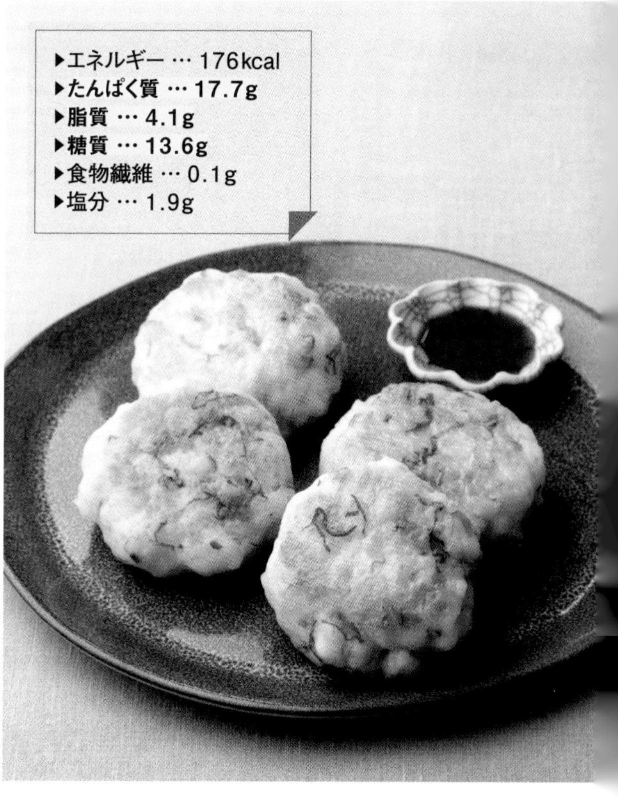

okazu

大豆製品のおかず

植物性たんぱく質を豊富に含む大豆製品。脂質を抑えながらたんぱく質を効率的に補えます。また大豆特有の成分が脂質異常を改善。主菜、副菜で大豆のチカラをいただきます。

大豆のチカラ

コレステロールや中性脂肪の改善に役立つ成分がたっぷり。大豆製品を常備して毎日のおかず作りに活用しましょう。

大豆たんぱく

- LDLコレステロールを減らす
- 基礎代謝をアップし、脂肪を燃焼する

レシチン

- LDLコレステロールを減らす
- HDLコレステロールを増やす
- 中性脂肪を減らす

不飽和脂肪酸

LDLコレステロール値の上昇を防ぐ

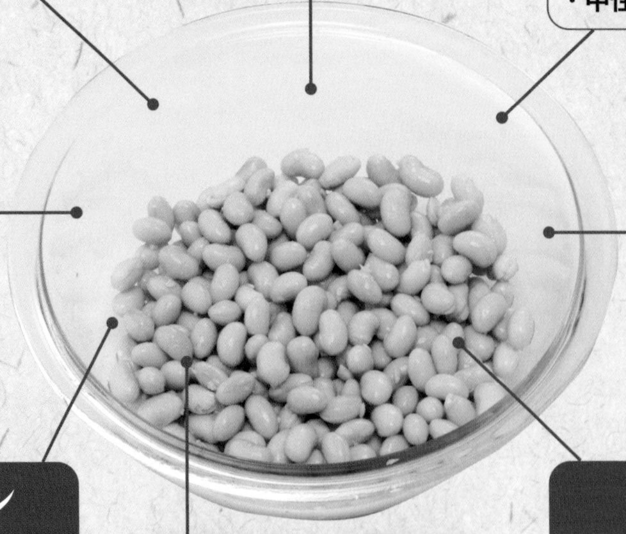

オリゴ糖

腸の調子を整え、LDLコレステロールの排出をサポート

食物繊維

LDLコレステロールの排出を促す

イソフラボン

- LDLコレステロールを減らす
- HDLコレステロールを増やす

カンペステロール

余分なLDLコレステロールの吸収を抑える

サポニン

LDLコレステロール&中性脂肪を減らす

- ▶エネルギー … 238kcal
- ▶たんぱく質 … 18.5g
- ▶脂質 … 13.7g
- ▶糖質 … 7.6g
- ▶食物繊維 … 3.3g
- ▶塩分 … 2.1g

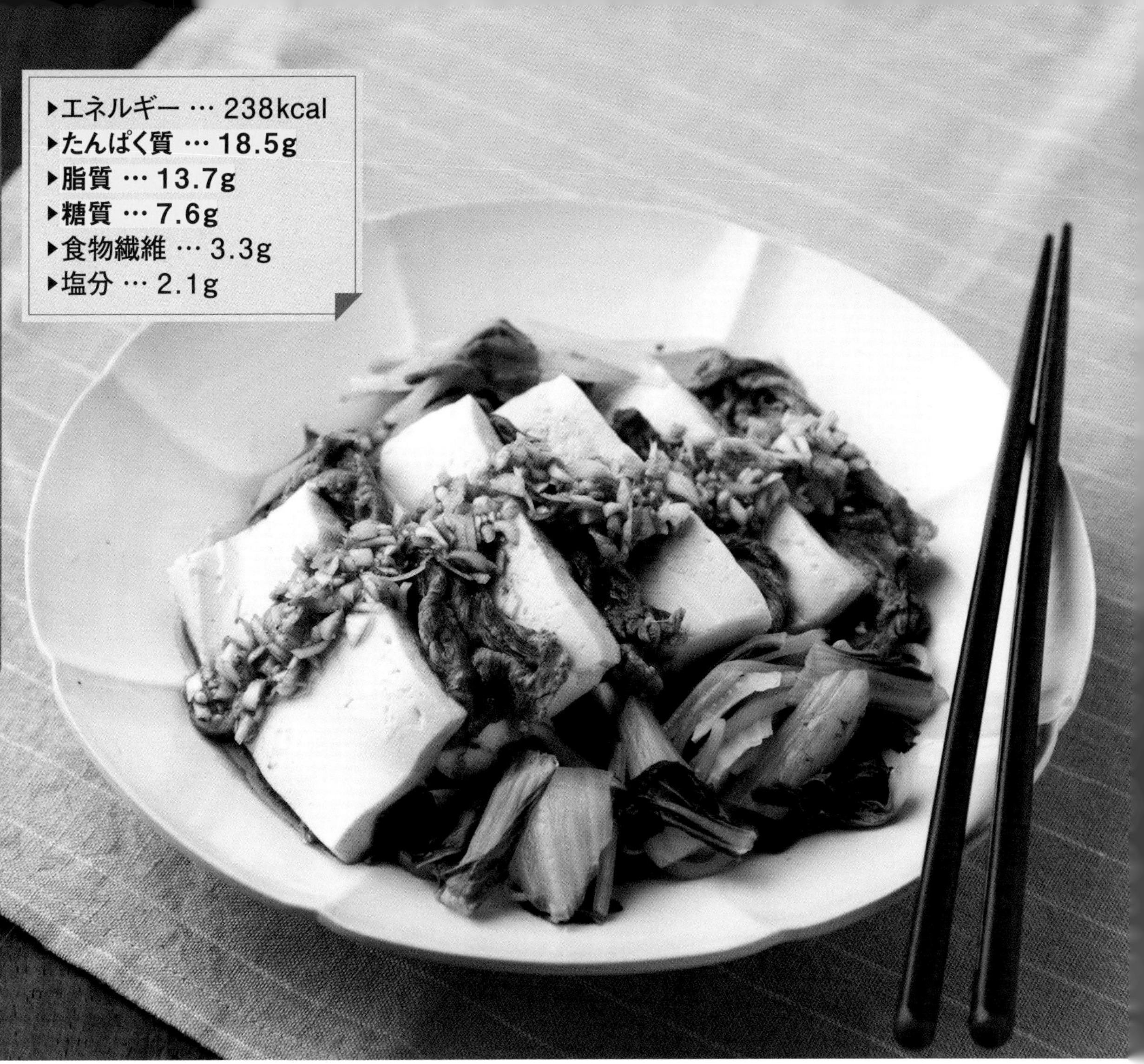

豆腐と牛肉で食べごたえのある
高たんぱく質な主菜に

豆腐のフライパン中華蒸し

作りおきOK
冷蔵 2日
冷凍 NG

材料（2人分）

木綿豆腐……1丁（300g）
牛ももしゃぶしゃぶ用肉……80g
チンゲン菜……1株（100g）
もやし……1/2袋（100g）

A
- 水……1/4カップ
- 鶏がらスープの素（顆粒）……小さじ1

B
- 長ねぎ（みじん切り）……1/4本分（25g）
- しょうゆ、酢……各大さじ1
- すりごま（白）……小さじ1
- 砂糖、ラー油……各小さじ1/2

作り方

1 豆腐は水けをきって1cm幅に切る。チンゲン菜は葉はざく切り、芯はそぎ切りにする。

2 フライパンにチンゲン菜、もやしを敷き、その上に豆腐と牛肉を交互に並べる。合わせたAを回し入れてふたをし、5分ほど蒸し焼きにする。

3 ふたを外して軽く水けをとばし、器に盛り、混ぜ合わせたBをかける。

point

植物性たんぱく質の豆腐に牛肉を加えて食べごたえをアップ。中華だれをかけて、食欲をそそるメインの一品に。牛肉は脂肪の少ないもも肉を選びましょう。

▶エネルギー … 237kcal
▶たんぱく質 … 16.2g
▶脂質 … 12.2g
▶糖質 … 10.9g
▶食物繊維 … 5.2g
▶塩分 … 1.5g

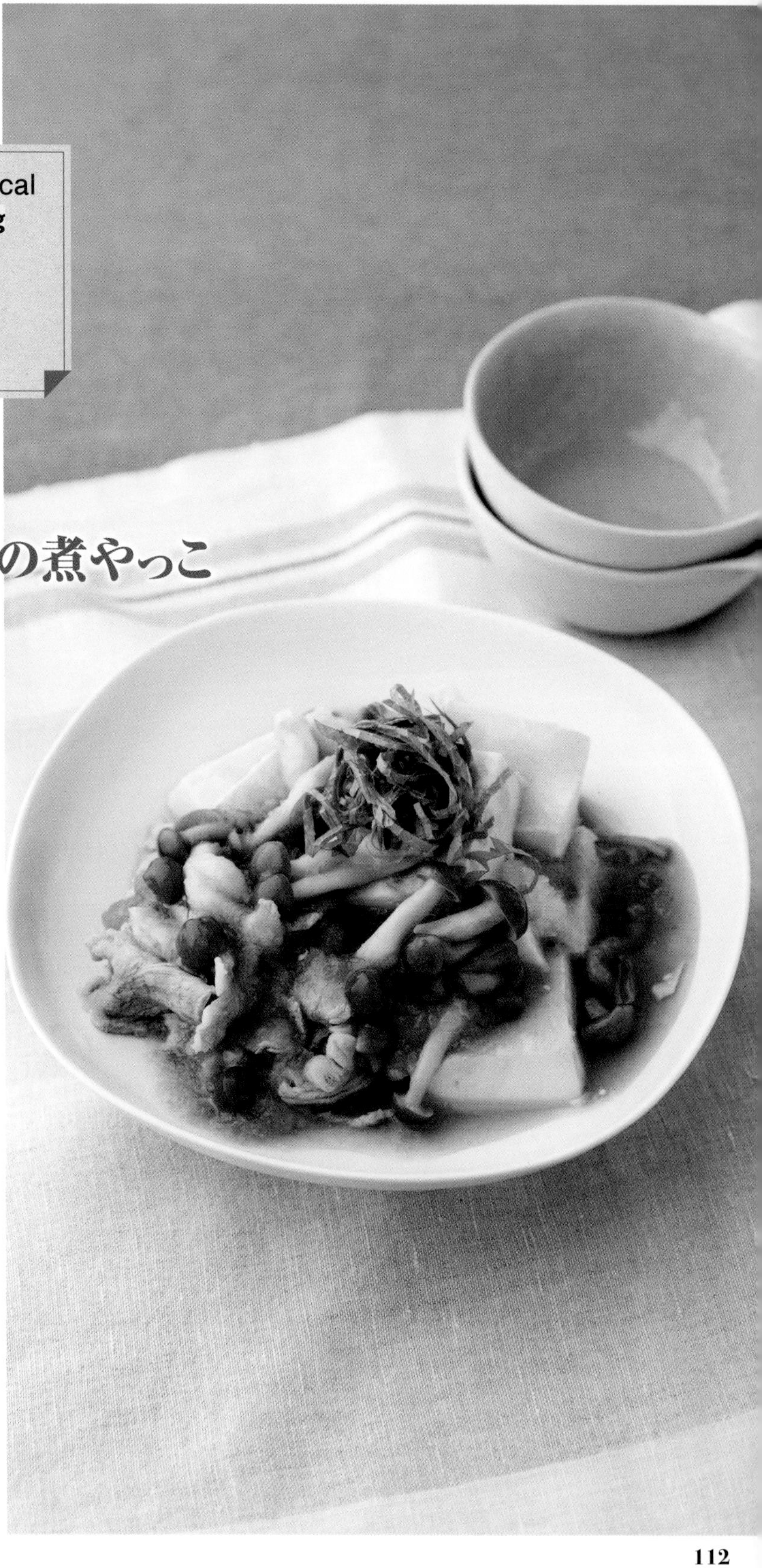

下ゆでして豚肉の脂を落とし、
おろし煮でさっぱりと

きのこと豚しゃぶの煮やっこ

材料(2人分)

絹ごし豆腐……1丁(300g)
豚ロースしゃぶしゃぶ用肉……80g
しめじ、カットなめこ……各1/2パック(各50g)
A 大根おろし……100g
A だし汁……1カップ
A しょうゆ、みりん……各大さじ1
水溶き片栗粉……大さじ1
青じそ(せん切り)……3枚分

作り方

1. 豆腐は水けをきって8等分に切り、しめじは小房に分ける。
2. 鍋に熱湯を沸かし、酒少々(分量外)を加え、豚肉をさっとゆでる。
3. 鍋にAを煮立て、1、2、なめこを加えて煮る。きのこに火が通ったら水溶き片栗粉でとろみをつけ、器に盛り、青じそをのせる。

作りおきOK

冷蔵	冷凍
2日	NG

point

絹ごし豆腐ときのこのさっぱりとしたおろし煮に豚肉をプラスして、食物繊維がしっかりとれるボリューム主菜に。豚肉は下ゆでして、余分な脂を除きます。

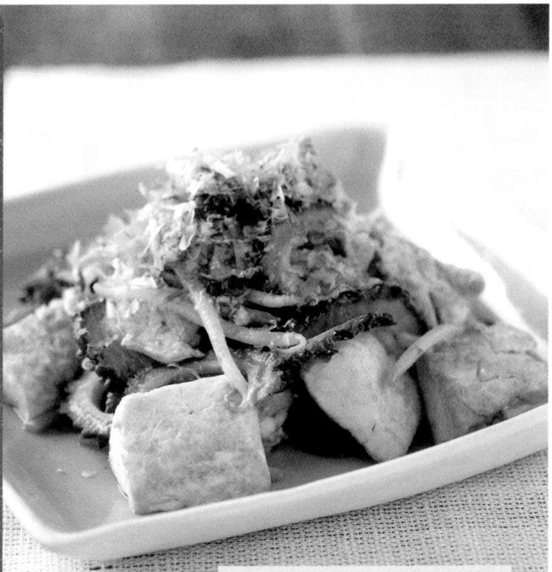

- ▶エネルギー … 175kcal
- ▶たんぱく質 … 9.7g
- ▶脂質 … 12.7g
- ▶糖質 … 3.9g
- ▶食物繊維 … 2.5g
- ▶塩分 … 2.7g

ゴーヤの苦みには
コレステロールを下げる働きが

豆腐とゴーヤの炒めもの

材料（2人分）

- 木綿豆腐……1/2丁（150g）
- ゴーヤ……1/2本（125g）
- サラダ油……大さじ1
- もやし……1/4袋（50g）
- A ［しょうゆ……大さじ1
- A ［塩……小さじ1/3
- 溶き卵……1個分
- かつお節……適量

point

ゴーヤの苦み成分には血糖値やコレステロールを減らしたり、消化を促したりする働きがあります。シンプルな調理で食材の食感や味をしっかり引き立たせた一品です。

作り方

1. ゴーヤは縦半分に切って2～3mm幅の薄切りにして塩もみ（分量外）し、しんなりしたらさっと洗う。
2. 豆腐はしっかりと水きりし、食べやすい大きさに切る。
3. フライパンにサラダ油を熱し、2を炒めて焼き色をつける。水けをきった1、もやしの順に加えて炒める。
4. 3にAを加えて炒め合わせたら、溶き卵をフライパンの端に流し入れる。半熟状になったら全体に混ぜ合わせて器に盛り、かつお節を散らす。

植物性たんぱく質、魚介、緑黄色野菜で
しっかりコレステロール対策

厚揚げと小松菜の海鮮炒め

材料（2人分）

- 厚揚げ……1枚（200g）
- シーフードミックス（冷凍）……100g
- 小松菜……1/2束（100g）
- にんじん……1/3本（50g）
- 玉ねぎ……1/4個（50g）
- ごま油……大さじ1/2
- A ［オイスターソース、酒……各大さじ1
- A ［しょうゆ……大さじ1/2

作りおきOK

冷蔵	冷凍
3日	NG

作り方

1. シーフードミックスは解凍して水けをきる。厚揚げは熱湯を回しかけてひと口大に切る。小松菜は4cm長さのざく切り、にんじんは短冊切り、玉ねぎは1cm幅に切る。
2. フライパンにごま油を中火で熱し、1の玉ねぎ、にんじんを炒め、しんなりとしたら残りの1を加えてさらに炒める。具材に火が通ったら、合わせたAを加えて炒め合わせる。

point

厚揚げにシーフードミックスを加えて、動物性たんぱく質を補給。野菜は栄養価が高く、抗酸化力のある緑黄色野菜の小松菜、にんじんを合わせて。

- ▶エネルギー … 259kcal
- ▶たんぱく質 … 19.6g
- ▶脂質 … 14.5g
- ▶糖質 … 9.7g
- ▶食物繊維 … 2.4g
- ▶塩分 … 2.0g

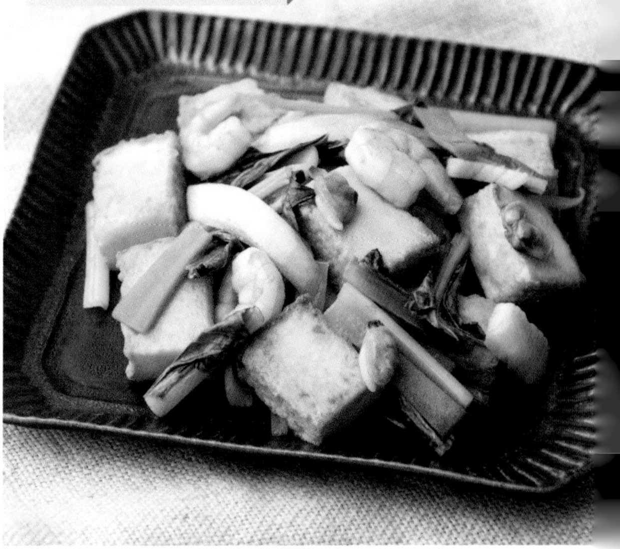

オクラでネバネバ成分をプラス！
肉入りあんかけで満足感のある味わいに

厚揚げのピリ辛オクラあんかけ

作りおきOK
冷蔵 3日
冷凍 NG

材料（2人分）

厚揚げ……1枚（200g）
鶏ももひき肉……80g
オクラ……4本（40g）
しょうが（みじん切り）……1片分
米油、豆板醤……各小さじ1
A ┌ 水……1/2カップ
　│ しょうゆ……大さじ1
　└ 砂糖……小さじ1
水溶き片栗粉……大さじ1

作り方

1 厚揚げは熱湯を回しかけてひと口大に切り、オクラは小口切りにする。

2 フライパンに米油、しょうが、豆板醤を入れて中火にかけ、香りが立ったらひき肉を加えて炒める。

3 肉に火が通ったら1、Aを加えてさっと煮て水溶き片栗粉でとろみをつける。

point

厚揚げは熱湯をかけて油抜きし、ひき肉はできるだけ赤身の多いものを選んで脂質を抑えましょう。オクラの粘り成分に含まれるペクチンにはコレステロールを排出する働きがあります。

▶エネルギー … 237kcal
▶たんぱく質 … 17.7g
▶脂質 … 14.7g
▶糖質 … 7.2g
▶食物繊維 … 1.8g
▶塩分 … 1.9g

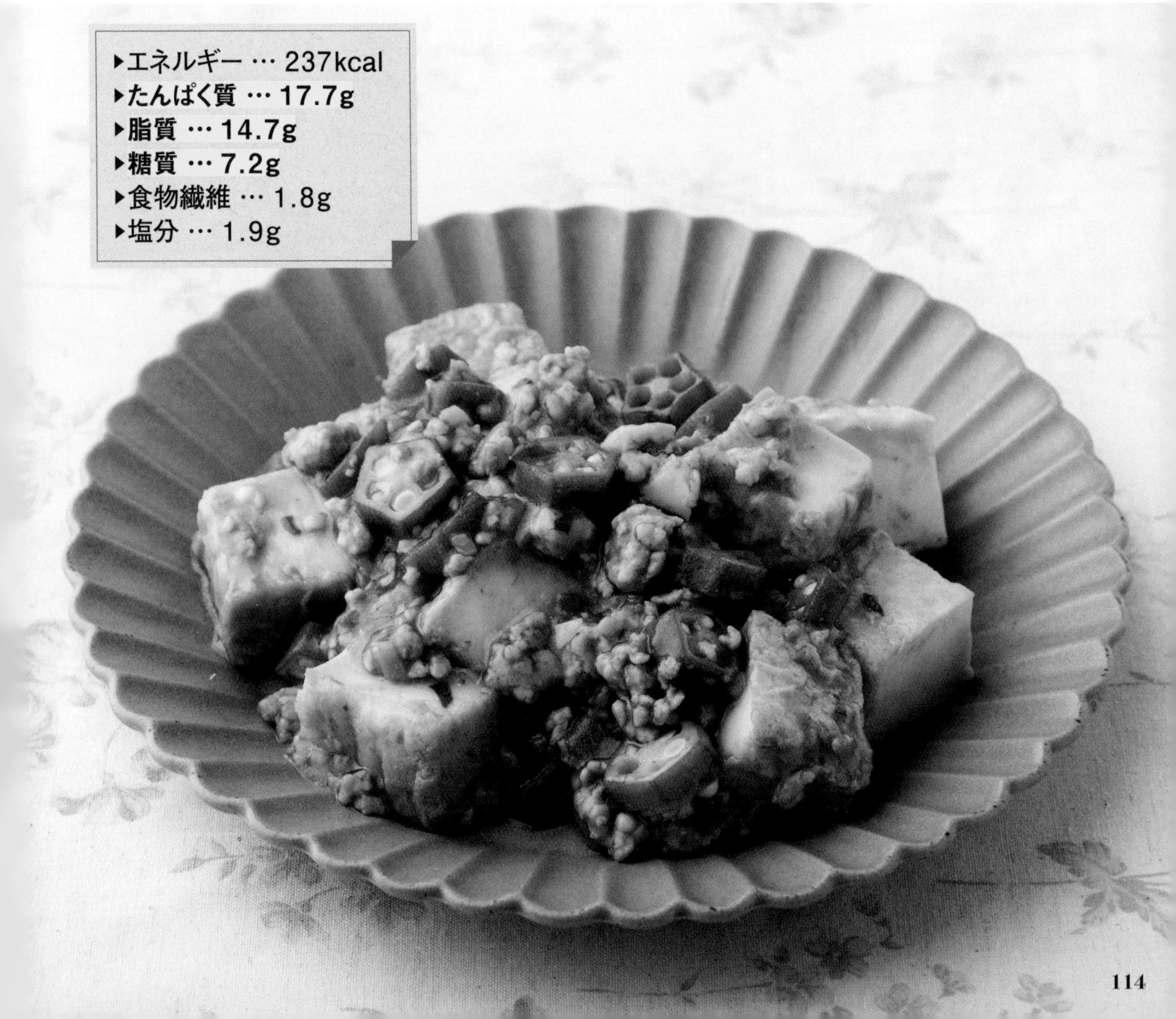

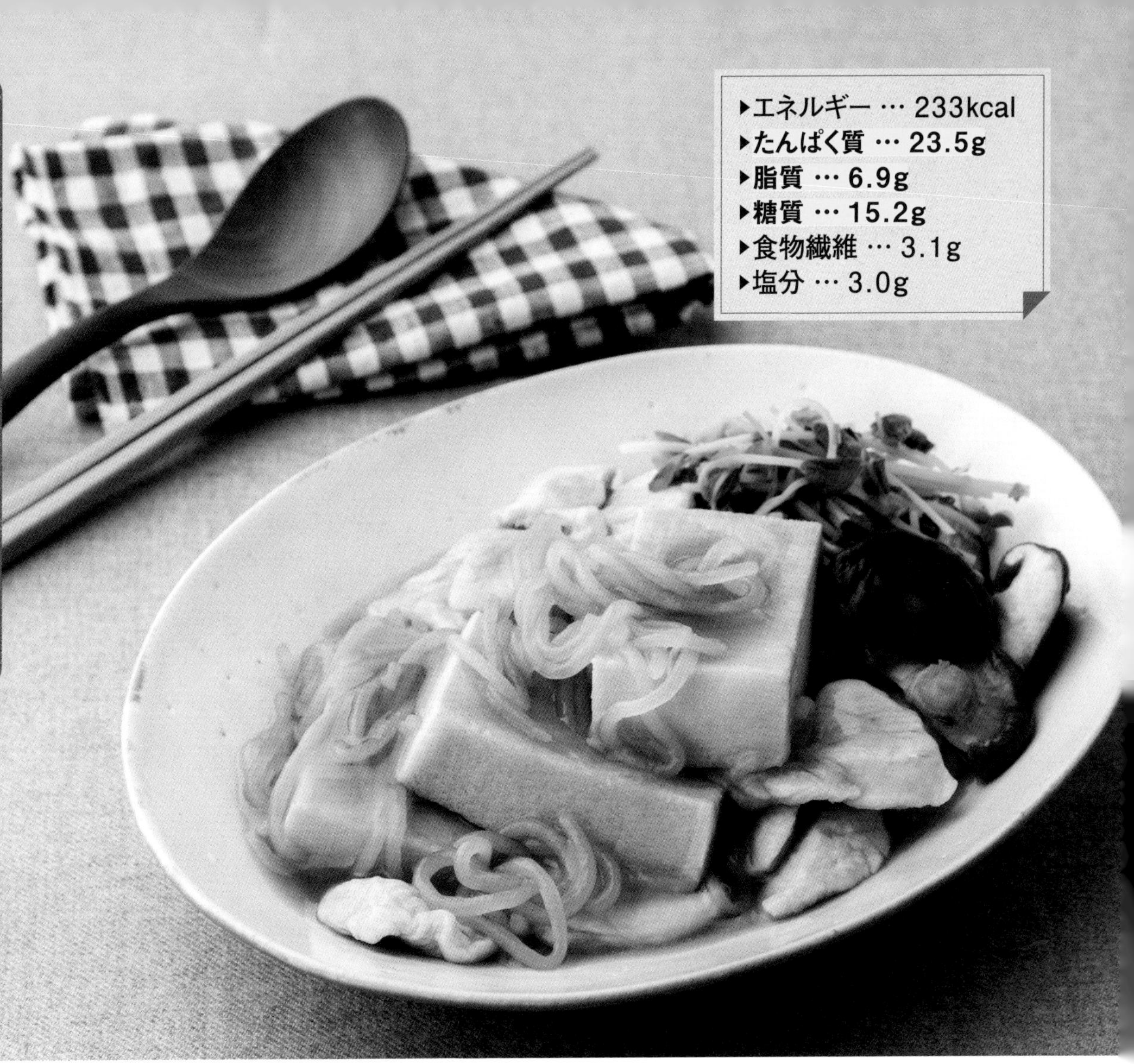

- ▶エネルギー … 233kcal
- ▶たんぱく質 … 23.5g
- ▶脂質 … 6.9g
- ▶糖質 … 15.2g
- ▶食物繊維 … 3.1g
- ▶塩分 … 3.0g

高野豆腐とささみで低脂肪な甘辛すきやき風

高野豆腐とささみのすき煮

作りおきOK

冷蔵	冷凍
3日	NG

材料（2人分）

- 高野豆腐……2枚（40g）
- 鶏ささみ……3本（120g）
- しらたき（アク抜き不要のもの）……1/2袋（100g）
- しいたけ……2枚（30g）
- 片栗粉……適量
- A だし汁……1と1/2カップ
- A しょうゆ……大さじ2
- A みりん、砂糖……各大さじ1
- 豆苗……50g（正味）

作り方

1 高野豆腐は水でもどして水けを絞り、半分に切る。しらたきは食べやすく切り、しいたけは半分のそぎ切りにする。ささみはひと口大のそぎ切りにし、片栗粉を薄くまぶす。

2 鍋にAを煮立て、1のささみを加えて中火で煮る。色が変わったら残りの1を加えてふたをして煮る。具材に火が通ったらふたを外し、半分の長さに切った豆苗を加えてさっと煮る。

point

高野豆腐には大豆たんぱく質に加え、血糖値や中性脂肪値を下げるレジスタントプロテインが含まれています。低脂肪な鶏ささみでたんぱく質を補い、食物繊維豊富なしらたきでさらにかさ増しを。

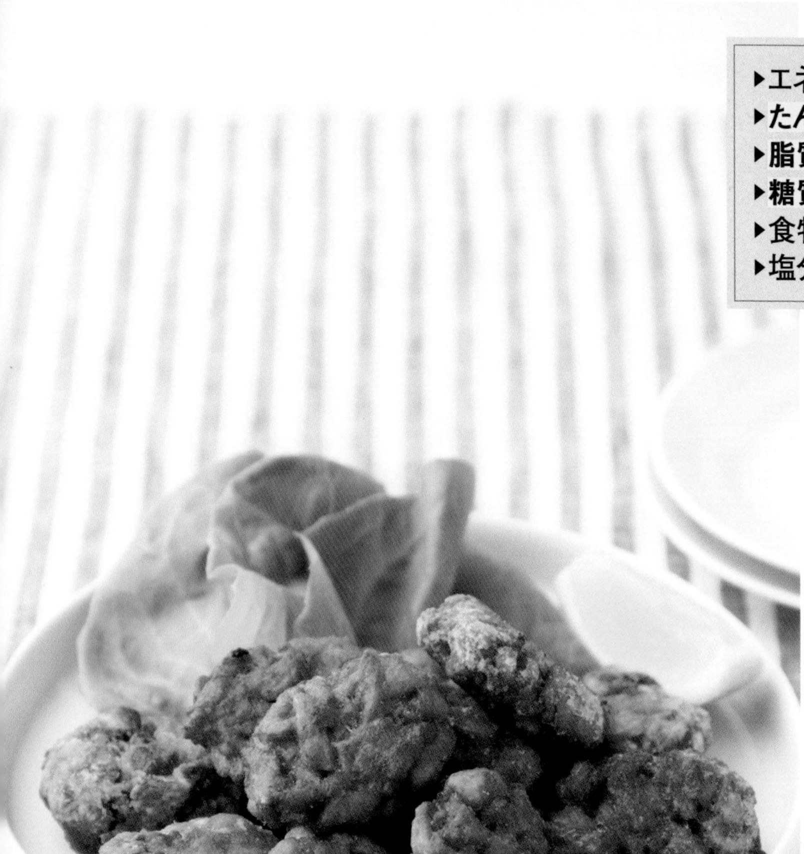

- エネルギー … 227kcal
- たんぱく質 … 10.8g
- 脂質 … 7.7g
- 糖質 … 23.4g
- 食物繊維 … 3.5g
- 塩分 … 2.1g

低エネルギー＆低脂肪が
うれしいヘルシーから揚げ

大豆ミートのから揚げ

材料（2人分）

大豆ミート（乾燥、ブロック）……50g

A
- しょうゆ、酒……各大さじ1と1/2
- おろしにんにく、おろししょうが……各小さじ1

片栗粉……大さじ4
米油……適量
サラダ菜、レモン（くし形切り）……各適量

作り方

1. 大豆ミートは袋の表示時間通りに水でもどし、水けを絞る。
2. ボウルにAを混ぜ合わせ、1を加えて汁けがなくなるまでもみ込む。片栗粉を加えて混ぜ、ひと口大に成形する。
3. フライパンに多めの米油を中火で熱し、2をこんがりと揚げ焼きにする。器に盛り、サラダ菜とレモンを添える。

作りおきOK

冷蔵	冷凍
3日	2週間

point

大豆ミートを使用した植物性たんぱく質のから揚げ。肉よりもエネルギー、脂質を抑えられ、さらに揚げる時間も短縮できます。

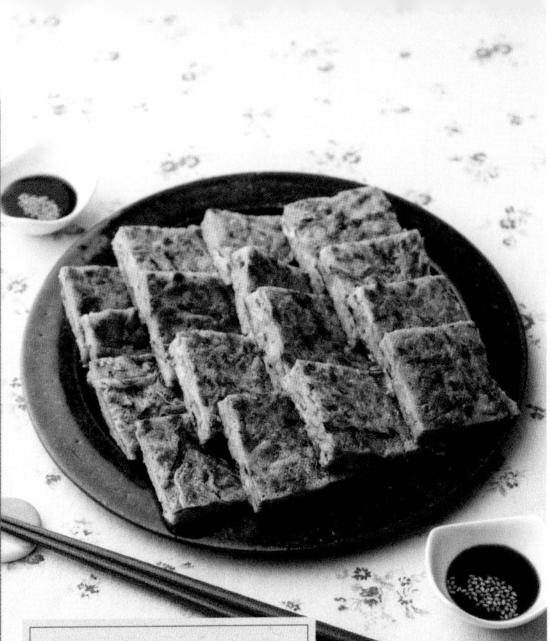

▶エネルギー … 424kcal
▶たんぱく質 … 17.8g
▶脂質 … 17.0g
▶糖質 … 45.5g
▶食物繊維 … 5.0g
▶塩分 … 2.6g

納豆とキムチで腸活＆免疫力アップ！

納豆キムチチヂミ

材料（2人分）

納豆 …… 2パック（80g）
豚もも薄切り肉 …… 50g
白菜キムチ …… 80g
にら …… 30g
A
- 溶き卵 …… 1個分
- 小麦粉 …… 70g
- 片栗粉 …… 30g
- 水 …… 大さじ4

ごま油 …… 大さじ1
B
- 酢、しょうゆ … 各大さじ1
- いりごま（白） … 小さじ1

作りおきOK

冷蔵	冷凍
3日	2週間

作り方

1 豚肉は粗く刻み、にらは4cm長さに切る。キムチは粗みじん切りにする。

2 ボウルにAを混ぜ合わせ、1、納豆を加えてさっくりと混ぜる。

3 フライパンにごま油を中火で熱し、2を流し入れて両面こんがりと焼く。食べやすく切って器に盛り、混ぜ合わせたBを添える。

point

チヂミの生地に、納豆と赤身の多い豚もも肉を混ぜて、脂質を抑えてたんぱく質を補給。発酵食品の納豆とキムチは善玉菌を増やして腸内環境を整えます。

大豆と鶏ひき肉で高たんぱく質、低脂質の一品

大豆と豆乳のロールキャベツ

材料（2人分）

大豆（水煮） …… 60g
鶏ひき肉 …… 100g
キャベツ …… 4枚（200g）
にんじん …… 1/4本（40g）
玉ねぎ …… 1/6個（30g）
A
- 溶き卵 …… 1/2個分
- パン粉 …… 大さじ2
- 塩、こしょう …… 各少々

小麦粉 …… 適量
B
- 無調整豆乳 …… 1と1/2カップ
- だし汁 …… 3/4カップ
- しょうゆ …… 大さじ1
- 塩 …… 小さじ1/2

作りおきOK

冷蔵	冷凍
3日	NG

作り方

1 キャベツは熱湯でさっとゆで、水けをきって芯を削ぎ、削いだ部分は玉ねぎ、にんじんとともにみじん切りにする。

2 ボウルに大豆を入れて粗くつぶし、ひき肉、A、みじん切りにした野菜を加えて練り混ぜ、4等分の俵形に成形する。

3 1のキャベツを広げて小麦粉をふり、2をのせて巻き、端を中に入れ込む。全部で4個作る。

4 鍋にBを温め、3を加えて落としぶたをし、弱火で火が通るまで煮る。

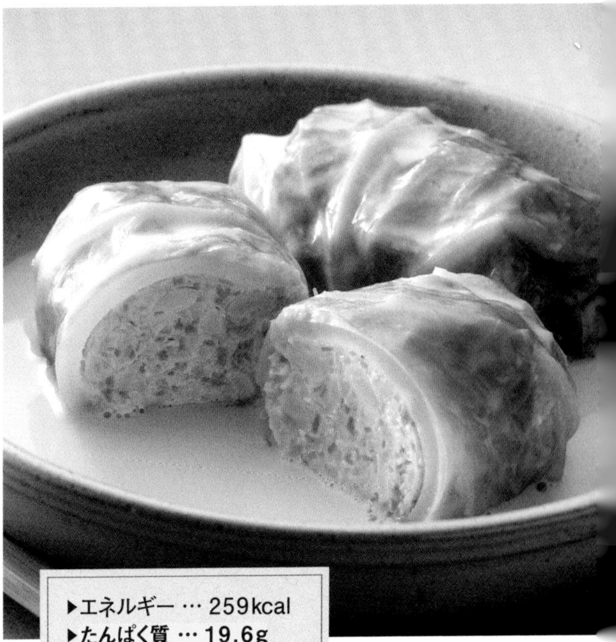

▶エネルギー … 259kcal
▶たんぱく質 … 19.6g
▶脂質 … 11.8g
▶糖質 … 15.7g
▶食物繊維 … 4.7g
▶塩分 … 3.4g

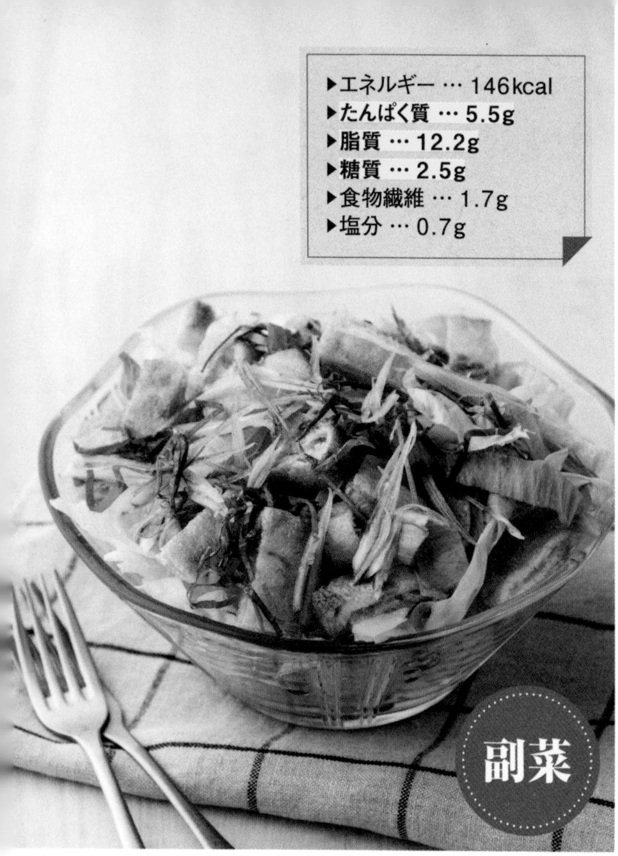

▶エネルギー … 146kcal
▶たんぱく質 … 5.5g
▶脂質 … 12.2g
▶糖質 … 2.5g
▶食物繊維 … 1.7g
▶塩分 … 0.7g

副菜

体にいいα-リノレン酸豊富な
アマニ油を使用

油揚げと香味野菜のサラダ

材料（2人分）

油揚げ ……… 2枚（40g）
レタス ……… 4枚（160g）
みょうが ……… 2個（40g）
青じそ ……… 5枚
A［ポン酢しょうゆ、アマニ油 ……… 各大さじ1

作り方

1 油揚げはオーブントースターでこんがりと焼き、短冊切りにする。

2 レタスは1cm幅の細切り、青じそ、みょうがはせん切りにする。

3 1、2を合わせて器に盛り、混ぜ合わせたAをかける。

作りおきOK

冷蔵	冷凍
2日（ドレッシングと野菜は別で保存）	NG

point

必須脂肪酸のα-リノレン酸を豊富に含むアマニ油をドレッシングに使用。α-リノレン酸はDHA、EPAと同じオメガ3脂肪酸で、コレステロールや中性脂肪対策に同様の効果が期待できます。

コロコロと食感のいい大豆と
ミネラル豊富なひじきを合わせて

大豆とひじきのサラダ

材料（2人分）

大豆（水煮） ……… 100g
芽ひじき（乾燥） ……… 8g
きゅうり ……… 1/2本（50g）
にんじん ……… 1/4本（40g）
塩 ……… 少々
A［酢 ……… 大さじ1
しょうゆ、砂糖、ごま油 ……… 各小さじ1
塩 ……… 小さじ1/4

作り方

1 ひじきは水でもどし、水けを絞る。きゅうり、にんじんはせん切りにして塩をふり、しばらくおいて水けを絞る。

2 ボウルにAを混ぜ合わせ、1、大豆を加えて混ぜる。

作りおきOK

冷蔵	冷凍
3日	NG

point

血中コレステロールの調整に役立つ大豆と、余分な脂質などを排出する食物繊維を含むひじきを合わせたさっぱりサラダ。大豆がコロコロとして噛みごたえもあり、満足感のある副菜です。

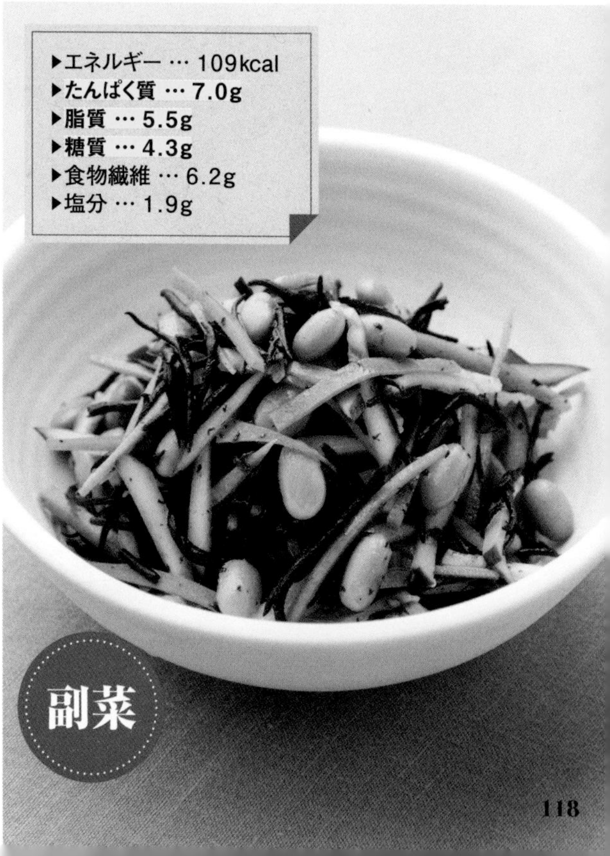

▶エネルギー … 109kcal
▶たんぱく質 … 7.0g
▶脂質 … 5.5g
▶糖質 … 4.3g
▶食物繊維 … 6.2g
▶塩分 … 1.9g

副菜

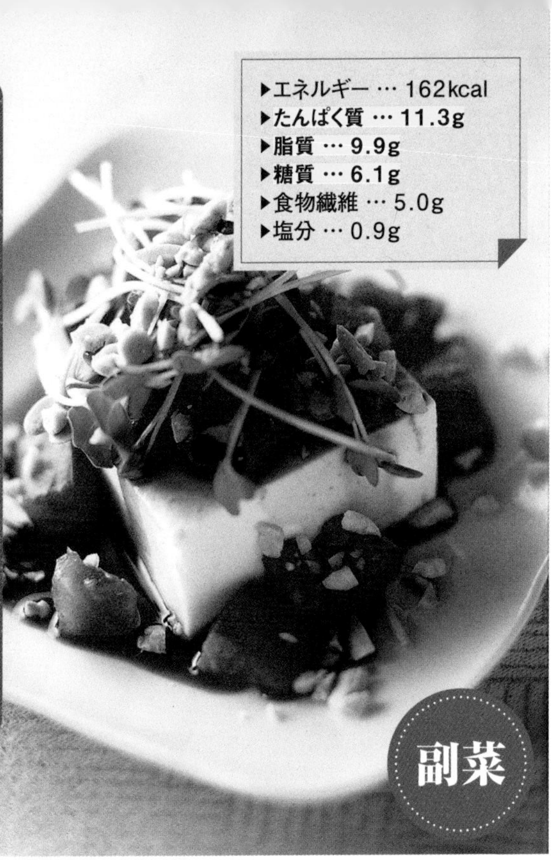

- ▶エネルギー … 162kcal
- ▶たんぱく質 … 11.3g
- ▶脂質 … 9.9g
- ▶糖質 … 6.1g
- ▶食物繊維 … 5.0g
- ▶塩分 … 0.9g

豆腐、トマト、ピーナッツの
コレステロール対策に有効な組み合わせ

変わり冷ややっこ

材料（2人分）

絹ごし豆腐……1丁（300g）
トマト……1/3個（70g）
貝割れ大根……1/2パック（50g）
ピーナッツ（素焼き）……20g
しょうゆ……適量

作り方

1 豆腐は水きりして半分に切る。

2 トマトは種を除いて1cm角に切る。ピーナッツは包丁で粗く刻む。

3 器に1を盛り、トマト、貝割れ大根をのせてピーナッツを散らし、しょうゆをかける。

point

冷蔵庫にある食材で、いつもの冷ややっこを一気にグレードアップ。トマトのくり抜いた中身は、ドレッシングや汁ものに使うのがおすすめです。

良質な脂質を含む練りごまのコクで、
味わい深く

アスパラとあさりの白あえ

材料（2人分）

木綿豆腐……1/2丁（150g）
あさり缶（水煮）……40g
グリーンアスパラガス……4本（80g）
にんじん……1/4本（40g）
A
練りごま（白）……大さじ2
すりごま（白）、砂糖……各大さじ1
白みそ……小さじ2
しょうゆ……小さじ1
塩……少々

作り方

1 豆腐はペーパータオルに包んで耐熱容器にのせ、電子レンジで1分30秒加熱して冷ます。

2 アスパラガスは4cm長さに切る。にんじんは短冊切りにし、ともに塩ゆでして冷ます。

3 ボウルに1、Aを入れて泡立て器でよく混ぜ合わせ、2、缶汁をきったあさり缶を加えてあえる。

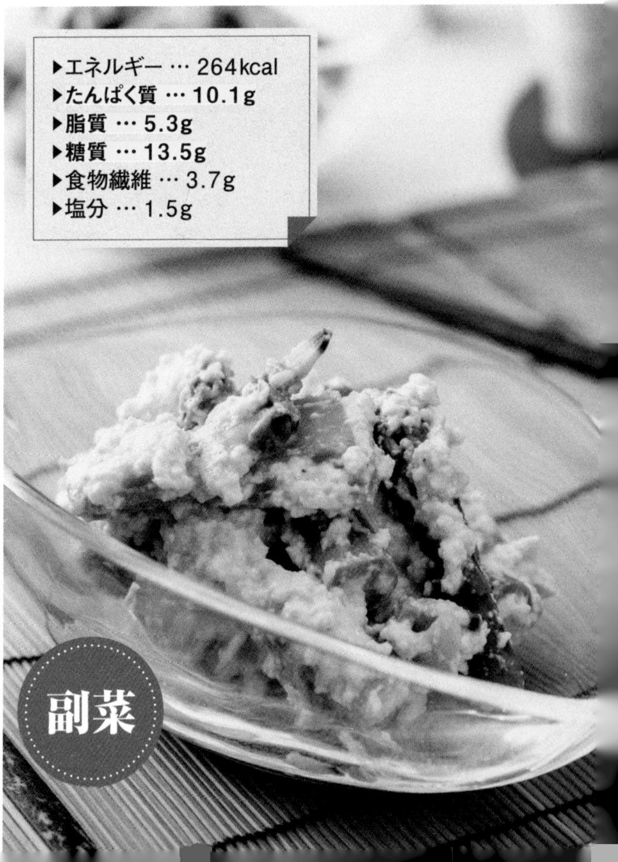

- ▶エネルギー … 264kcal
- ▶たんぱく質 … 10.1g
- ▶脂質 … 5.3g
- ▶糖質 … 13.5g
- ▶食物繊維 … 3.7g
- ▶塩分 … 1.5g

point

あさりとアスパラガスを使った、疲れたときにぴったりな疲労回復おかず。あさりは簡単に調理ができる缶詰を使いましょう。

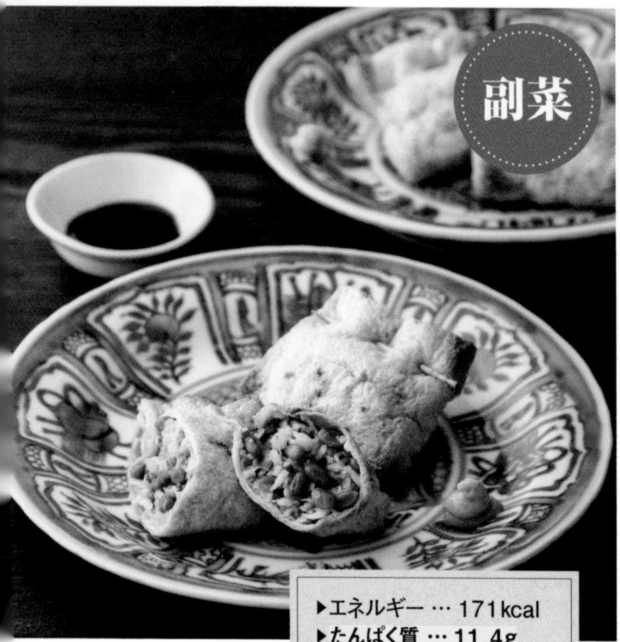

袋の中にはたっぷりキャベツと納豆入り！
2種の大豆製品を使ったヘルシーおかず

納豆とキャベツのきつね焼き

材料（2人分）

納豆……2パック（80g）
油揚げ……2枚（40g）
キャベツ……3枚（150g）
塩……少々
A［しょうゆ……小さじ2
　練り辛子……適量

作り方

1 キャベツはせん切りにして塩をふり、しばらくおいて水けを絞る。油揚げは半分に切って袋状に広げる。

2 ボウルに1のキャベツ、納豆を入れて混ぜる。油揚げに4等分に詰め、つま楊枝でとめる。

3 2をオーブントースターでこんがりと焼き色がつくまで焼く。器に盛り、Aを添える。

作りおきOK

冷蔵	冷凍
3日	2週間

▶エネルギー … 171kcal
▶たんぱく質 … 11.4g
▶脂質 … 10.3g
▶糖質 … 6.1g
▶食物繊維 … 4.1g
▶塩分 … 1.1g

point

納豆と油揚げの2種の大豆製品を使った低脂質、高たんぱく質なヘルシーおかず。キャベツは塩もみしてかさを減らすことで、たっぷりと食べられます。

長いもが入ってもっちもち！
水溶性、不溶性ともに食物繊維がたっぷり

枝豆入りもっちり卵の花

材料（2人分）

生おから……100g
長いも（すりおろし）
……30g（正味）
しいたけ……2枚（30g）
にんじん……1/4本（40g）
枝豆（冷凍・さやなし）
……40g
A［だし汁……1カップ
　しょうゆ、みりん
　……各小さじ2

作り方

1 しいたけは薄切りに、にんじんは3cm長さの細切りにする。枝豆は解凍する。

2 鍋にAを煮立て、1を加えて弱火で5分ほど煮る。

3 2に長いも、おからを加え、混ぜながら汁けがなくなるまで煮る。

作りおきOK

冷蔵	冷凍
3日	2週間

point

おからは大豆由来のたんぱく質を含み、食物繊維も豊富。枝豆も加えてたんぱく質たっぷりの副菜に。長いもには、血糖値の上昇を抑える水溶性食物繊維が含まれています。

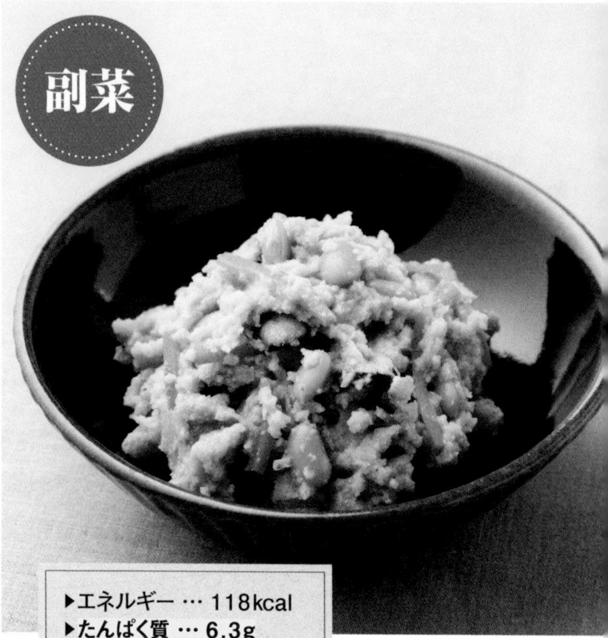

▶エネルギー … 118kcal
▶たんぱく質 … 6.3g
▶脂質 … 3.2g
▶糖質 … 10.4g
▶食物繊維 … 8.4g
▶塩分 … 1.0g

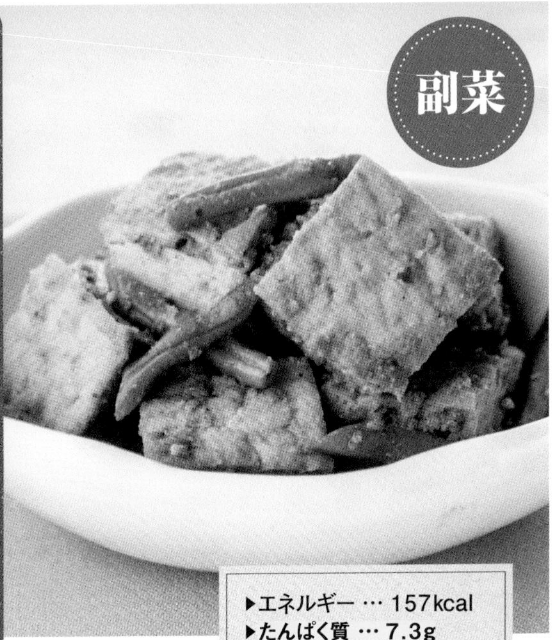

▶エネルギー … 157kcal
▶たんぱく質 … 7.3g
▶脂質 … 8.1g
▶糖質 … 11.2g
▶食物繊維 … 1.3g
▶塩分 … 1.9g

ピリ辛の刺激で体を温めて

厚揚げといんげんのピリ辛ごま煮

材料（2人分）

厚揚げ……1/2枚（100g）
さやいんげん……4本（25g）
A
- 鶏がらスープ……1カップ
- しょうゆ、みりん、砂糖……各大さじ1
- 豆板醤……小さじ1

すりごま（白）……大さじ1と1/2

作り方

1 厚揚げは熱湯をかけて油抜きし、8等分に切る。さやいんげんは斜め4等分に切る。

2 鍋に合わせたAを煮立て、1を加えてふたをし、15分ほど汁けがなくなるまで煮る。

3 2にすりごまを加えて混ぜ合わせる。

作りおきOK

冷蔵	冷凍
3日	NG

point

すりごまのコクで豆板醤の刺激をやわらげ、辛いのが苦手な人でも食べやすい味わいに。厚揚げはしっかり油抜きをしてエネルギーを抑え、味をしみ込みやすくしましょう。

トリプルたんぱく質でボリューム満点

豆腐入りおかず茶碗蒸し

材料（2人分）

絹ごし豆腐……1/3丁（100g）
ほうれん草……1/5束（40g）
干ししいたけ……2枚
A
- 溶き卵……2個分
- 干ししいたけのもどし汁……1/2カップ
- しょうゆ……小さじ2
- みりん……小さじ1
- 塩……少々

B
- だし汁……1/2カップ
- しょうゆ……小さじ2
- みりん……小さじ1

鶏ひき肉……60g
水溶き片栗粉……適量

作り方

1 豆腐は水けをきってくずす。ほうれん草はゆでて水けを絞り、ざく切りにする。干ししいたけはもどして薄切りにする。Aはよく混ぜ合わせてこす。

2 耐熱容器に1の具材を等分に入れてAを加え、アルミホイルをかぶせる。フライパンに布巾を敷いて耐熱容器をおき、容器の半分の高さまで水を注ぎ、中火にかける。

3 沸騰したら弱火にしてふたをし、7分ほど加熱する。火を止めてそのまま10分ほど蒸らす。

4 鍋にBを煮立て、ひき肉を加えてひと煮立ちさせ、水溶き片栗粉でとろみをつけて3にかける。

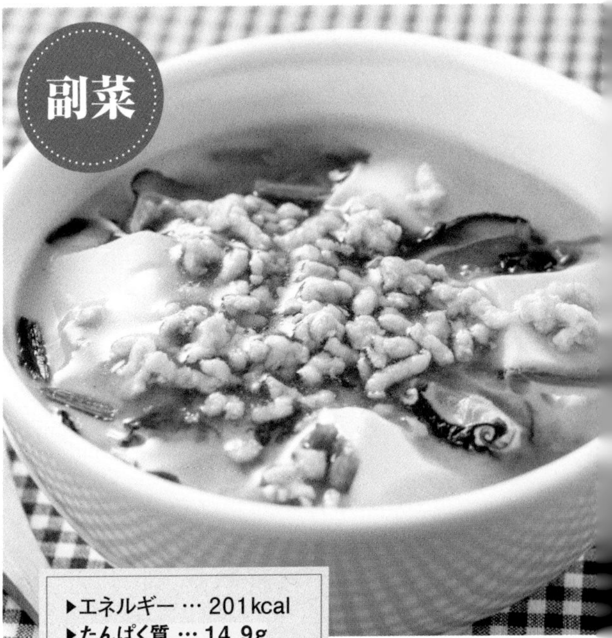

▶エネルギー … 201kcal
▶たんぱく質 … 14.9g
▶脂質 … 10.2g
▶糖質 … 9.8g
▶食物繊維 … 2.1g
▶塩分 … 2.3g

COLUMN 2

調味料選びのコツと野菜がとれる低脂質ソース

脂質を控えた料理を作るとき、食材選びとともに気をつけたいのが味つけ。ここではコレステロール対策に役立つ調味料と、低脂質で食物繊維もとれるたれのレシピを紹介します。

▼賢い調味料選びのコツ

マヨネーズやめんつゆ、焼き肉のたれなどの調味料は簡単に味つけが決まり、料理にコクやうまみをプラスしてくれる便利な食品。近年ではコレステロールゼロタイプや、減塩タイプ、糖質オフタイプなど、健康に配慮した商品も広く浸透してきました。

また油は、オリーブ油やごま油、米油のほか、加熱せずにそのままかけて使うタイプのアマニ油もおすすめ。アマニ油はα-リノレン酸が豊富で、血栓を防いで血液をサラサラにする働きがあります。

砂糖を選ぶときは精製度の低い、茶色いものを選ぶとよいでしょう。GI値が比較的低いので、血糖値の急激な上昇を抑えられます。また、白砂糖にはないミネラルを含むのも特徴です。

調味料を上手に使って、無理なくコレステロールを減らしましょう。

コレステロール対策におすすめの調味料

コレステロールを減らすのに役立つ調味料を紹介。使用頻度の高いものから変えていくとよいでしょう。

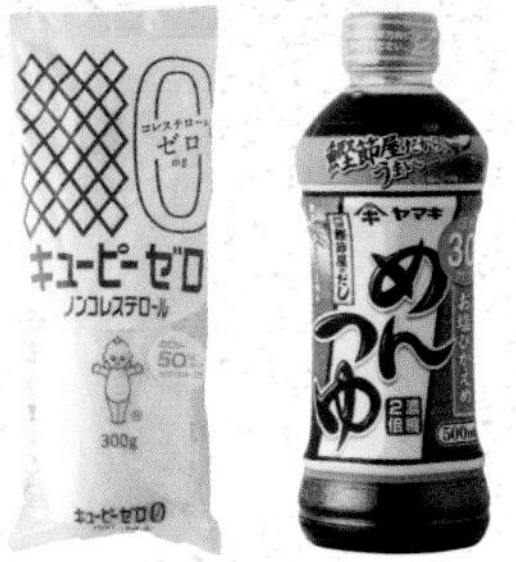

▸コレステロールゼロ、減塩タイプの調味料

うまみやコクはほぼ変わらず、通常の商品よりも脂質、塩分を控えられる。

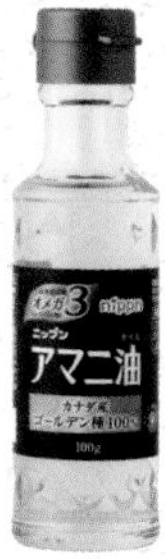

▸α-リノレン酸が豊富な油

中性脂肪を減らすのに役立つ。熱に弱いのでサラダなどにかけて。

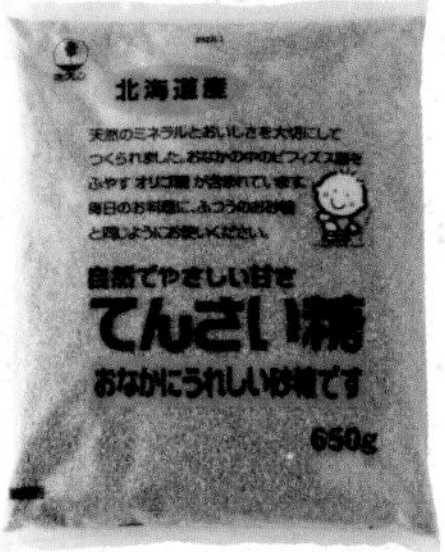

▸精製度の低い砂糖

上白糖よりも血糖値の上昇をゆるやかにする。オリゴ糖を含むものは腸の働きをよくする。

野菜がとれる低脂質ソース

手作りのたれで脂質・塩分をオフ

ドレッシングは市販のものもよいですが、手作りの方が油の量を調整できておすすめです。野菜を加えれば不足しがちな食物繊維も補えて、主菜や副菜などにかけて幅広く使えるので、料理の幅が広がります。

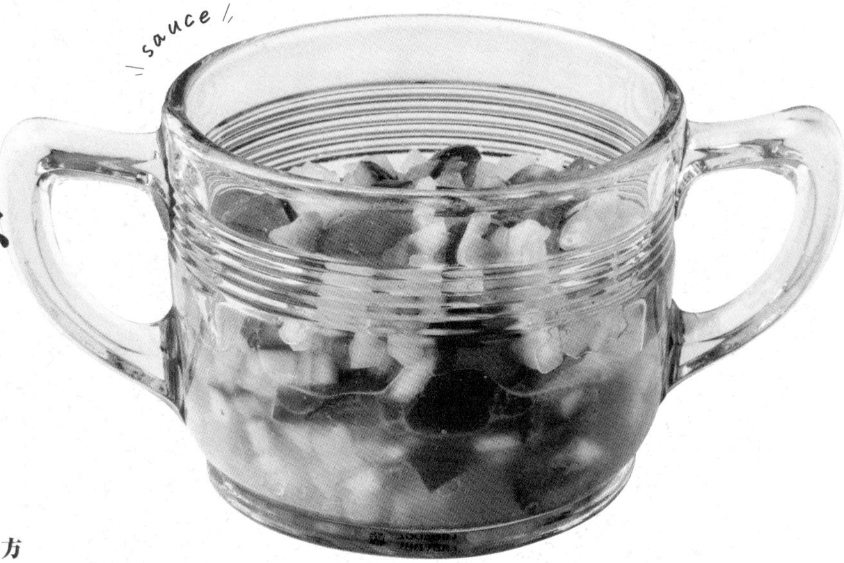

明るい彩りには
抗酸化ビタミンがたっぷり

刻み野菜のカラフルソース

全量

- ▶エネルギー … 159kcal
- ▶たんぱく質 … 0.9g
- ▶脂質 … 13.7g
- ▶糖質 … 6.7g
- ▶食物繊維 … 1.7g
- ▶塩分 … 1.5g

材料（作りやすい分量）

トマト……1/4個（50g）
パプリカ（黄）……1/4個（40g）
きゅうり…1/3本（30g）
玉ねぎ……1/6個（30g）
A［オリーブ油、レモン汁……各大さじ1
塩……小さじ1/4
こしょう……少々］

作り方

1 トマトは種を除いて角切りにする。パプリカ、きゅうり、玉ねぎは粗みじん切りにし、玉ねぎは水にさらしてから水けを絞る。

2 ボウルにAを混ぜ合わせ、1を加えて混ぜて味をなじませる。

作りおきOK

冷蔵	冷凍
2日	NG

こんな料理におすすめ

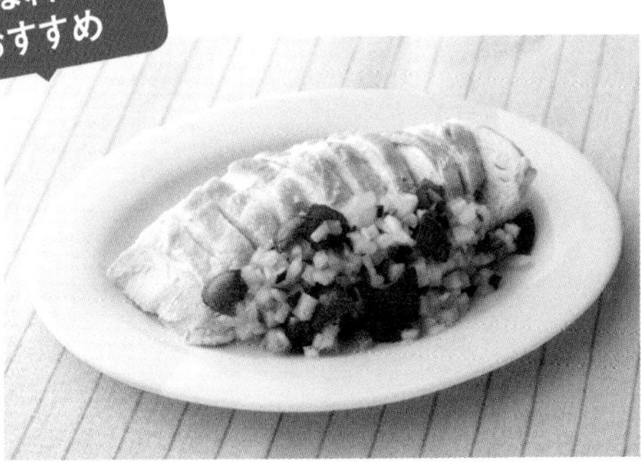

蒸し鶏のにらだれがけ

（89ページ）

にらだれの代わりにかけると、抗酸化ビタミンがしっかりとれるヘルシーな主菜に。牛しゃぶのおかずサラダ（95ページ）にもよく合います。

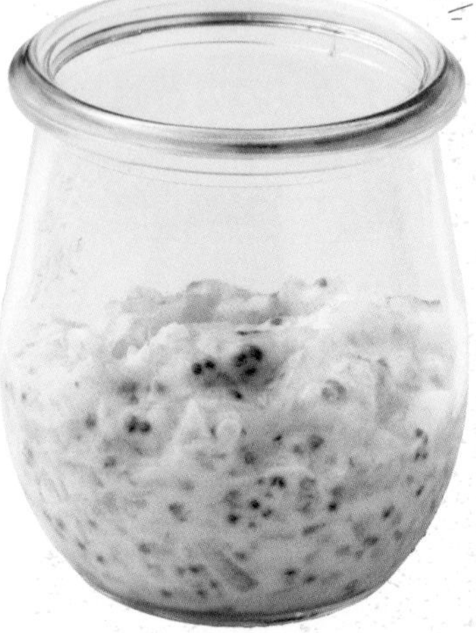

酸味のバランスがちょうどいい

玉ねぎのヨーグルトソース

全量
- ▶エネルギー … 75kcal
- ▶たんぱく質 … 2.8g
- ▶脂質 … 3.6g
- ▶糖質 … 7.2g
- ▶食物繊維 … 0.7g
- ▶塩分 … 2.2g

作りおきOK

冷蔵	冷凍
3日	NG

材料(作りやすい分量)

玉ねぎ……1/4個(50g)
A
- プレーンヨーグルト……大さじ3
- 粒マスタード……大さじ1
- 塩……小さじ1/4

作り方

1 玉ねぎは粗みじん切りにし、耐熱容器に入れてふんわりとラップをして電子レンジで40秒ほど加熱し、粗熱をとる。

2 ボウルにAを混ぜ合わせ、1を加えて混ぜる。

こんな料理におすすめ

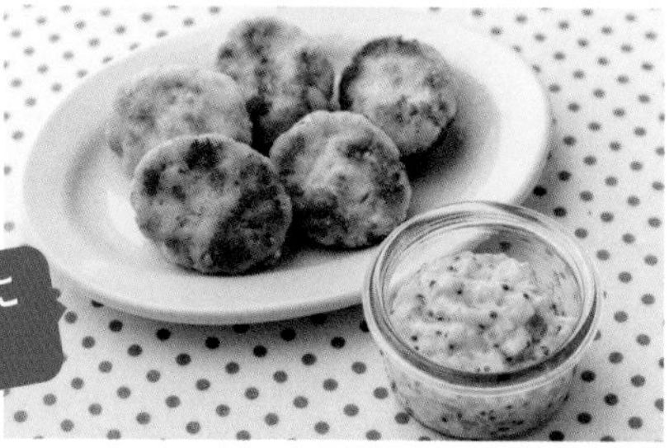

おからナゲット
(69ページ)

マスタードとヨーグルトの酸味が、油を使った料理と相性◎。酢に含まれるクエン酸には、脂肪を分解する働きがあります。

食物繊維が補える和風ソース

オクラの梅ソース

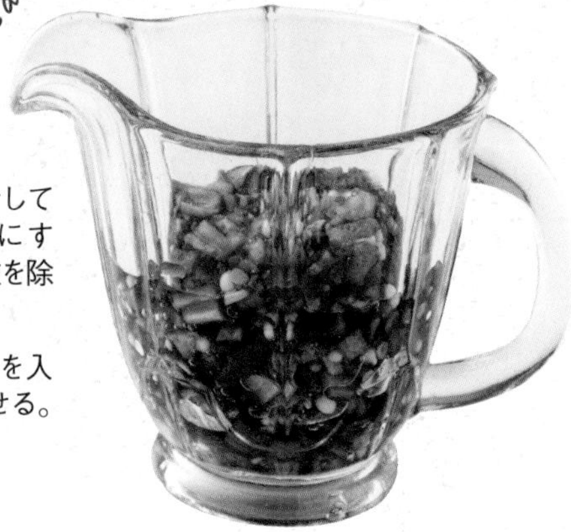

全量
- ▶エネルギー … 79kcal
- ▶たんぱく質 … 3.8g
- ▶脂質 … 0.2g
- ▶糖質 … 13.4g
- ▶食物繊維 … 3.1g
- ▶塩分 … 5.2g

材料(作りやすい分量)

オクラ……5本(40g)
梅干し……3個(30g)
A
- めんつゆ(3倍濃縮)……大さじ2
- 酢……大さじ1
- かつお節……1袋(2g)

作り方

1 オクラは塩ゆでして粗みじん切りにする。梅干しは種を除いてたたく。

2 ボウルにA、1を入れて混ぜ合わせる。

こんな料理におすすめ

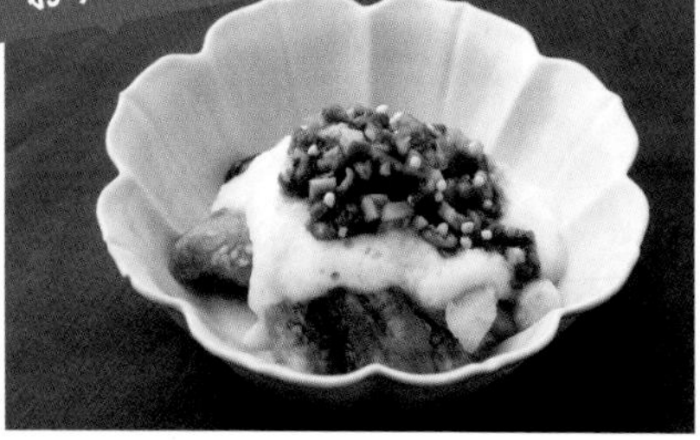

焼きなすのとろろがけ
(61ページ)

粘りのあるオクラと酸味のある梅干しが、和食の献立によく合います。とろろをのせた焼きなすにかけると、食物繊維がたっぷりとれる副菜に。

PART 3

あと一品ほしいときの副菜の簡単おかず

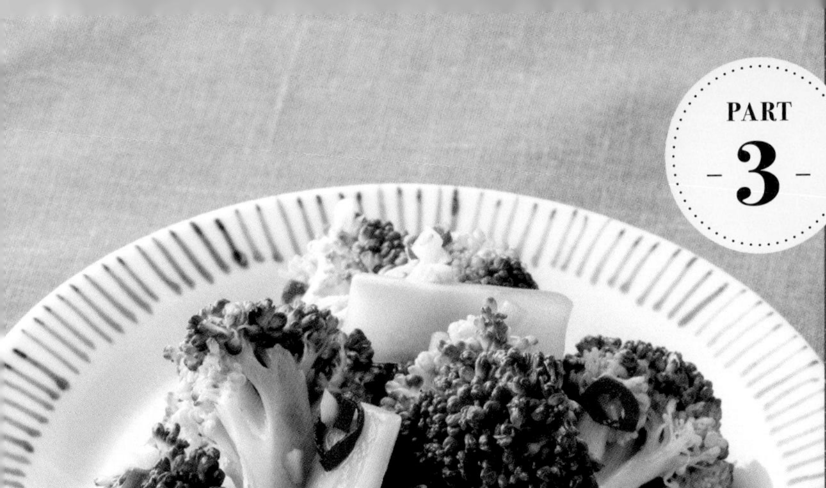

献立を組み立てるとき、1品または2品加えたいサブおかず。食物繊維や抗酸化ビタミン、ミネラルなど余分なコレステロール&中性脂肪を減らすのに役立つ栄養素が補えます。

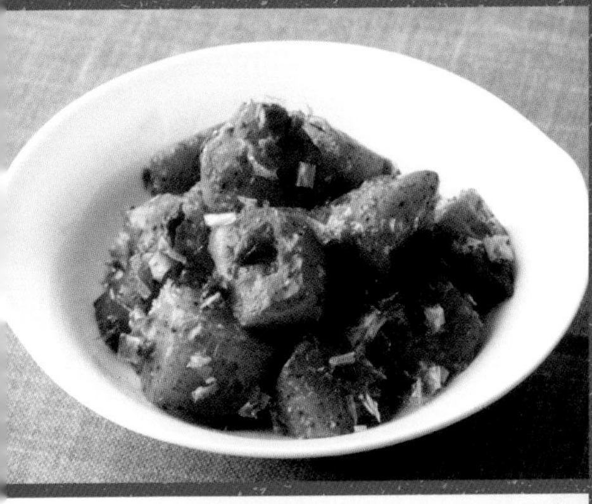

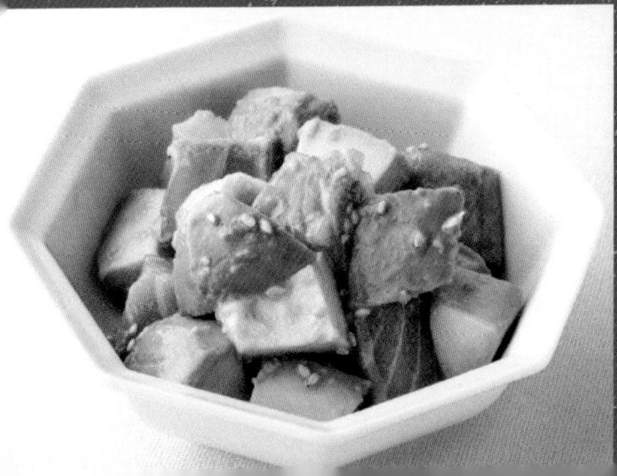

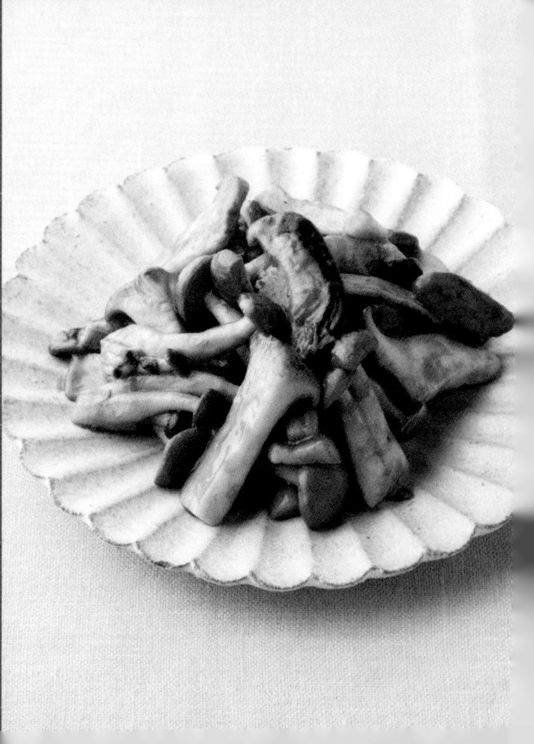

野菜のおかず

さまざまな効能があり、脂質異常症などの生活習慣病予防にも効果的な野菜。栄養素は野菜によって異なるので組み合わせて1日350g以上とると栄養素をまんべんなく摂取できます。

メリット1

食物繊維がとれる

「水溶性食物繊維」「不溶性食物繊維」の両方を含有。水溶性食物繊維は余分なコレステロールを吸着して体外に排出し、不溶性食物繊維は腸を刺激して、腸内環境を整えます。

メリット2

抗酸化ビタミンがとれる

多くの野菜に含まれているビタミンA・C・E（エース）は活性酸素を除去する抗酸化作用があります。超悪玉コレステロールが活性酸素によって酸化するのを防ぎます。

メリット3

ミネラルがとれる

体の生理機能を円滑にする微量栄養素。コレステロールや中性脂肪値を正常に保つ、動脈硬化を予防する役割も。いろいろな野菜を組み合わせてバランスよく摂取しましょう。

野菜の食べ方のコツ

- 1日350g以上を目標にする
- 糖質の多い野菜は控えめに
- 加熱してかさを減らし、たっぷりとる

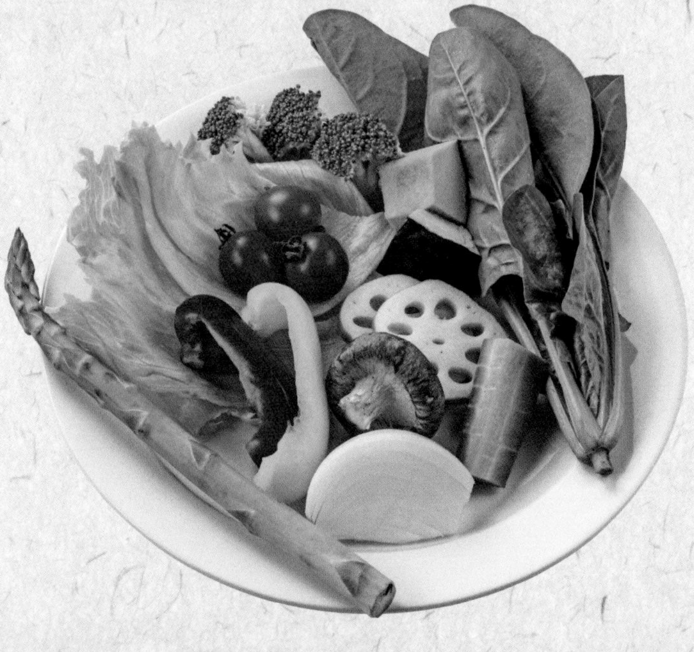

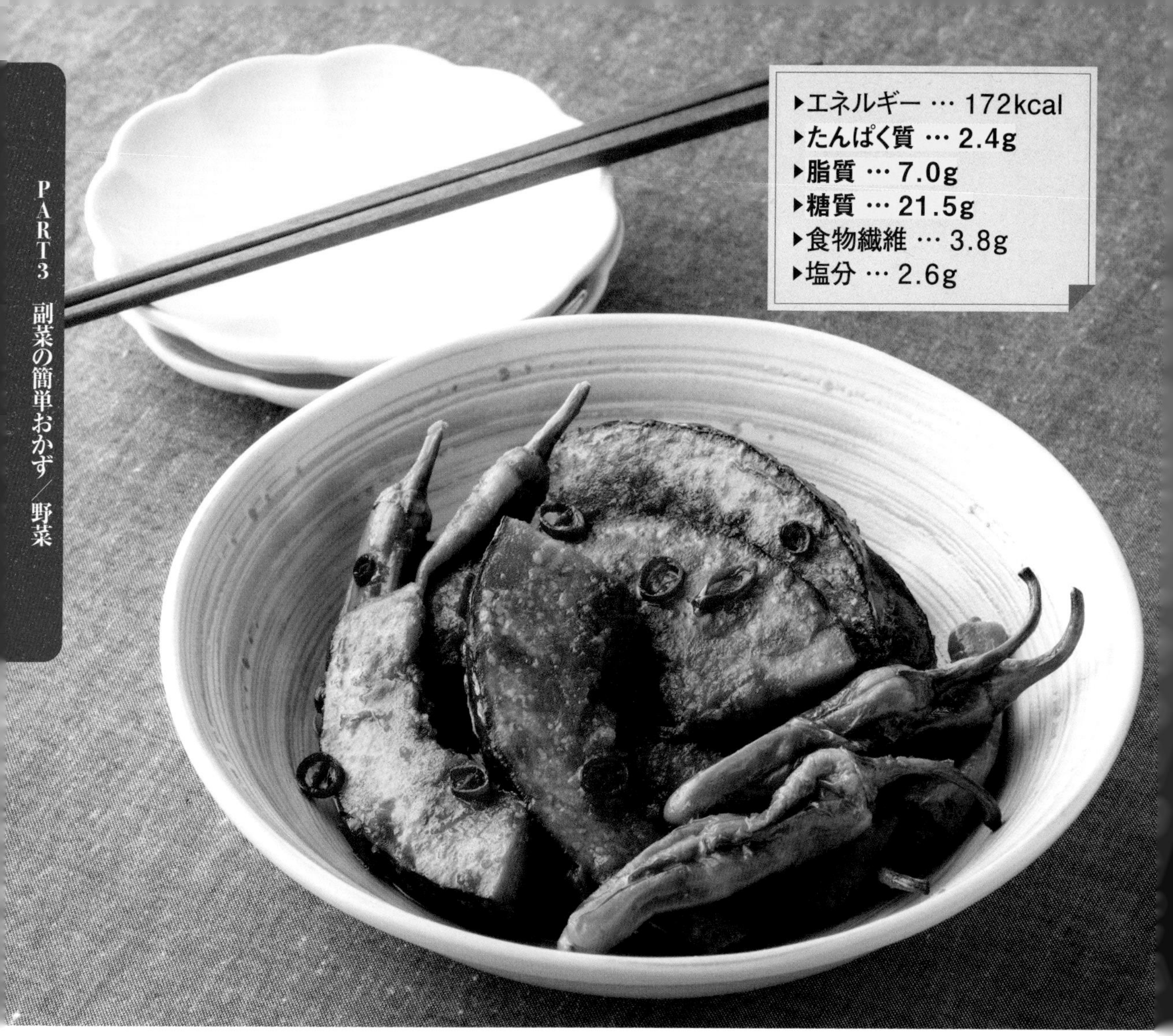

▶エネルギー … 172kcal
▶たんぱく質 … 2.4g
▶脂質 … 7.0g
▶糖質 … 21.5g
▶食物繊維 … 3.8g
▶塩分 … 2.6g

ビタミンACEがそろってとれる
揚げない南蛮漬け

かぼちゃとししとうの南蛮漬け

作りおきOK
冷蔵 3日
冷凍 2週間

材料（2人分）

かぼちゃ……1/6個（200g）
ししとう……6本（30g）
オリーブ油……大さじ1
A しょうゆ、酢、水……各大さじ2
A 砂糖……大さじ1
A 赤唐辛子（種を除いて小口切り）……1本分

作り方

1 かぼちゃは1cm幅に切る。ししとうはつま楊枝などで数か所穴を開ける。
2 フライパンにオリーブ油を弱めの中火で熱し、1を入れて焼く。
3 野菜の両面に焼き色がついたら、混ぜ合わせたAに10分以上漬ける。

point

ビタミンACE豊富なかぼちゃとβ-カロテン、ビタミンCを含むししとうを合わせた、抗酸化力抜群のメニュー。揚げずに焼くことで、脂質を控えられます。

**β-カロテン&アスタキサンチンで
体の酸化を防ぐ**

小松菜と桜えびのレンジ煮

作りおきOK
冷蔵 3日
冷凍 2週間

材料（2人分）

小松菜……1束（200g）
桜えび……5g
A［だし汁……1/2カップ
薄口しょうゆ、みりん……各小さじ2］

作り方

1 小松菜はざく切りにする。

2 耐熱容器にAを入れ、1、桜えびを加えてさっくりと混ぜ、ふんわりとラップをし、電子レンジで5〜6分加熱する。

point

レンジにかけるだけでできる簡単煮びたし。小松菜には体の酸化を防ぎ、免疫力をアップさせるβ-カロテンが、桜えびには高い抗酸化力のアスタキサンチンが含まれています。

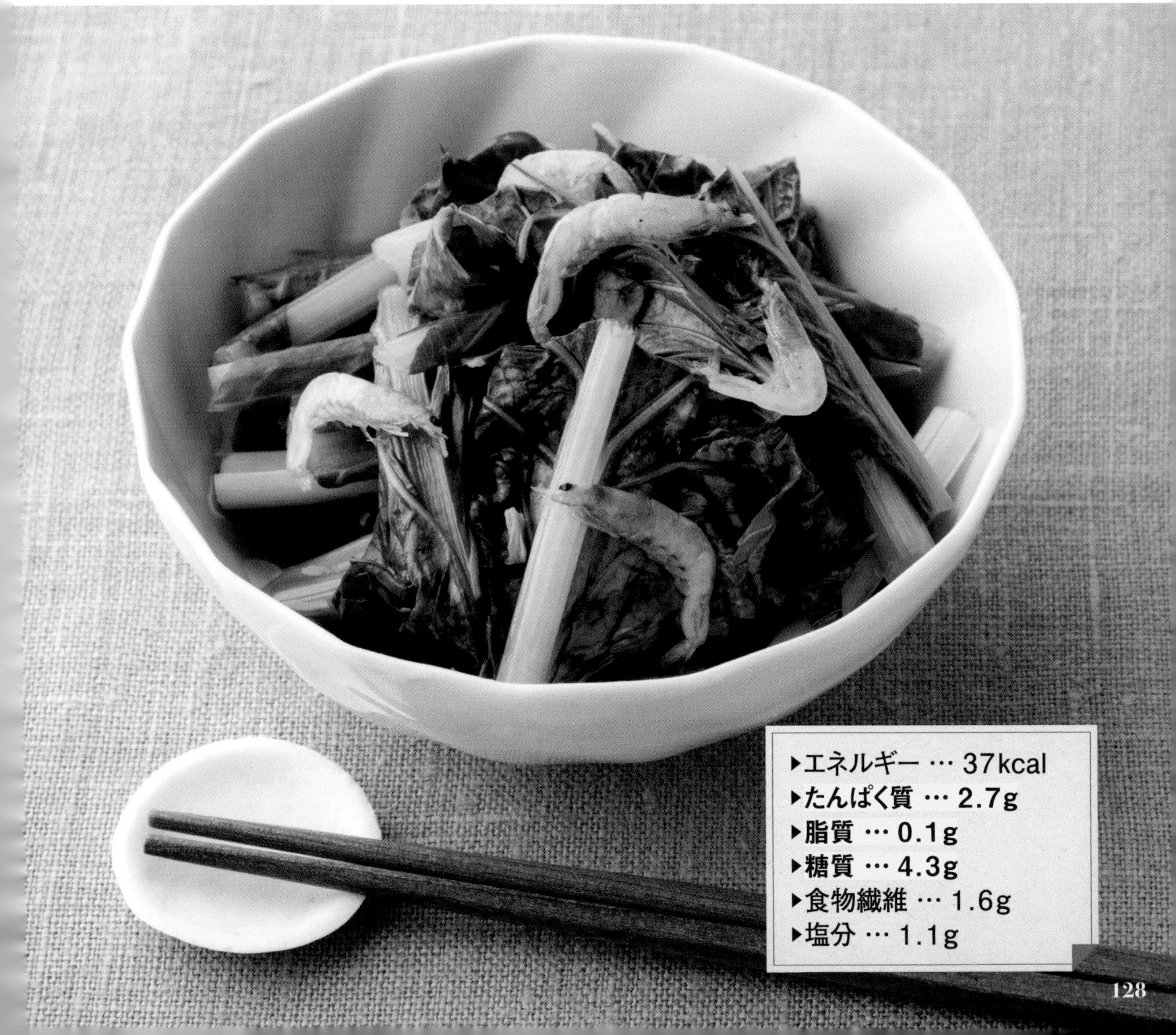

▶エネルギー … 37kcal
▶たんぱく質 … 2.7g
▶脂質 … 0.1g
▶糖質 … 4.3g
▶食物繊維 … 1.6g
▶塩分 … 1.1g

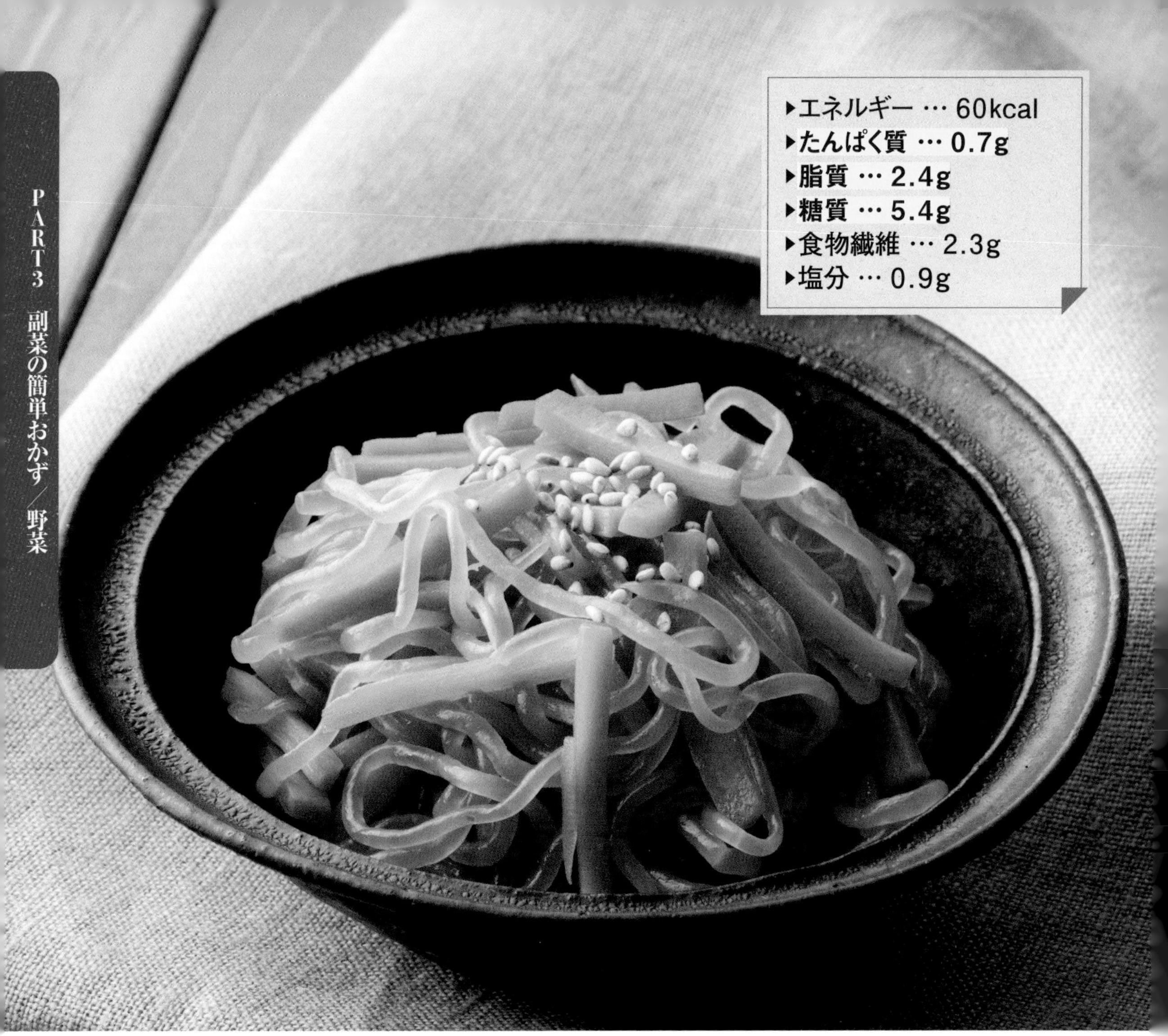

- エネルギー … 60kcal
- たんぱく質 … 0.7g
- 脂質 … 2.4g
- 糖質 … 5.4g
- 食物繊維 … 2.3g
- 塩分 … 0.9g

ダイエットの味方、しらたきをプラス！
食物繊維豊富で腹持ちも◎

にんじんとしらたきのきんぴら

作りおきOK

冷蔵	冷凍
4日	NG

材料（2人分）

- にんじん……1/2本（75g）
- しらたき……1/2袋（100g）
- ごま油……小さじ1
- 酒、しょうゆ、みりん……各小さじ2
- いりごま（白）……適量

作り方

1. にんじんは細切りにする。しらたきは熱湯でさっとゆでて食べやすく切る。
2. フライパンにごま油を中火で熱し、1を入れて2〜3分炒める。
3. 酒、しょうゆ、みりんを加えて水分をとばすように5分ほど炒め、器に盛り、いりごまをふる。

point

にんじんに含まれるβ-カロテンは油といっしょに摂取すると、吸収率が高まります。低糖質＆低エネルギーで食物繊維も豊富なしらたきと炒めて、食べごたえのある副菜に。

房よりも茎にビタミンCが豊富！
茎までしっかり食べて

ブロッコリーの和風ペペロンチーノ炒め

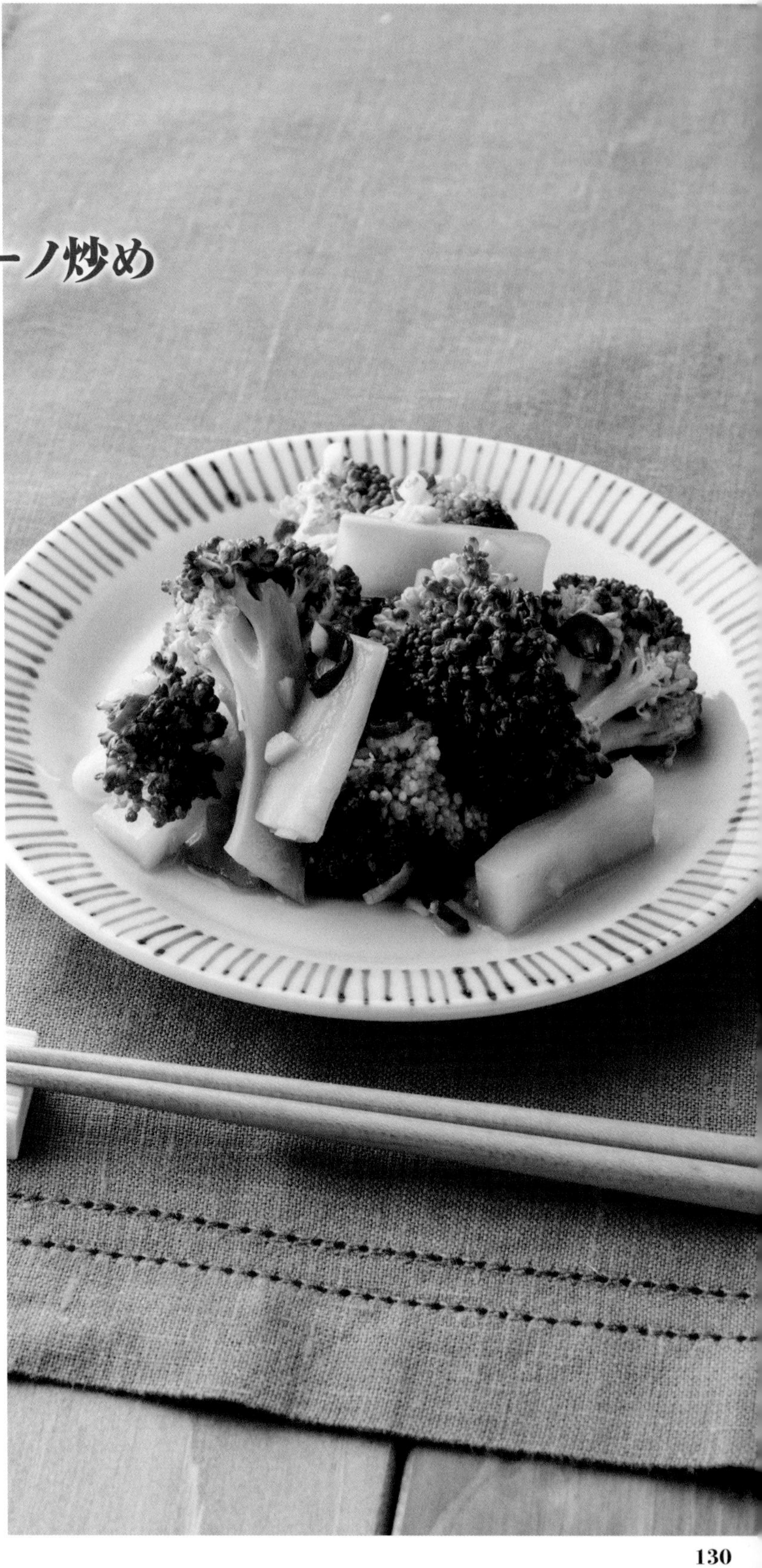

材料（2人分）

ブロッコリー……150g

A
- オリーブ油……大さじ1/2
- にんにく（みじん切り）…1/2片分
- 赤唐辛子（種を除いて小口切り）……1本分

水……大さじ3
しょうゆ……小さじ1

作り方

1 ブロッコリーは小房に分け、茎の部分は厚めに皮をむいて拍子木切りにする。

2 フライパンにAを入れて弱火にかけ、香りが立ったら1を加えて炒める。水を加え、ふたをして3分ほど蒸し焼きにする。

3 しょうゆを加え、さっと炒める。

作りおきOK

冷蔵	冷凍
3日	2週間

point

ブロッコリーは野菜の中でもたんぱく質を多く含み、ビタミン類も豊富な優秀野菜。ゆでずに蒸し焼きにすることで、ビタミンCなどの水溶性の栄養素を逃さず効率的にとることができます。

- エネルギー … 55kcal
- たんぱく質 … 2.2g
- 脂質 … 3.6g
- 糖質 … 2.1g
- 食物繊維 … 2.9g
- 塩分 … 0.4g

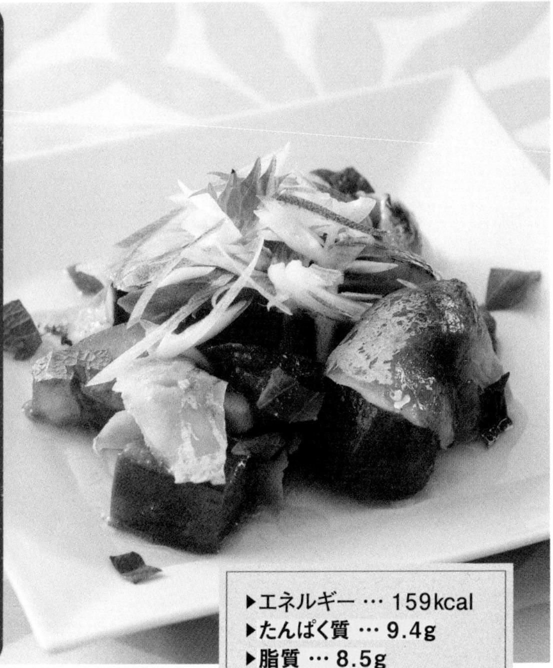

トマトと青魚で血液サラサラ

トマトとあじのマリネ

▶エネルギー … 159kcal
▶たんぱく質 … 9.4g
▶脂質 … 8.5g
▶糖質 … 9.2g
▶食物繊維 … 2.2g
▶塩分 … 1.0g

材料（2人分）

トマト……2個（400g）
あじ（刺身用）……100g
みょうが……1個（20g）
青じそ……2枚
塩……小さじ1/2
A ┌ オリーブ油……大さじ1強
　│ レモン汁……大さじ1
　│ 塩、砂糖……各ひとつまみ
　│ こしょう、チリペッパー
　└ ……各少々

作り方

1 トマトは2～3cm角に切る。青じそはあられ切り、みょうがはせん切りにして、それぞれ水にさらし、水けをきる。

2 あじは塩をふってしばらくおき、氷水で洗い、水けをふいてそぎ切りにする。

3 バットにAを混ぜ合わせ、トマトとあじを並べ、ラップをして冷蔵庫で1時間ほどおく。器に盛り、みょうが、青じそを散らす。

point

トマトに含まれるリコピンは強い抗酸化力をもつ、動脈硬化の予防に役立つ成分。みょうがや青じそなどの風味のよい香味野菜で魚の臭みを抑え、調味料の使用量を減らした減塩にもつながるおかずです。

ピーマンとにんにくで
血行促進！

まるごとピーマンの蒸し焼き

材料（2人分）

ピーマン……6個（180g）
にんにく（薄切り）……1片分
赤唐辛子（種を除く）……1本
オリーブ油
……大さじ1と1/2
水……大さじ4
塩……小さじ1/2

作り方

1 鍋にオリーブ油を中火で熱し、にんにく、赤唐辛子を入れて香りが立ったらピーマンをまるごと加えて炒める。

2 油が回ったら水、塩を加えてふたをし、ときどき混ぜながら7～8分蒸し焼きにする。

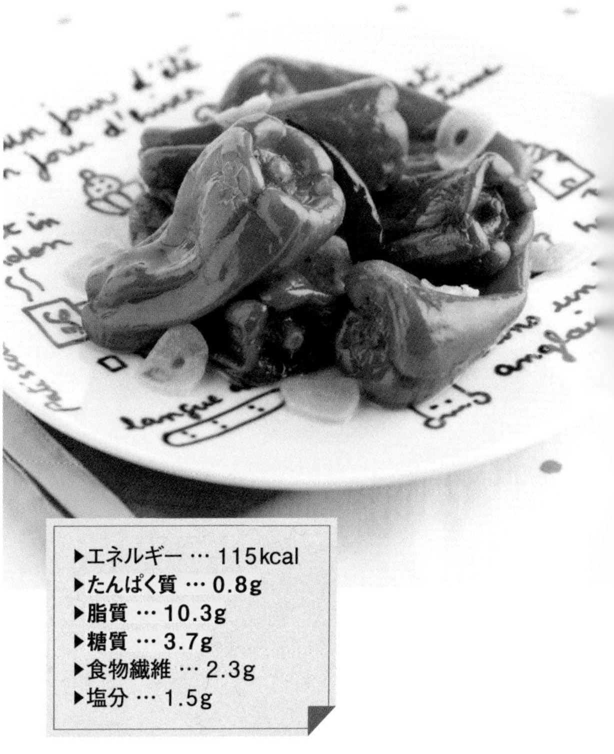

▶エネルギー … 115kcal
▶たんぱく質 … 0.8g
▶脂質 … 10.3g
▶糖質 … 3.7g
▶食物繊維 … 2.3g
▶塩分 … 1.5g

point

ピーマンの青臭いにおいの成分であるピラジンには、血液をサラサラにする働きが。ピラジンは種とわたにも含まれているので、まるごと調理して栄養を余さずとりましょう。同じく血行促進作用のあるにんにくと組み合わせて。

▶エネルギー … 204kcal
▶たんぱく質 … 6.0g
▶脂質 … 9.3g
▶糖質 … 20.3g
▶食物繊維 … 7.2g
▶塩分 … 1.3g

コレステロール値の改善を促す
みそと枝豆をプラス！

和風ラタトゥイユ

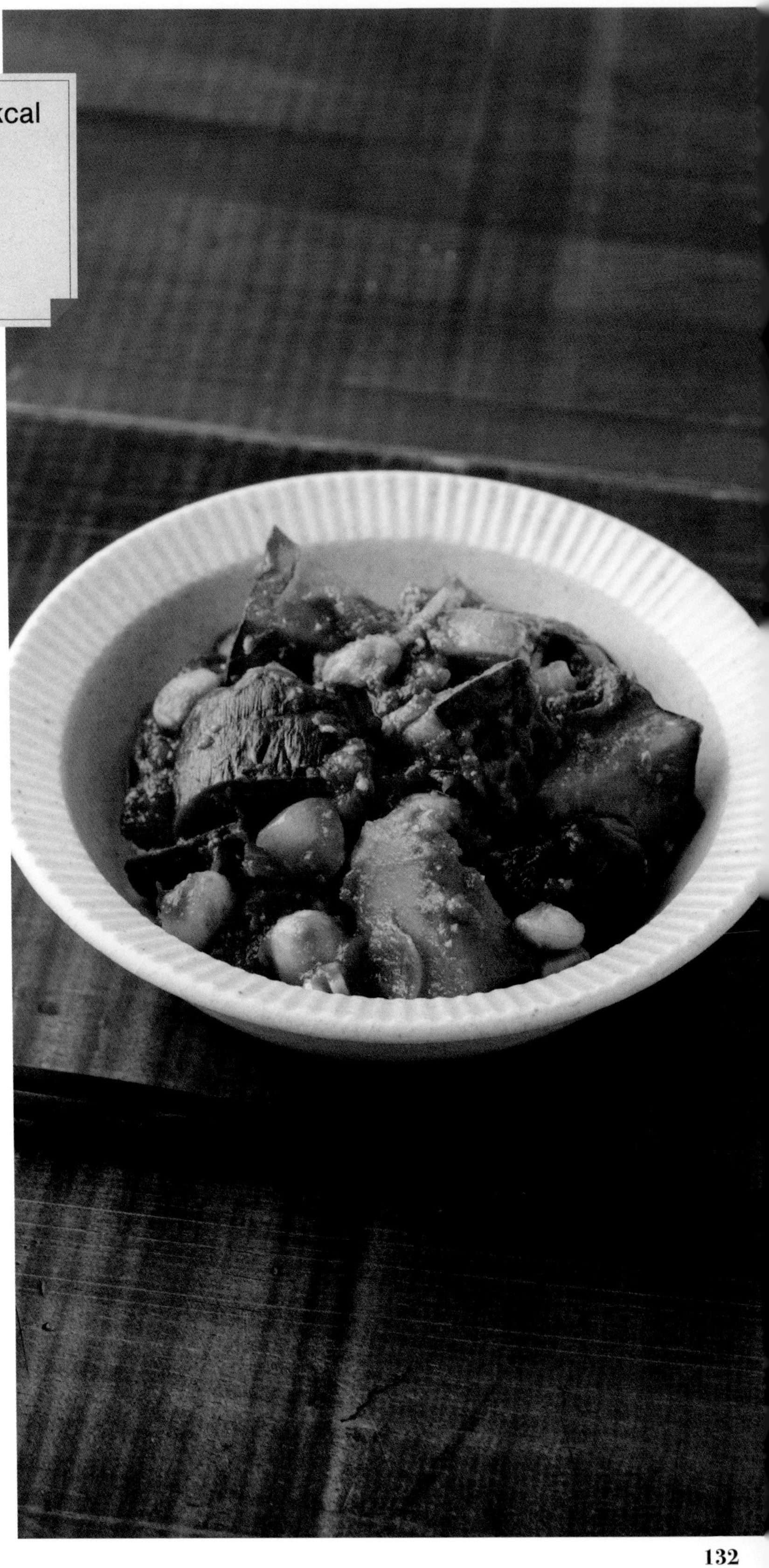

材料（2人分）

かぼちゃ …… 1/8個（150g）
なす …… 1本（80g）
玉ねぎ …… 1/4個（50g）
枝豆（冷凍・さやなし） …… 50g
ホールトマト缶 …… 1/2缶（200g）
にんにく（みじん切り） …… 1/2片分
オリーブ油 …… 大さじ1
塩 …… 少々
みそ …… 大さじ1

作り方

1 かぼちゃは2～3cm角、玉ねぎは1cm角にそれぞれ切る。なすは3cm幅の半月切りにする。枝豆は解凍する。

2 鍋にオリーブ油とにんにくを入れて弱火にかけ、香りが立ったら、玉ねぎ、かぼちゃ、なすの順に加え、塩をふって炒める。

3 枝豆、トマトをつぶして加え、みそを溶き入れ、ふたをしてかぼちゃがやわらかくなるまで煮る。

作りおきOK

冷蔵	冷凍
3日	2週間

point

野菜がたっぷり食べられるラタトゥイユに、コレステロール対策に役立つ大豆たんぱく質の枝豆とみそを加えました。和風の味わいで、ごはんにもよく合います。

- ▶エネルギー … 51kcal
- ▶たんぱく質 … 1.5g
- ▶脂質 … 0.2g
- ▶糖質 … 8.3g
- ▶食物繊維 … 2.0g
- ▶塩分 … 1.0g

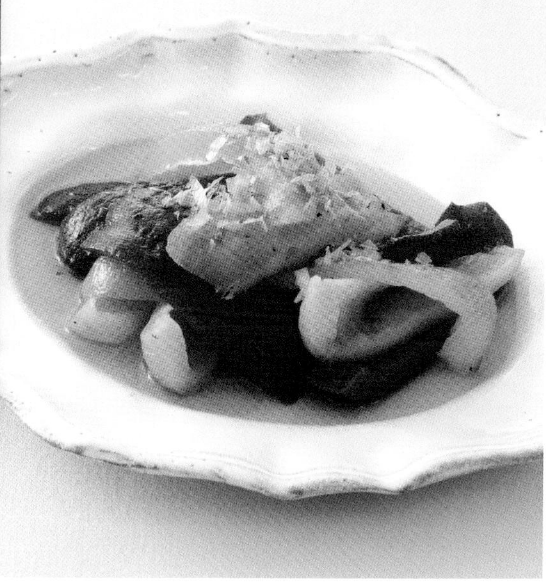

パプリカのビタミンC、Eで
抗酸化力を高める

パプリカの焼きびたし

材料（2人分）

パプリカ（赤・黄）……各1個（各150g）

A
- だし汁……75mℓ
- 酒……大さじ1
- 薄口しょうゆ……小さじ2

かつお節……適量

作り方

1 パプリカは魚焼きグリルで表面が真っ黒になるまで焼く。水にとり、粗熱がとれたら皮をむいて縦8等分に切る。

2 鍋にAを入れて中火で煮立て、ボウルに移して冷ます。

3 1を2に加えて10分ほど味をなじませ、器に盛ってかつお節を散らす。

作りおきOK

冷蔵	冷凍
3日	2週間

point

パプリカは赤色のものはβ-カロテンが、黄色いものはビタミンCがそれぞれピーマンよりも多く含まれています。皮をむくとだしとの味なじみがよくなり、とろりとした食感を楽しめます。

キャベツのビタミンCと
香菜のβ-カロテンで酸化を抑える

エスニックコールスロー

材料（2人分）

キャベツ……2〜3枚（100〜150g）
セロリ……1/2本（50g）
ピーマン（赤）……1/2個（15g）
香菜……1/2束（5g）
塩……小さじ1/2

A
- レモン汁……大さじ1と1/2
- ナンプラー……大さじ1/2
- 砂糖、オリーブ油……各小さじ1
- 塩、こしょう……各少々

作り方

1 キャベツは芯の部分をそいでせん切りにする。セロリは斜め薄切りにしてからせん切りにする。ともにボウルに入れて塩を加えて混ぜ、しんなりしたらしっかりと水けを絞る。

2 香菜はざく切りにし、ピーマンは細切りにする。

3 ボウルにAを入れてよく混ぜ合わせ、1、2を加えてあえる。

point

キャベツはビタミンCや食物繊維が豊富。セロリは食物繊維や過剰な塩分を排出するカリウムを多く含みます。β-カロテンを含む香菜を散らした、腸活や美容にも効くヘルシーサラダです。

- ▶エネルギー … 47kcal
- ▶たんぱく質 … 1.0g
- ▶脂質 … 2.4g
- ▶糖質 … 4.8g
- ▶食物繊維 … 1.4g
- ▶塩分 … 2.1g

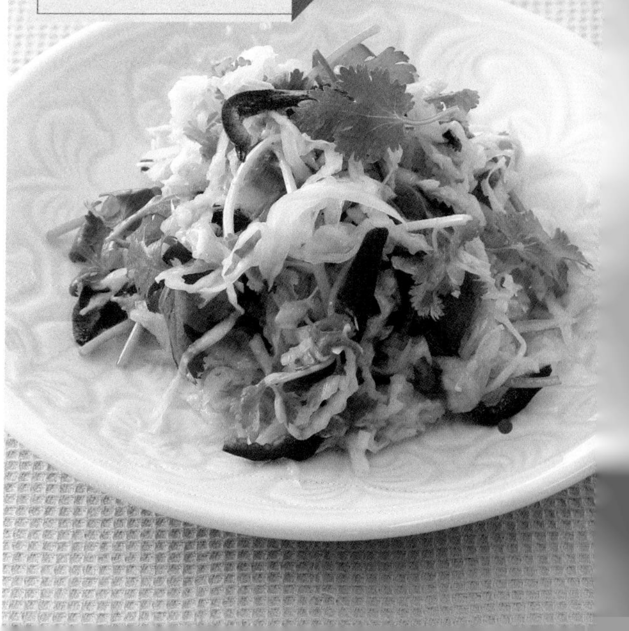

栄養豊富な水菜と積極的に
とりたい豆腐を合わせて

水菜ときゅうり、豆腐のサラダ

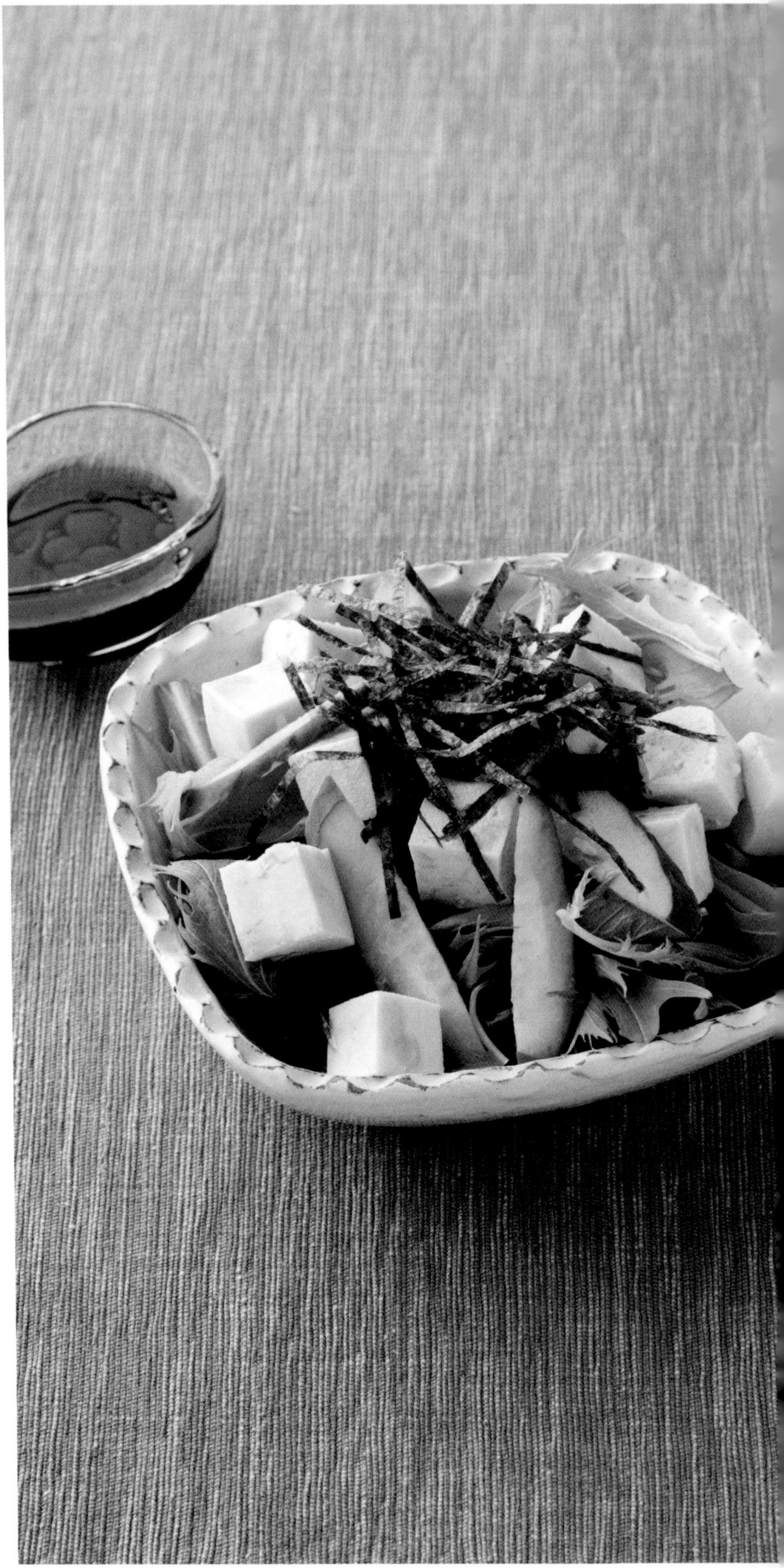

材料（2人分）

水菜……1/2束（100g）
きゅうり……1本（100g）
木綿豆腐……1/3丁（100g）
A ポン酢しょうゆ……大さじ2
A ごま油……小さじ1
刻みのり……適量

作り方

1 水菜は5cm長さに切る。きゅうりは縦半分に切って斜め薄切り、豆腐は1.5cm角に切る。

2 器に盛り、合わせたAをかけ、刻みのりを散らす。

point

水菜はβ-カロテン、ビタミンC、カルシウム、食物繊維などを含む、ほうれん草にも劣らない栄養豊富な緑黄色野菜。コレステロール対策に有効な豆腐と合わせて和風サラダに。

▸エネルギー … 84kcal
▸たんぱく質 … 5.1g
▸脂質 … 4.6g
▸糖質 … 4.0g
▸食物繊維 … 2.5g
▸塩分 … 1.4g

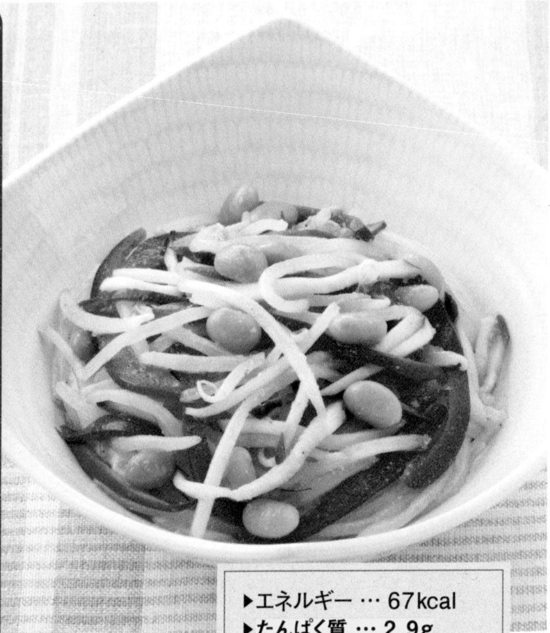

▸エネルギー … 67kcal
▸**たんぱく質 … 2.9g**
▸**脂質 … 4.0g**
▸**糖質 … 3.6g**
▸食物繊維 … 2.4g
▸**塩分 … 1.4g**

食物繊維とたんぱく質がとれるバランス副菜

夏野菜のナムル

材料（2人分）

もやし……1/2袋（100g）
ズッキーニ…1/3本（60g）
枝豆（冷凍・さやなし）……50g
パプリカ（赤）……1/4個（40g）
A
- すりごま（白）……大さじ1/2
- しょうゆ、ごま油……各小さじ1
- 塩……小さじ1/3
- おろしにんにく……少々

作り方

1 パプリカ、ズッキーニは細切りにする。枝豆は解凍する。
2 耐熱容器にパプリカ、ズッキーニ、もやしを入れてふんわりとラップをし、電子レンジで2分ほど加熱する。
3 2の水けをきり、枝豆、合わせたAを加えてあえる。

作りおきOK

冷蔵	冷凍
3日	NG

point

もやしからは食物繊維が、ズッキーニとパプリカからはビタミンCが、枝豆からは植物性のたんぱく質がとれます。レンジで作れて手軽に栄養をプラスできます。

ごぼうの食物繊維で
コレステロールをしっかり排出

たたきごぼうのごま酢あえ

材料（2人分）

ごぼう……1/2本（90g）
にんじん……30g
さやいんげん……4本（32g）
A
- すりごま（白）…大さじ2
- しょうゆ、酢……各大さじ1
- 砂糖……大さじ1/2

作り方

1 ごぼうはめん棒などでたたき、4cm長さの4つ割りにする。にんじんは4cm長さの拍子木切りにし、ごぼうとともに水からゆでて水けをきる。
2 さやいんげんは塩ゆでして4cm長さに切る。
3 ボウルにAを混ぜ合わせ、1、2を加えてあえる。

作りおきOK

冷蔵	冷凍
3日	2週間

point

ごぼうの皮には、クロロゲン酸という抗酸化作用が含まれています。クロロゲン酸は脂肪の蓄積を抑えたり、血糖値の上昇を抑制する働きがあり、脂質異常症に役立つ成分です。

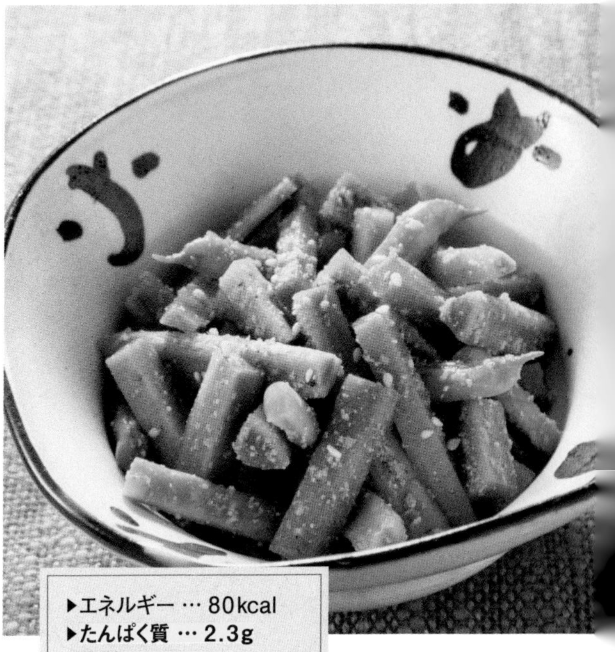

▸エネルギー … 80kcal
▸**たんぱく質 … 2.3g**
▸**脂質 … 3.2g**
▸**糖質 … 8.0g**
▸食物繊維 … 3.7g
▸**塩分 … 1.3g**

野菜のビタミンCとツナのたんぱく質で
かぜ予防にも役立つ

キャベツとさやえんどうのツナあえ

材料（2人分）

キャベツ……4枚（200g）
さやえんどう……8枚（25g）
塩……少々
ツナ缶（水煮）
……小1/2缶（35g）
A
マヨネーズ、レモン汁
……各大さじ1
粒マスタード……小さじ1
しょうゆ……小さじ1/2
塩、こしょう……各少々

作り方

1 キャベツはざく切りにし、芯は薄切りにする。さやえんどうは斜め半分に切る。

2 耐熱容器にキャベツと塩を入れ、ふんわりとラップをして電子レンジで4分加熱する。さやえんどうを加えて同様に2分ほど加熱し、水けをきる。

3 2に缶汁をきったツナ缶、Aを加えてよく混ぜる。

point

さやえんどうはビタミンCが豊富。さやごと食べられるのでβ-カロテンも摂取することができます。洋風の副菜も、しょうゆを少し効かせると、なじみのある味わいに。

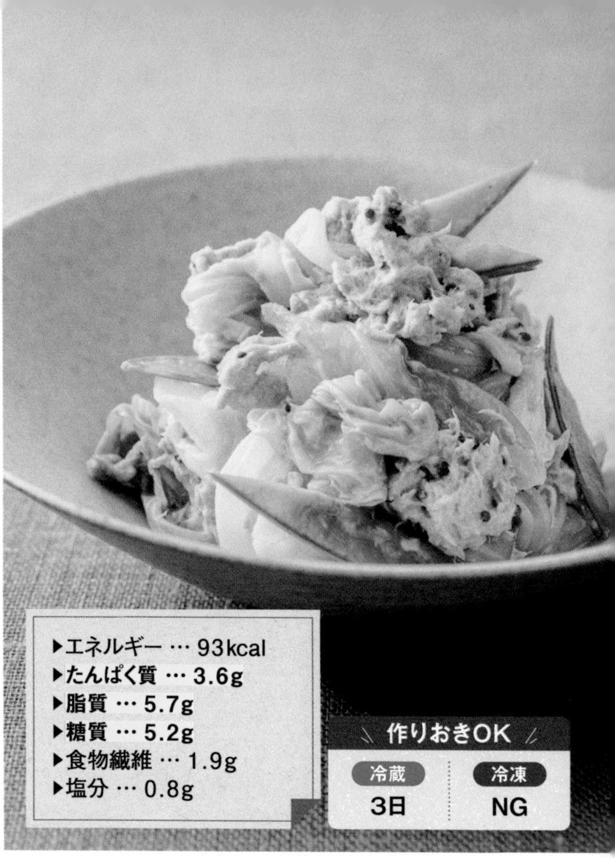

▶エネルギー … 93kcal
▶**たんぱく質 … 3.6g**
▶脂質 … 5.7g
▶糖質 … 5.2g
▶食物繊維 … 1.9g
▶塩分 … 0.8g

作りおきOK
冷蔵 3日
冷凍 NG

糸寒天をプラスして食物繊維をしっかりとる

トマトとゴーヤ、糸寒天の中華サラダ

材料（2人分）

トマト……1/2個（100g）
鶏ささみ……2本（80g）
ゴーヤ……1/4本（60g）
糸寒天（乾燥）……4g
塩、酒……各少々
A
いりごま（白）、しょうゆ
……各大さじ1
砂糖、酢、ごま油
……各小さじ1

作り方

1 トマトは薄い輪切りにする。ゴーヤは縦半分に切って薄切りにし、熱湯でさっとゆでる。糸寒天は3cm長さに切って熱湯でもどす。

2 ささみは耐熱容器に入れ、塩、酒をふってふんわりとラップをし、電子レンジで3分ほど加熱する。粗熱がとれたら食べやすく裂く。

3 器にトマトを敷き、2、ゴーヤ、糸寒天をのせて混ぜ合わせたAをかける。

▶エネルギー … 118kcal
▶**たんぱく質 … 9.4g**
▶脂質 … 5.1g
▶糖質 … 6.2g
▶食物繊維 … 3.2g
▶塩分 … 1.6g

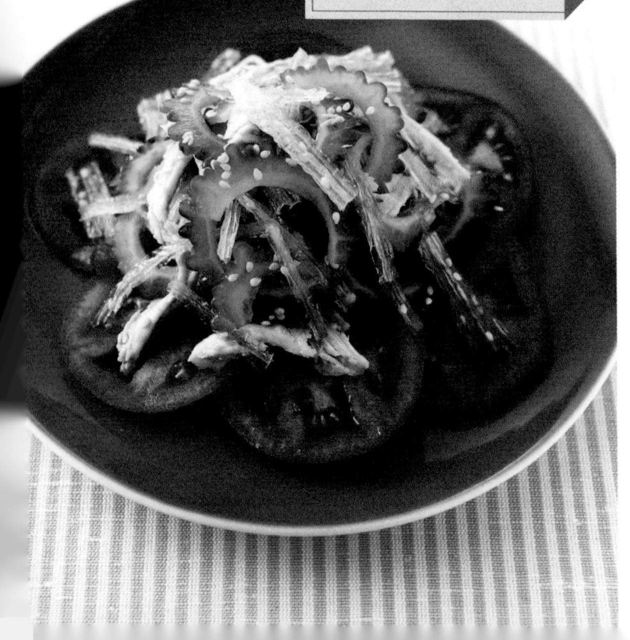

point

糸寒天は手軽に食物繊維をプラスできるので、常備しておくと便利な食材です。鶏ささみでたんぱく質も補えるサラダに。

食材の噛みごたえで満足感を刺激

野菜と豆のサブジ

材料（2人分）

カリフラワー、ブロッコリー……各1/4株
サラダ油……大さじ1
おろしにんにく､おろししょうが……各小さじ1/2
ミックスビーンズ缶……1缶（120g）
カレー粉……小さじ1
A［トマトピューレ、酒……各大さじ3
塩……適量］

作り方

1 カリフラワー、ブロッコリーは小房に分ける。

2 フライパンにサラダ油を中火で熱し、おろしにんにく、おろししょうが、1、缶汁をきったミックスビーンズを入れて炒める。

3 2に油が回ったらカレー粉を加えてさっと炒め、Aを加えてふたをし、ときどき混ぜながら汁けがなくなるまで煮る。

作りおきOK

冷蔵 3日 ｜ 冷凍 2週間

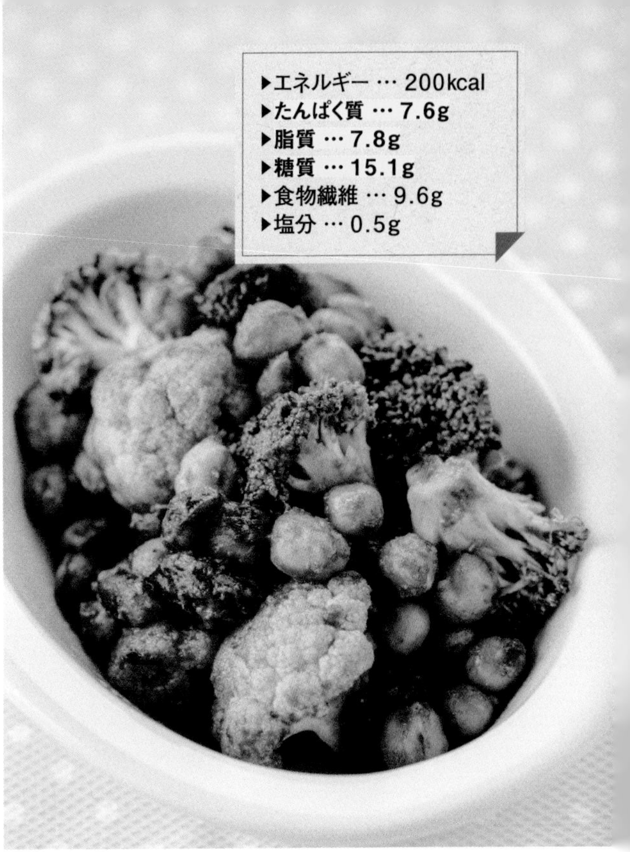

▶エネルギー … 200kcal
▶たんぱく質 … 7.6g
▶脂質 … 7.8g
▶糖質 … 15.1g
▶食物繊維 … 9.6g
▶塩分 … 0.5g

point

ブロッコリーはビタミンA・Cが、カリフラワーはビタミンCが豊富な抗酸化力の高い野菜。豆と組み合わせて植物性たんぱく質がしっかりとれる副菜に。

なすの成分は
生活習慣病予防に効果アリ！

なすのエスニック風

材料（2人分）

なす……2本（160g）
さやいんげん……6本（50g）
紫玉ねぎ……1/4個（50g）
香菜……適量
A［酢……大さじ3
ナンプラー、砂糖……各大さじ1
おろしにんにく……小さじ1/2
赤唐辛子（種を除いて小口切り）……1/3本分］

作り方

1 なすはつま楊枝などで数か所刺してラップで包み、電子レンジで3分加熱して冷めたら食べやすく切る。さやいんげんもラップで包み、電子レンジで1分加熱し、斜め3等分に切る。

2 紫玉ねぎは薄切りにし、香菜はざく切りにする。

3 ボウルにAを混ぜ合わせ、1、2を加えてよくあえる。

作りおきOK

冷蔵 3日 ｜ 冷凍 2週間

▶エネルギー … 58kcal
▶たんぱく質 … 1.6g
▶脂質 … 0.0g
▶糖質 … 10.9g
▶食物繊維 … 2.7g
▶塩分 … 2.2g

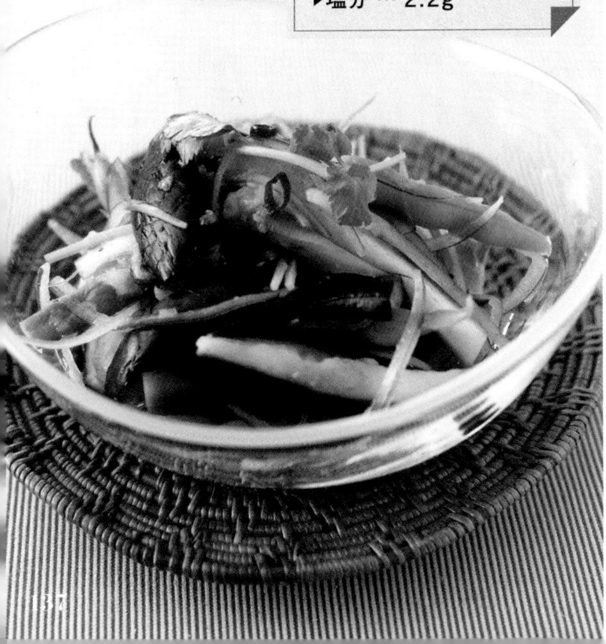

point

なすの皮に含まれるナスニンには、コレステロール値を下げる働きが。また、なすの果肉には抗酸化力の高いクロロゲン酸という成分が含まれており、脂肪の蓄積を抑えるのに役立ちます。

果実・種実のおかず

ビタミンやミネラル、食物繊維を豊富に含む「果実・種実」。彩りや歯ごたえが食事のアクセントになりますが、果実は糖質、種実は質がよくても脂質を含むため、量に気をつけましょう。

良質な脂質がLDLコレステロール、中性脂肪を減らす

アボカドのような果実やくるみなどのナッツ類は脂質が多いと思われがちですが、脂質のほとんどが「よい脂質」といわれる不飽和脂肪酸です。オレイン酸、リノール酸、α-リノレン酸には、LDLコレステロールや中性脂肪を減らす作用があります。また果実・種実には抗酸化作用があるビタミンC・Eも豊富。コレステロールを酸化から守り、動脈硬化を防ぎます。

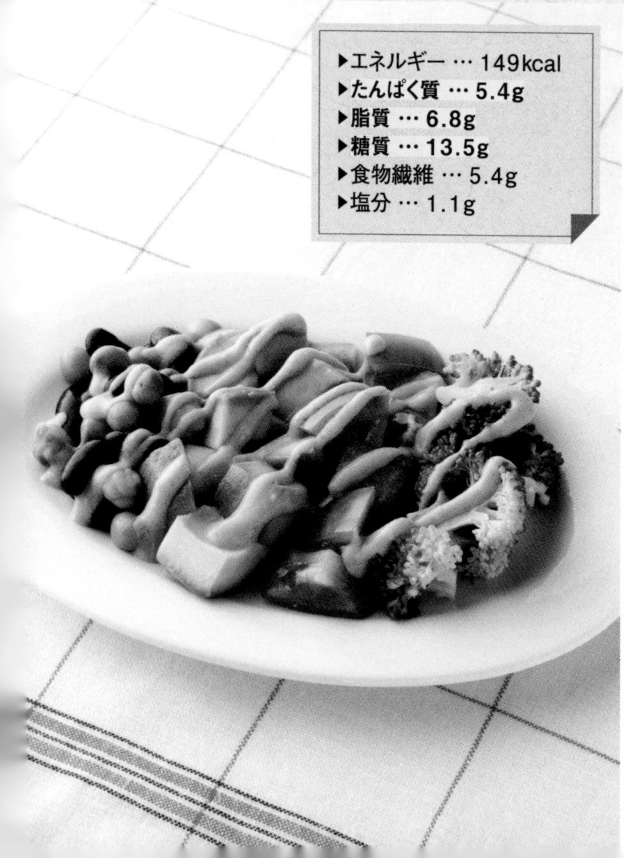

- ▶エネルギー … 149kcal
- ▶たんぱく質 … 5.4g
- ▶脂質 … 6.8g
- ▶糖質 … 13.5g
- ▶食物繊維 … 5.4g
- ▶塩分 … 1.1g

ヨーグルトを使った
ノンオイルドレッシングでさっぱりと

カラフルコブサラダ

材料（2人分）

- アボカド …… 1/2個（100g）
- トマト …… 1/2個（100g）
- ブロッコリー …… 1/2株（125g）
- ミックスビーンズ缶 …… 1/2缶（50g）
- A
  - プレーンヨーグルト …… 大さじ3
  - トマトケチャップ …… 大さじ1
  - レモン汁 …… 小さじ1/2
  - 塩、おろしにんにく …… 各小さじ1/4
  - こしょう …… 少々

作り方

1 ブロッコリーは小房に分け、茎の部分は厚めに皮をむいて2〜3cm角に切る。耐熱容器に入れてふんわりとラップをして電子レンジで2分加熱する。

2 アボカド、トマトは2cm角に切る。1、ミックスビーンズとともに器に盛り、混ぜ合わせたAをかける。

point

抗酸化力の高い野菜と豆類に脂質控えめの自家製ドレッシングをかけるだけ。ツナやえび、卵などを加えても◎。

まろやかなアボカド&サーモンには
良質な不飽和脂肪酸がたっぷり！

アボカドとサーモンのわさびじょうゆあえ

▶エネルギー … 251kcal
▶たんぱく質 … 10.2g
▶脂質 … 19.2g
▶糖質 … 7.0g
▶食物繊維 … 4.0g
▶塩分 … 1.5g

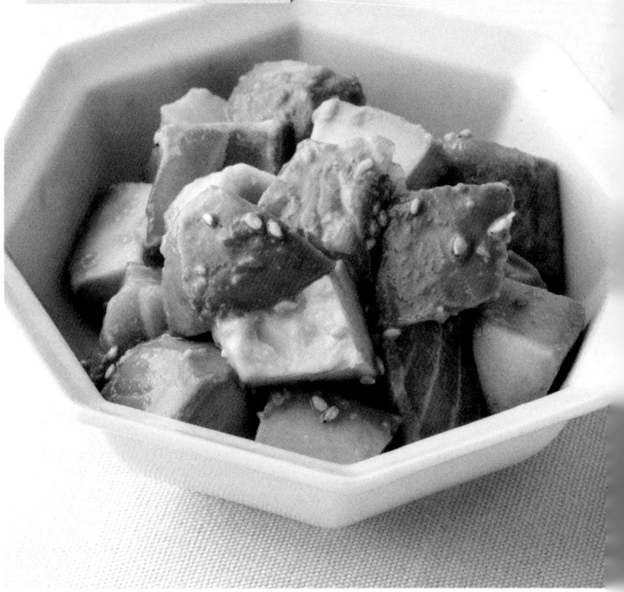

材料（2人分）

アボカド……1個（200g）
サーモン（刺身用・さく）……100g
A しょうゆ……大さじ1
A 練りわさび……小さじ1
A いりごま（白）……適量

作り方

1 アボカドとサーモンはそれぞれ1.5cm角に切る。

2 ボウルにAを混ぜ合わせ、1を加えてあえる。

point

アボカド、サーモン、ごまはいずれもコレステロールのコントロールに役立つ不飽和脂肪酸がたっぷり。さらにサーモンには抗酸化力抜群のアスタキサンチンが含まれています。

フルーティーで香ばしいおいしさには
中性脂肪を減らすうれしい効果も！

青菜とりんごのくるみあえ

▶エネルギー … 122kcal
▶たんぱく質 … 2.6g
▶脂質 … 8.9g
▶糖質 … 6.4g
▶食物繊維 … 2.6g
▶塩分 … 0.9g

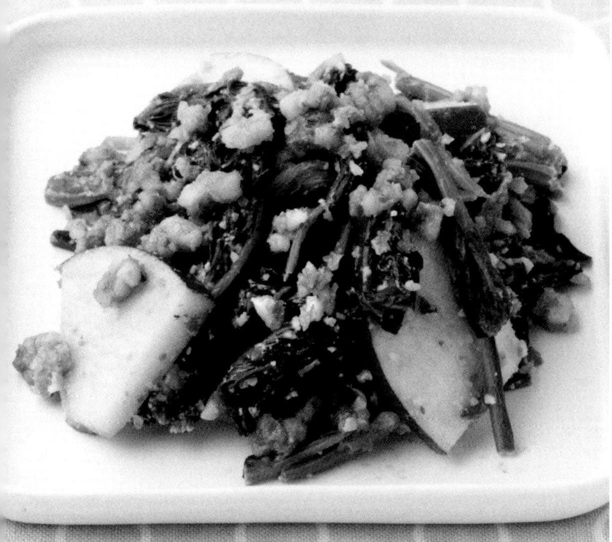

材料（2人分）

くるみ……25g
ほうれん草……1/2束（100g）
りんご……1/4個（60g）
A しょうゆ……大さじ1/2
A 砂糖……小さじ1
A 塩……少々

作り方

1 ほうれん草は塩ゆでして水にとり、水けを絞って3～4cm長さに切る。りんごは皮つきのまま1cm幅のいちょう切りにする。

2 フライパンにくるみを入れて弱火でから炒りし、すり鉢で粗めにすってAを加えて混ぜ合わせる。

3 2に1を加えてあえる。

point

くるみには中性脂肪を減らす働きのあるα-リノレン酸がたっぷり。りんごに含まれるペクチンは食物繊維の一種で、血糖値を抑えたり、コレステロールを排出したりする働きがあります。

okazu

きのこ・海藻のおかず

特有の栄養素を含んで健康効果が注目されている「きのこ類」と、日本人が昔から口にしてきたスーパーフード「海藻類」。どちらも食物繊維を豊富に含み、体の掃除役として働きます。

きのこ特有の成分や海藻のぬめり成分が有効

きのこ類にはセルロース、ヘミセルロースなどの不溶性食物繊維が豊富。また脂肪吸収を抑制すると期待されている「キノコキトサン」も含みます。海藻類特有のぬめり成分は食物繊維のアルギン酸やフコイダン。糖質の吸収を抑えて食後の血糖値の急上昇を防ぐ、LDLコレステロール値を下げるなどの作用が。おなかの中で膨れるので、食べすぎを防ぐ効果もあります。

- ▶エネルギー … 67kcal
- ▶たんぱく質 … 1.4g
- ▶脂質 … 4.7g
- ▶糖質 … 3.2g
- ▶食物繊維 … 2.5g
- ▶塩分 … 0.7g

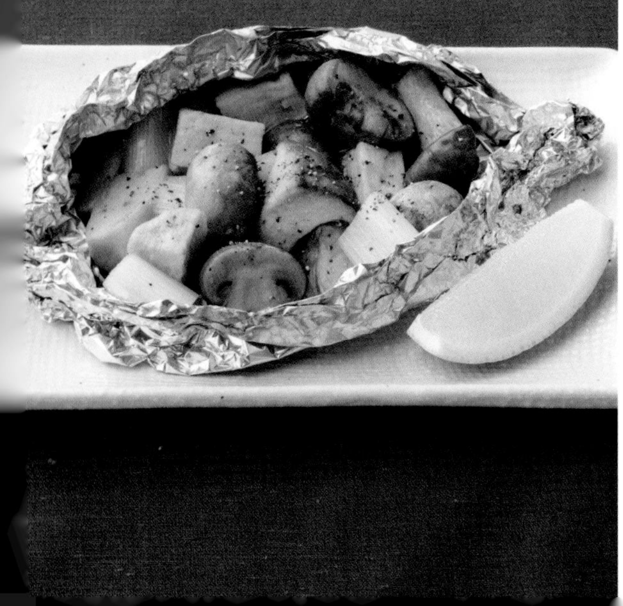

低エネルギーで、もう一品に重宝♪
大きめに切ると満足感もアップ

きのこと長ねぎのホイル焼き

材料（2人分）

- エリンギ……2本（80g）
- マッシュルーム……6個（60g）
- 長ねぎ……1/2本（50g）
- オリーブ油……小さじ2
- 塩……小さじ1/4
- 粗びき黒こしょう……少々
- レモン（くし形切り）……適量

作りおきOK

冷蔵	冷凍
3日	2週間

作り方

1. エリンギ、マッシュルームはひと口大に、長ねぎは1.5cm幅に切る。
2. 1を半量ずつアルミホイルにのせ、オリーブ油、塩をふって包み、オーブントースターで10～15分焼く。
3. 2に粗びき黒こしょうをふり、レモンを添える。

point

2種のきのこと長ねぎで食物繊維がしっかりとれる、低エネルギーでヘルシーな副菜。アルミホイルで包んで焼けば、ふっくらとしてうまみも凝縮。

好みのきのこを組み合わせて
うまみも食物繊維もたっぷりと

きのこのケチャップ炒め

材料（2人分）

しめじ……1パック（100g）
エリンギ……2本（80g）
しいたけ……2枚（30g）
オリーブ油……大さじ1
A
トマトケチャップ……大さじ2
塩、こしょう……各少々

作り方

1 しめじは小房に分け、エリンギは短冊切り、しいたけは1cm幅に切る。

2 フライパンにオリーブ油を中火で熱し、1を2〜3分炒める。

3 火が通ったらAを加え、全体にからめる。

作りおきOK

冷蔵	冷凍
3日	2週間

point

低エネルギーで食物繊維豊富なきのこをケチャップで炒めた簡単おかず。きのこを数種合わせることで、うまみも増加！ えのきだけやまいたけなど、好みのもので作れます。

▶エネルギー … 106kcal
▶たんぱく質 … 1.8g
▶脂質 … 7.0g
▶糖質 … 6.9g
▶食物繊維 … 3.5g
▶塩分 … 0.8g

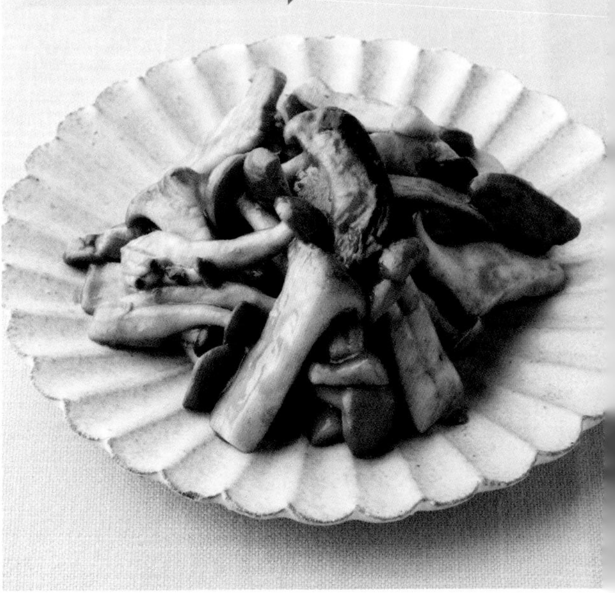

▶エネルギー … 54kcal
▶たんぱく質 … 2.4g
▶脂質 … 0.1g
▶糖質 … 7.0g
▶食物繊維 … 3.9g
▶塩分 … 1.3g

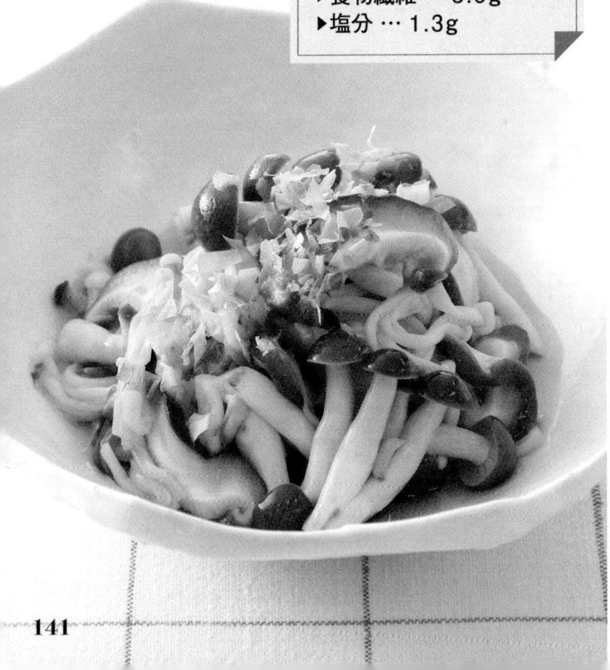

シンプルな味つけで
うまみが引き立つ

きのこのおひたし

材料（2人分）

しめじ……1パック（100g）
えのきだけ……1/2袋（100g）
しいたけ……2枚（30g）
A
だし汁……75mℓ
みりん、しょうゆ……各大さじ1
かつお節……適量

作り方

1 しいたけは薄切り、えのきだけ、しめじはほぐして熱湯でさっとゆでる。粗熱をとり、水けをしっかりと絞る。

2 鍋にAを煮立て、ボウルに移して粗熱をとる。

3 2に1を加えて味をなじませ、器に盛り、かつお節を散らす。

作りおきOK

冷蔵	冷凍
3日	2週間

point

きのこは歯ごたえがあるので、自然と噛む回数が増え、ゆっくりと満足感を得られる食材。冷凍すると、細胞壁が壊れて栄養分やうまみが溶け出すので、まとめて買って冷凍保存するのがおすすめです。

β-カロテン豊富な野菜といっしょに

春菊ときのこのゆずみそあえ

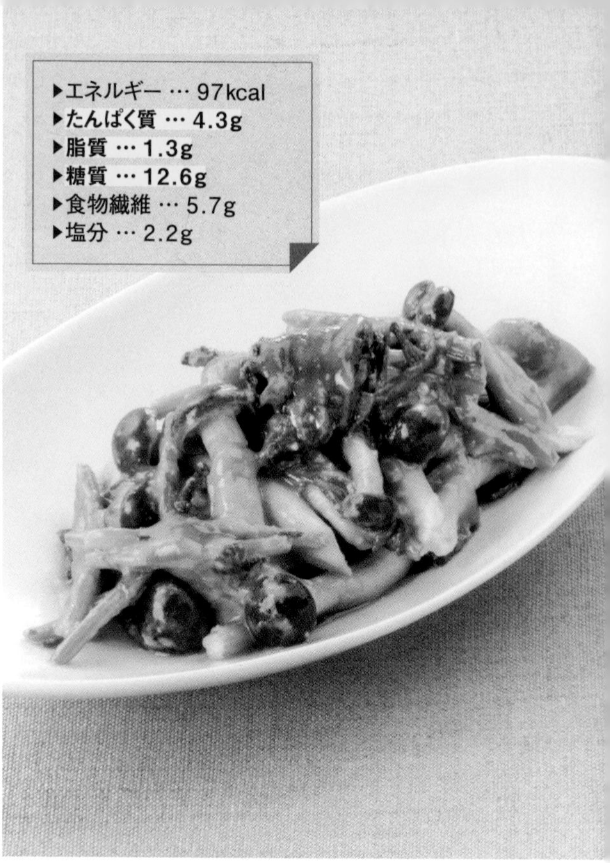

- ▶エネルギー … 97kcal
- ▶たんぱく質 … 4.3g
- ▶脂質 … 1.3g
- ▶糖質 … 12.6g
- ▶食物繊維 … 5.7g
- ▶塩分 … 2.2g

材料（2人分）

しめじ……1パック（100g）
春菊……1束（200g）
ゆず……1/4個（25g）
A
- みそ……大さじ2
- 砂糖……大さじ1
- みりん、酒……各大さじ1/2

作り方

1. ゆずは皮をすりおろして、果実を絞る。
2. 鍋にAを合わせて弱火にかけ、混ぜながらツヤがでるまで1〜2分加熱する。火を止めて1を加えて混ぜ、粗熱をとる。
3. 春菊は塩ゆでして水にとり、水けを絞って3〜4cm長さに切る。しめじはほぐして熱湯でゆで、水けをきる。2とあえて器に盛る。

作りおきOK

冷蔵	冷凍
3日	2週間

point

春菊は抗酸化力の高いβ-カロテンが豊富。また、ゆずはビタミンCのほかコレステロール値を下げる働きのある成分も含むので、組み合わせれば抗酸化力の高い1品に。

たっぷりのわかめで
腸内環境を整える

わかめと野菜のナムル

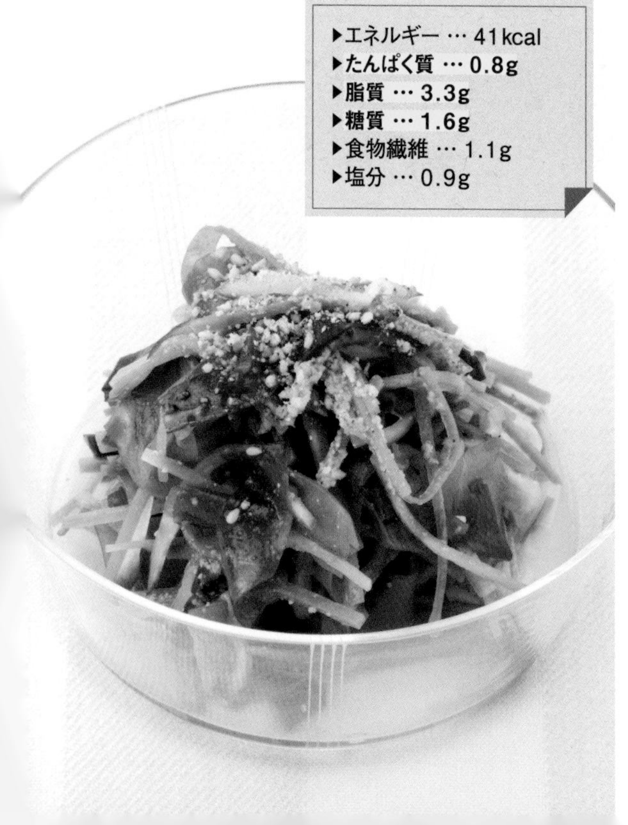

- ▶エネルギー … 41kcal
- ▶たんぱく質 … 0.8g
- ▶脂質 … 3.3g
- ▶糖質 … 1.6g
- ▶食物繊維 … 1.1g
- ▶塩分 … 0.9g

材料（2人分）

わかめ（生）……20g
きゅうり……1/2本（50g）
にんじん……1/5本（30g）
A
- すりごま（白）……小さじ2
- ごま油……小さじ1
- 塩……小さじ1/4

作り方

1. わかめはざく切りにして、熱湯でさっとゆでて水にとり、水けを絞る。にんじん、きゅうりは細切りにする。
2. ボウルにAを混ぜ合わせ、1を加えてあえる。

point

わかめに含まれる水溶性食物繊維には、血中コレステロール値を下げる働きが。わかめは乾燥のものを使う場合は2gを水でもどしてから、塩蔵のものを使う場合は7gを洗ってから使ってください。

大豆製品と組み合わせて
生活習慣病を予防

刻み昆布と大豆の煮もの

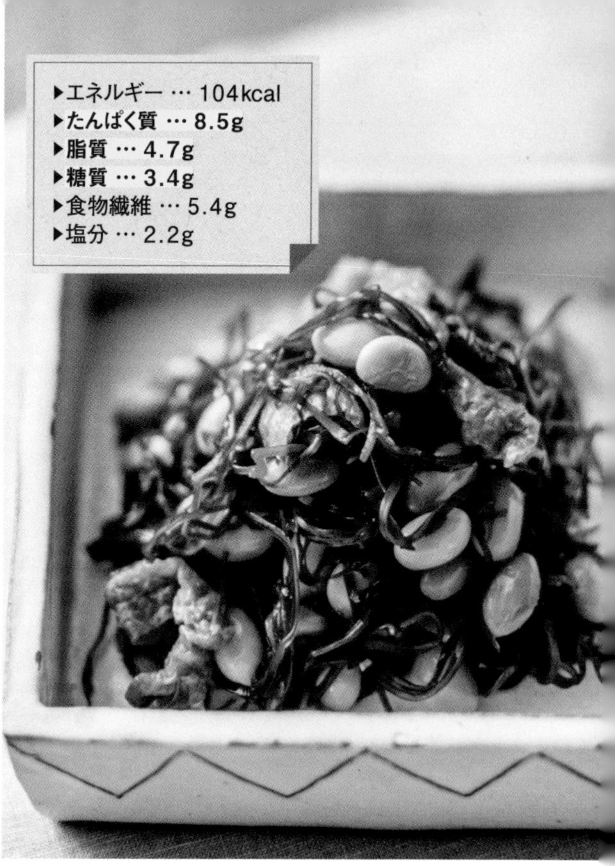

▶エネルギー … 104kcal
▶たんぱく質 … 8.5g
▶脂質 … 4.7g
▶糖質 … 3.4g
▶食物繊維 … 5.4g
▶塩分 … 2.2g

材料（2人分）

刻み昆布（乾燥）……… 10g
大豆（水煮）……… 100g
油揚げ……… 1/2枚（10g）
A
- だし汁……… 1カップ
- しょうゆ……… 大さじ1
- 酒、砂糖……… 各小さじ1

作り方

1 刻み昆布は水でもどす。油揚げは熱湯を回しかけて油抜きし、横半分に切ってから1cm幅に切る。

2 鍋に**A**を煮立て、**1**、大豆を加え、煮汁が少なくなるまで煮る。

作りおきOK

冷蔵	冷凍
3日	2週間

point

昆布のもつ食物繊維と、大豆に含まれるオリゴ糖が腸内環境を整えて余分なコレステロールの排出に働きます。日持ちするので、たっぷり作って保存すると、献立やお弁当のプラス1品に役立ちます。

豆腐とひじきで
体の中をすっきりお掃除

ひじきの白あえ

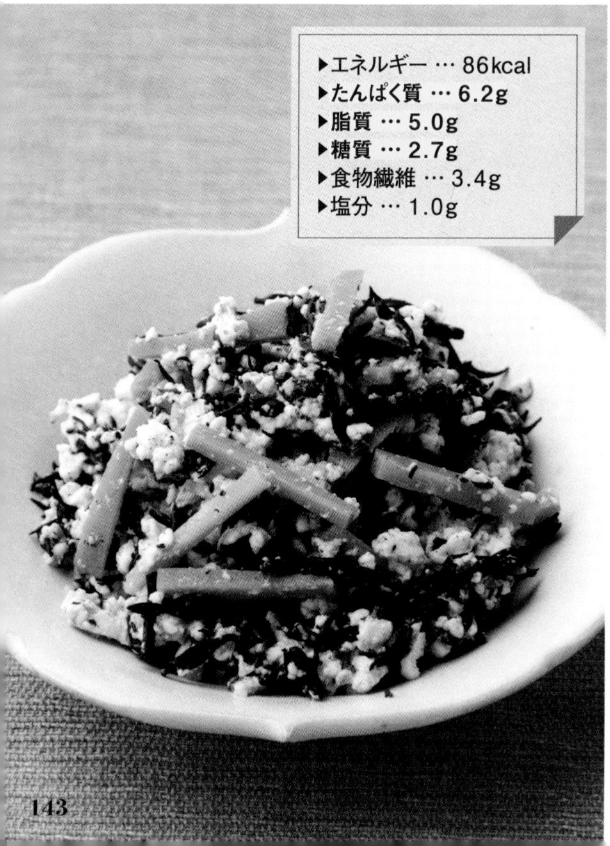

▶エネルギー … 86kcal
▶たんぱく質 … 6.2g
▶脂質 … 5.0g
▶糖質 … 2.7g
▶食物繊維 … 3.4g
▶塩分 … 1.0g

材料（2人分）

芽ひじき（水煮）……… 1/2缶（55g）
にんじん……… 1/4本（40g）
木綿豆腐… 1/2丁（150g）
A
- すりごま（白）… 大さじ1
- 砂糖……… 小さじ1/2
- 塩、しょうゆ……… 各小さじ1/4

作り方

1 豆腐はペーパータオルで包んで耐熱容器に入れ、ラップをせずに電子レンジで1分加熱し、水けをきる。

2 にんじんは細切りにしてさっとゆで、水けをきる。

3 ボウルに**1**と**A**を混ぜてあえ衣を作り、水けをきったひじき、**2**を加えてあえる。

point

コレステロール対策におすすめの豆腐に、食物繊維豊富なひじき、β-カロテン豊富なにんじんを使ったあえもの。ひじきの食物繊維が余分な脂質やコレステロールを排出します。

okazu

いものおかず

食物繊維や動脈硬化予防に役立つ栄養素も豊富に含まれている「いも」。糖質は高めですが、毎日の食事作りに活用したい食品です。量に注意して上手に取り入れましょう。

食物繊維やセレンが脂質異常に役立つ

いも類は食物繊維を多く含むので、血糖値の急上昇を抑えて脂肪の蓄積を防ぎ、余分なコレステロールを排出して脂質異常改善に役立ちます。特にじゃがいもには抗酸化作用や脂質の代謝に関わるセレンも含まれます。1日1個を目安に食べましょう。こんにゃくは低エネルギー、低糖質の食品。プリプリとした食感で満腹感が得られるので、献立にうまく取り入れて。

▶エネルギー … 43kcal
▶たんぱく質 … 1.0g
▶脂質 … 2.3g
▶糖質 … 2.9g
▶食物繊維 … 2.3g
▶塩分 … 0.9g

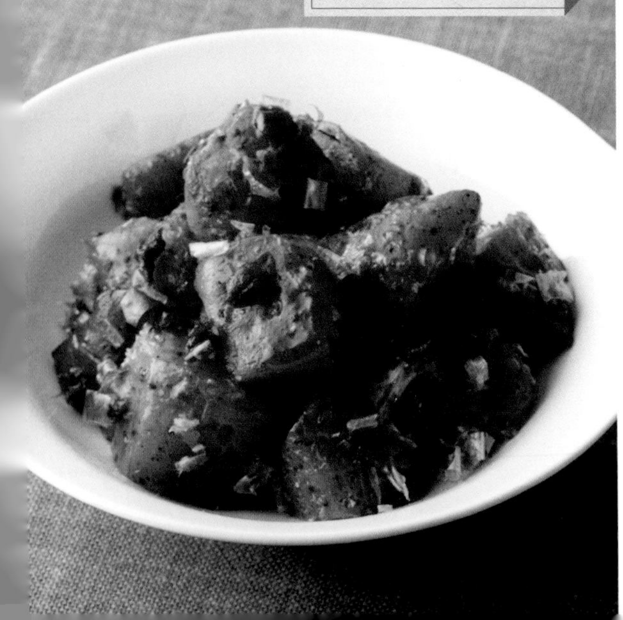

噛みごたえのあるこんにゃくは
食べすぎ予防にも

こんにゃくの梅おかか炒め

材料（2人分）

こんにゃく
（黒／アク抜き不要のもの）……1枚（200g）
梅干し……大1個（15g）
ごま油、しょうゆ、みりん……各小さじ1
かつお節……1袋（2g）

作り方

1 こんにゃくはスプーンでひと口大にちぎる。
2 梅干しは種を除いて包丁で細かくたたく。
3 フライパンにごま油を中火で熱し、1を2〜3分炒めて2としょうゆ、みりんを加えてからめ、かつお節をまぶす。

作りおきOK

冷蔵	冷凍
4日	NG

point

こんにゃくは低エネルギーで食物繊維が豊富。しかも独特の噛みごたえで満足感を与えてくれる優秀食材です。冷蔵保存の作りおきとしても役立ちます。

酢のあっさりした味つけで
脂質を抑えて

和風ポテトサラダ

- ▶エネルギー … 150kcal
- ▶たんぱく質 … 4.2g
- ▶脂質 … 1.4g
- ▶糖質 … 27.0g
- ▶食物繊維 … 5.0g
- ▶塩分 … 1.7g

材料（2人分）

じゃがいも……2個（300g）
玉ねぎ……1/4個（50g）
ロースハム……2枚（20g）
きゅうり……1/3本（30g）
青じそ……3枚
すし酢……大さじ1
A［塩昆布……5g
　すし酢……大さじ1］

作り方

1 じゃがいもはひと口大に切って水にさらし、水けをきる。鍋にたっぷりの水とともに中火にかけ、竹串がすっと刺さるくらいまでゆでる。ザルにあげて水けをきり、鍋にもどして強火で水けをとばす。

2 ボウルに1を入れて熱いうちにつぶし、すし酢を加えて下味をつける。

3 玉ねぎは薄切りにし、水にさらして水けをよくきる。ハムは1cm角に、きゅうりは輪切りにして塩もみをし、水けを絞る。2にAとともに加えてあえる。

4 器に盛り、ちぎった青じそを散らす。

point

マヨネーズを使わず、すし酢であっさり仕上げたポテトサラダ。いもはつぶすので、噛む回数が減らないよう歯ごたえのよい食材を組み合わせます。

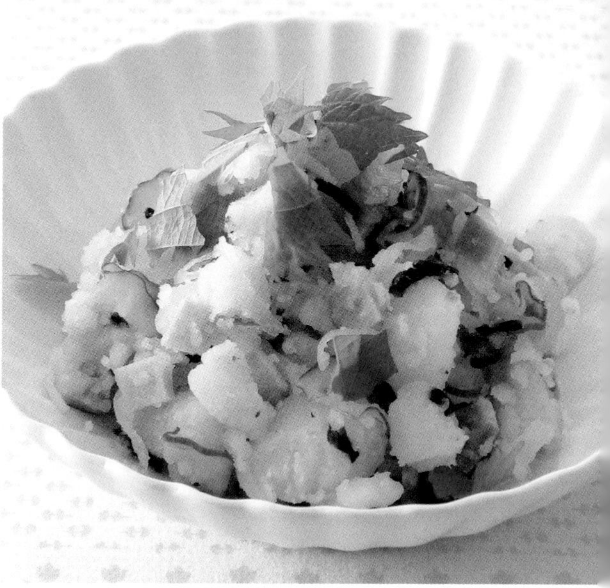

「レジスタントスターチ」が
腸活に役立つ

さつまいものきんぴら

- ▶エネルギー … 194kcal
- ▶たんぱく質 … 1.5g
- ▶脂質 … 5.4g
- ▶糖質 … 29.6g
- ▶食物繊維 … 2.3g
- ▶塩分 … 1.4g

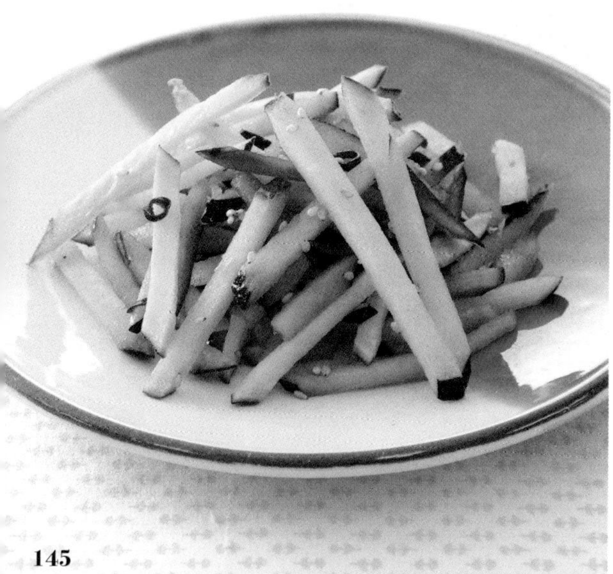

材料（2人分）

さつまいも
……小1本（150g）
ごま油……小さじ2
A［だし汁、みりん
　……各大さじ2
　しょうゆ……大さじ1
　赤唐辛子
　（種を除いて小口切り）
　……少々］
いりごま（白）……小さじ1

作り方

1 さつまいもは皮つきのまま斜め薄切りにし、4～5cm長さの細切りにする。さっと水にさらして水けをきる。

2 フライパンにごま油を強火で熱し、1をしんなりするまで炒める。

3 Aを加え、強火で汁けがなくなるまで炒め煮にする。いりごまを加えてさっと混ぜ合わせる。

point

さつまいものでんぷんは「レジスタントスターチ」と呼ばれ、消化されにくいという特徴が。食物繊維とともに腸内環境を整えて余分なコレステロールを排出するので、上手に取り入れたい食材です。

COLUMN 3

コレステロールとの上手なつき合い方②〈外食編〉

外食はエネルギーが高く、糖質、脂質、塩分のとりすぎになりがちです。LDLコレステロール、中性脂肪が高めの人は特に注意が必要。メニューの選び方、食べ方を工夫して外食を楽しみましょう。

焼き肉はごはんより
サンチュといっしょに

焼き肉はたんぱく質をしっかり摂取でき、肉だけであれば低糖質の食事です。赤身肉や牛タンなど脂質が少なめのシンプルな部位を中心に選び、たれではなく塩やレモンで食べるのがおすすめ。また焼き肉は、ごはんではなくサンチュやレタスなどの野菜で巻いて食べると糖質量を抑えられ、中性脂肪の増加も防げます。

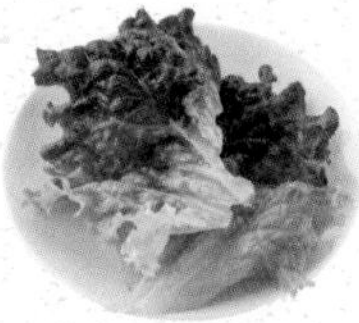

パスタは食べるなら
ペペロンチーノ

洋食はコースで頼むと食後のデザートなどもついてきて、エネルギーオーバーや糖質過多になりやすくなります。単品で、サラダかマリネなどの野菜料理、シンプルなスープ、肉や魚のメインを頼んで。メインの代わりにパスタを選ぶなら糖質が少なめのペペロンチーノ、ピザなら生地の薄いものをシェアして食べましょう。

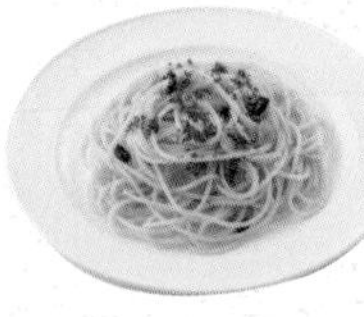

中華料理は
とろみが危険

麻婆豆腐、酢豚、八宝菜、青椒肉絲、かに玉など人気の中華料理は、とろみをつけて仕上げています。このとろみの正体は片栗粉なので、いずれも高糖質に。中華料理店では、肉や魚介、野菜を使ったシンプルな炒めものを選びましょう。またぎょうざや小籠包などの皮も小麦粉が使われているので食べすぎには注意が必要です。

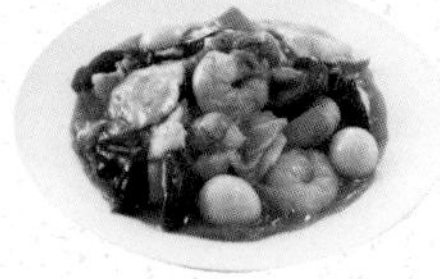

寿司は噛みごたえのある
たこ、いかなどから食べる

寿司にはまぐろ、えび、ほたてなどさまざまな魚介類が使われ、DHAやEPA、タウリンなど脂質異常を改善する成分が豊富。その一方で寿司飯には砂糖が使われているため、糖質が高め。寿司の前に酢のものなどの小鉢を食べてから、たこ、いか、貝類など噛みごたえのある刺身やネタ、好きなネタの順に食べ進んで糖質量の調整を。

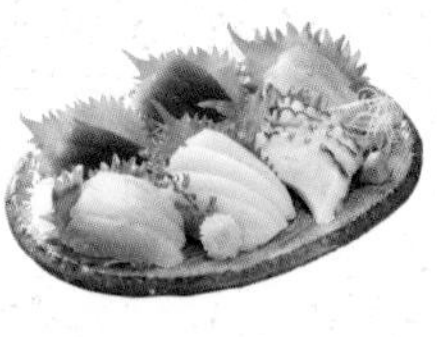

PART 4

かさ増しごはんと具だくさんスープ・みそ汁

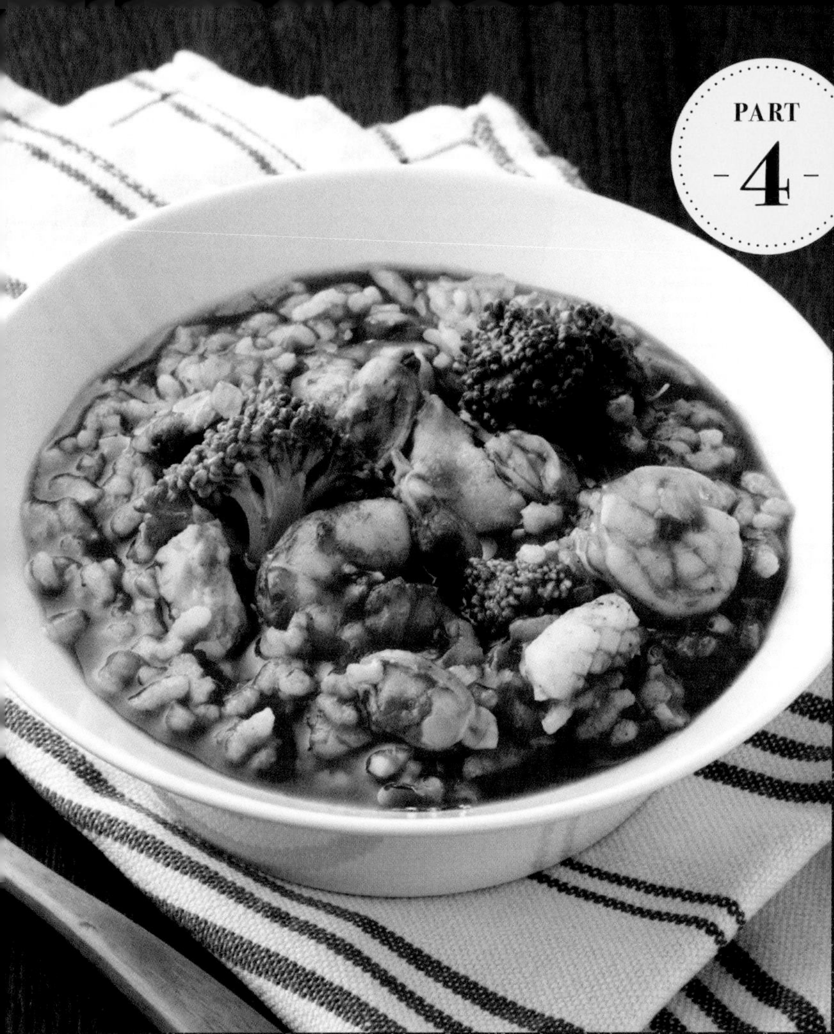

野菜やきのこ類でかさ増しした、食べごたえのある満足度の高い主食と汁ものです。食材選びや調理に工夫を加えることで、コレステロール&中性脂肪を増やさないレシピを実現。

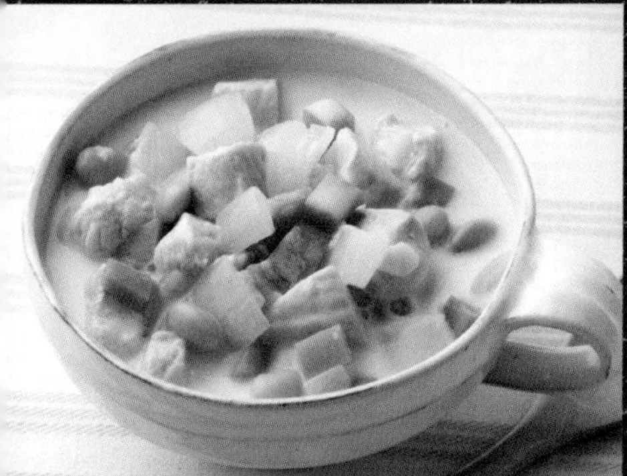

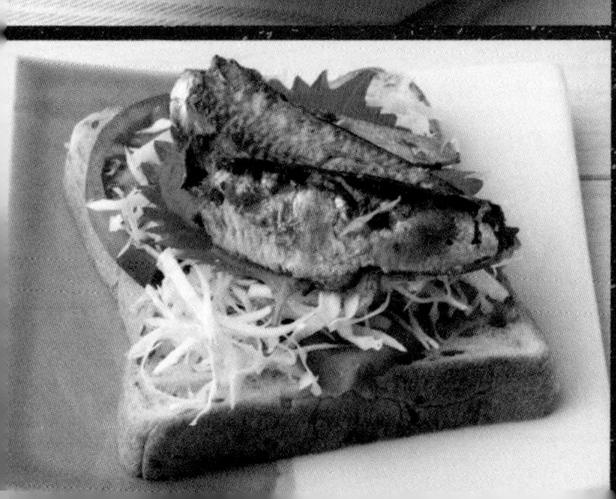

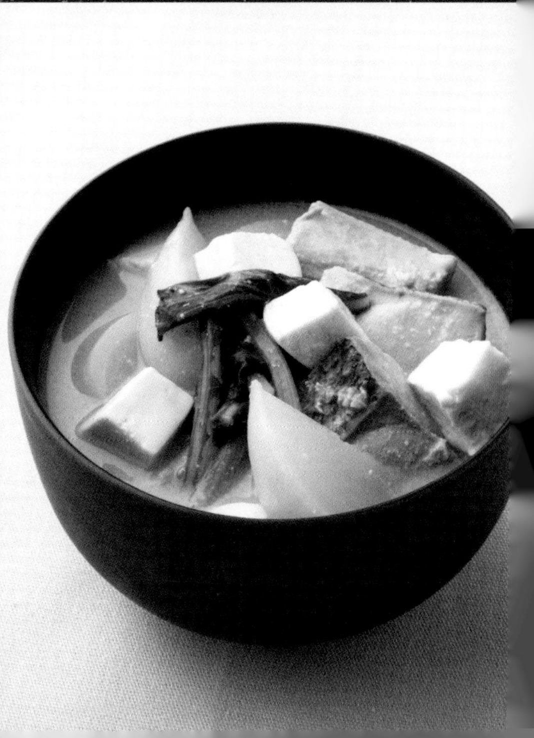

主菜や副菜の代わりにもなる

主食と汁ものの上手なとり方

コレステロール値を下げるには食べすぎないこと、糖質のとりすぎで中性脂肪を増やさないことがポイント。そのカギとなる主食と汁ものにひと工夫を加えた料理を紹介します。

具だくさんスープ・みそ汁

▶たんぱく質を加えてボリュームアップ

野菜、きのこ類、海藻類をたっぷり使ったスープ・みそ汁。そこへさらに肉、魚介類、大豆製品などのたんぱく質を加えることで"副菜級"あるいは"主菜級"のおかずにボリュームアップさせます。さば缶などの魚介缶詰を使うと手軽にボリュームと栄養素を補うことができるので、缶汁ごと加えて栄養素をムダなくいただきましょう。

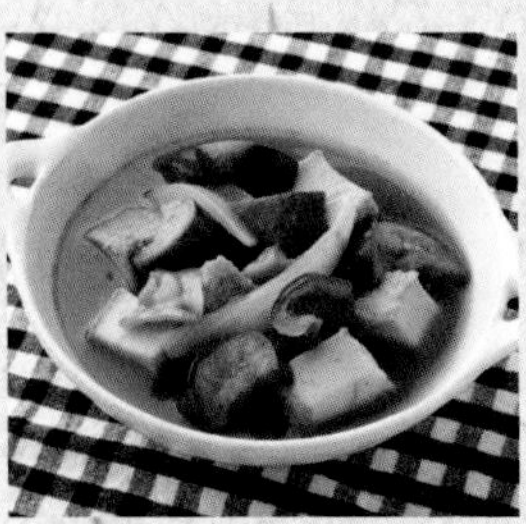

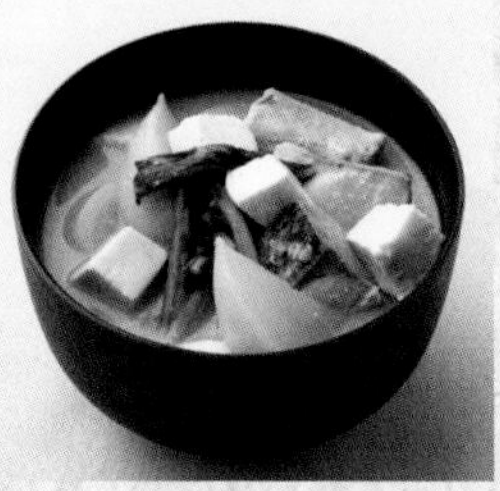

▶だしを効かせて塩分控えめに

うまみの効いただしは、塩分を控えてもおいしさを感じられます。だしをいかせば、調味料を最小限にしても満足度の高いスープ・みそ汁に仕上がります。みそ汁は塩分が高めになりがちなので、だしを効かせたすまし汁などに置き換え、1日1杯程度にとどめるとよいでしょう。

かさ増しごはん

▶野菜、きのこ類でかさ増し

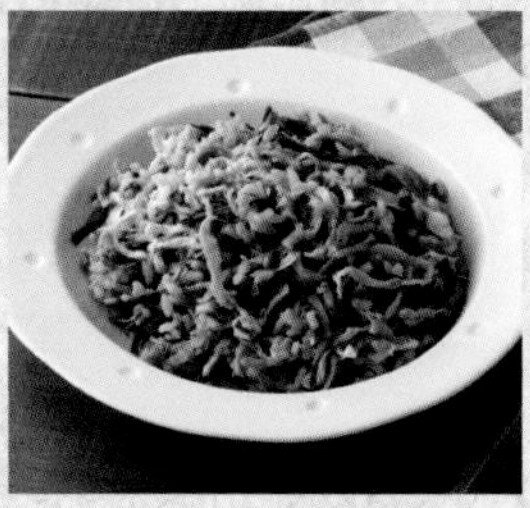

食物繊維を豊富に含み、低エネルギー・低糖質の野菜やこんにゃく、きのこ類、海藻類、乾物などをプラスしてかさ増し。食べごたえがあるので食べすぎを防ぎ、食物繊維が血糖値の急上昇を抑えて中性脂肪を増やさない主食になります。

▶低GI食品を利用する

GI値が低い食品は血糖値の上昇がおだやかで、糖質がゆっくり吸収されます。低GI食品には外皮、胚芽、胚乳を取り除いていない全粒穀物である玄米や雑穀米、ライ麦パン、全粒粉パンなどがあります。取り入れることで中性脂肪の増加を抑えてLDLコレステロールの増加を防ぐ効果も。

- 玄米
- そば
- ライ麦パン
- スパゲッティ

かさ増しごはん

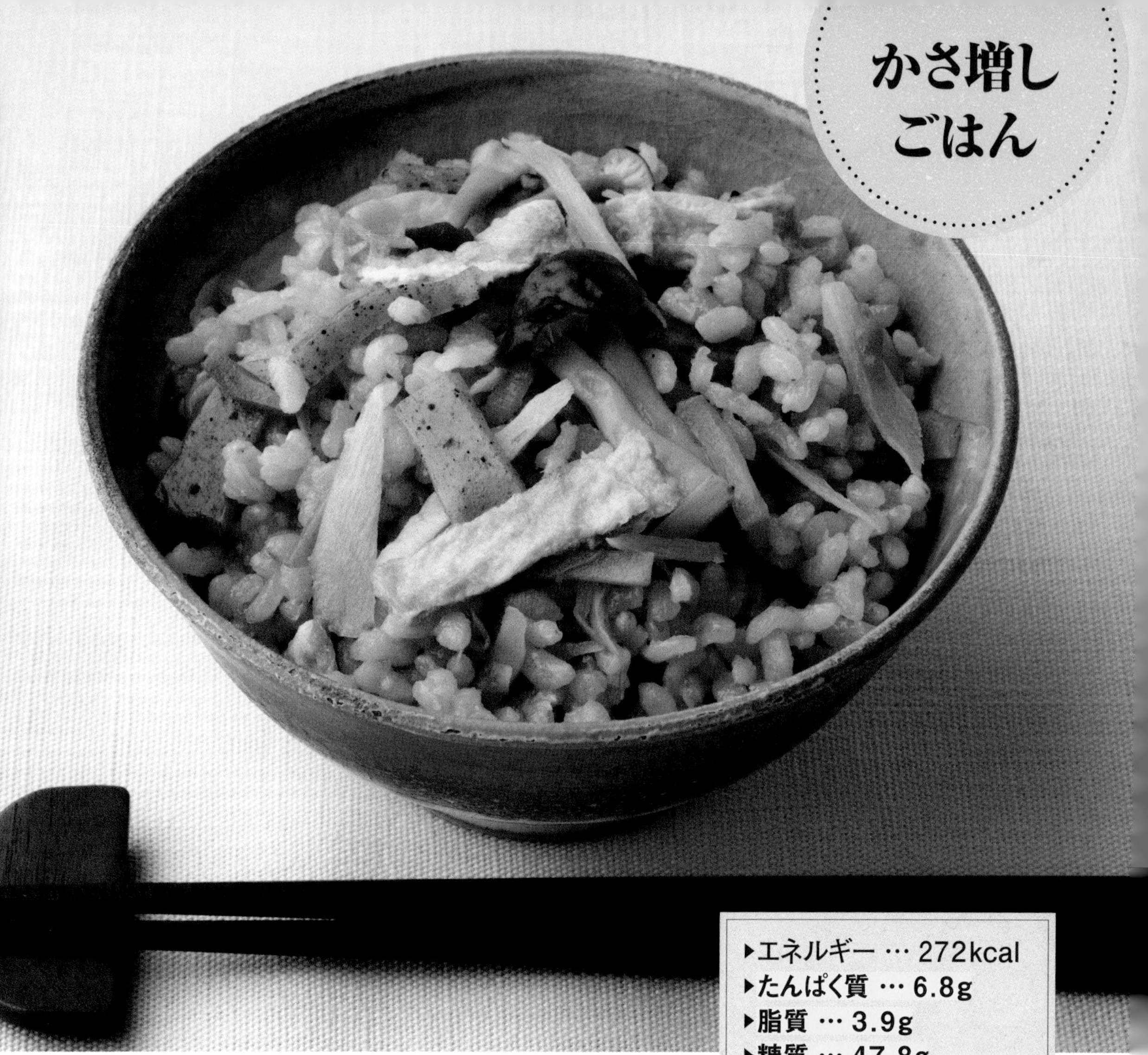

- ▶エネルギー … 272kcal
- ▶たんぱく質 … 6.8g
- ▶脂質 … 3.9g
- ▶糖質 … 47.8g
- ▶食物繊維 … 4.6g
- ▶塩分 … 1.1g

具材をたっぷり入れて
ごはんを減らして糖質ダウン！

五目炊き込みごはん

材料（2～3人分）

- 玄米 …… 1合（150g）
- にんじん …… 1/4本（40g）
- ごぼう …… 1/4本（45g）
- こんにゃく（黒／アク抜き不要のもの） …… 1/2枚（100g）
- 油揚げ …… 1枚（20g）
- しめじ …… 1/2パック（50g）
- A
  - だし汁 …… 220mℓ
  - しょうゆ …… 大さじ1
  - 酒、みりん …… 各小さじ1

作り方

1. 玄米は袋の表示に従って炊飯器に水（分量外）とともに入れ、浸水させて水けをきる。
2. にんじんはせん切り、ごぼうはささがきにして水にさらす。こんにゃく、油揚げは短冊切り、しめじは小房に分ける。
3. 1にAを加え、2をのせて普通に炊飯する。炊き上がったら全体を混ぜる。

point

炊き込みごはんは、具だくさんにすれば、ごはんを減らしても満足感のある主食になります。玄米と具には食物繊維もたっぷり。こんにゃくを除けば冷凍できて約2週間保存可能。

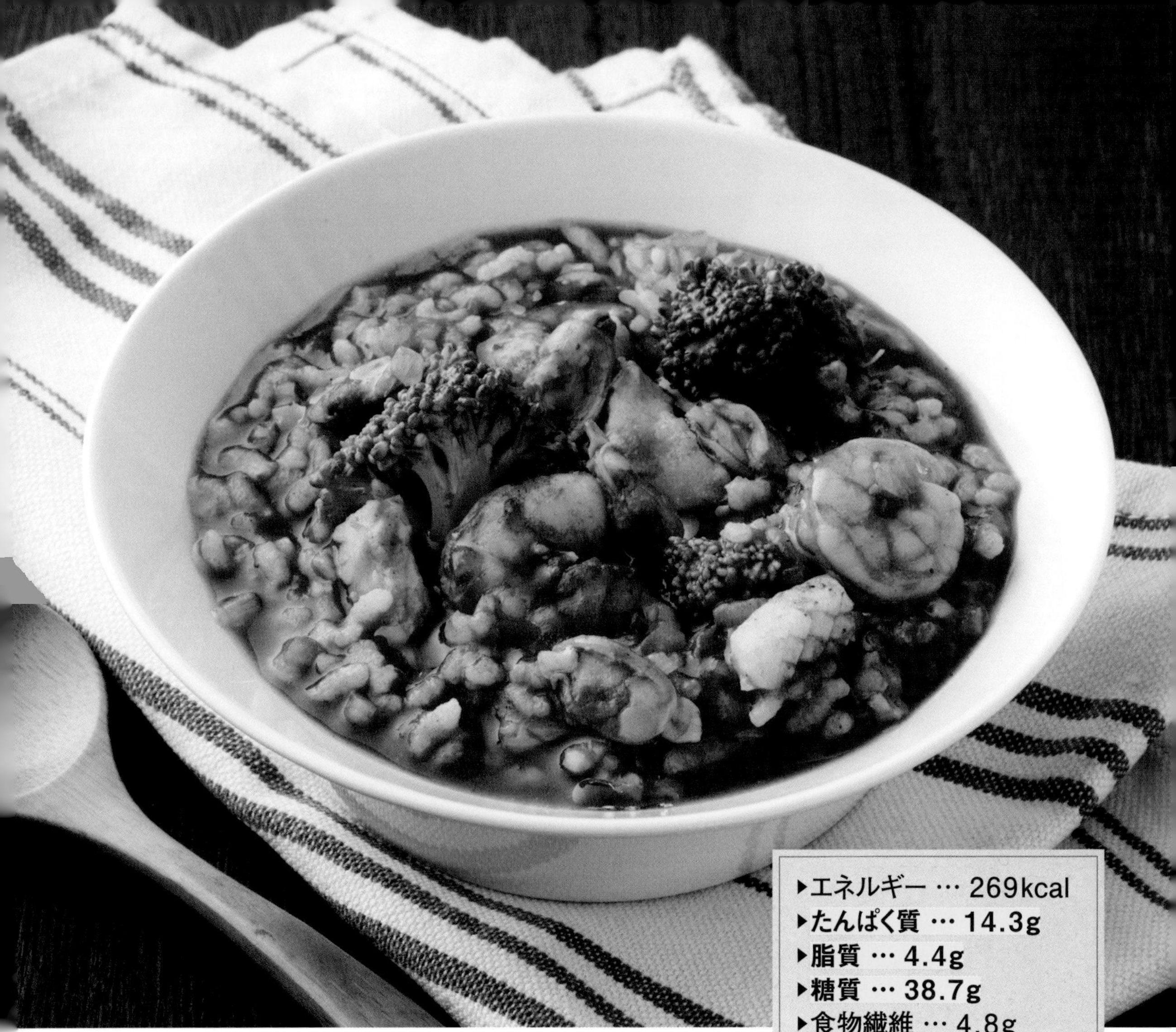

- ▶エネルギー … 269kcal
- ▶たんぱく質 … 14.3g
- ▶脂質 … 4.4g
- ▶糖質 … 38.7g
- ▶食物繊維 … 4.8g
- ▶塩分 … 2.0g

スープと具が入ったリゾットは
ごはん少なめでもボリューム満点

レンジで魚介とブロッコリーのトマトリゾット

材料（2人分）

玄米ごはん……180g
シーフードミックス（冷凍）……150g
ブロッコリー……1/2株（125g）
玉ねぎ……1/4個（50g）
A
- トマトジュース（食塩無添加）……1と1/2カップ
- 白ワイン……大さじ1
- コンソメスープの素（顆粒）……小さじ2

塩、こしょう……各少々
オリーブ油……小さじ1

作り方

1 ブロッコリーは2〜3cm大に切り、玉ねぎはみじん切りにする。

2 耐熱容器に玄米ごはん、解凍したシーフードミックス、1、Aを入れて混ぜ、ふんわりとラップをして電子レンジで7〜8分加熱する。

3 全体を混ぜて塩、こしょうで味を調え、オリーブ油をかける。

point

電子レンジでできる手軽なリゾット。トマトジュースに含まれるリコピンと魚介に含まれるタウリンは、コレステロール対策に効果的です。加熱時間は様子を見て適宜調整してください。

食物繊維たっぷり！
しっかりした噛みごたえの大満足ごはん

切り干し納豆チャーハン

材料（2人分）

玄米ごはん……180g
切り干し大根（乾燥）……30g
納豆……2パック（80g）
にら……1/2束（50g）
長ねぎ……1/4本（25g）
ごま油……大さじ1
A しょうゆ……大さじ1
A 塩、こしょう……各少々

作り方

1 切り干し大根は水でもどし、水けを絞って食べやすく刻む。

2 にらは3cm長さに切り、長ねぎはみじん切りにする。

3 フライパンにごま油を中火で熱し、1、長ねぎ、玄米ごはんを加えて炒める。納豆、にらの順に加えて炒め合わせ、Aで調味する。

point

切り干し大根でかさ増しした、コレステロール対策にぴったりの主食。納豆には大豆たんぱく質や食物繊維に加え、血栓をつくりにくくするナットウキナーゼが含まれています。

▸エネルギー … 301kcal
▸たんぱく質 … 9.5g
▸脂質 … 11.5g
▸糖質 … 34.6g
▸食物繊維 … 8.0g
▸塩分 … 1.5g

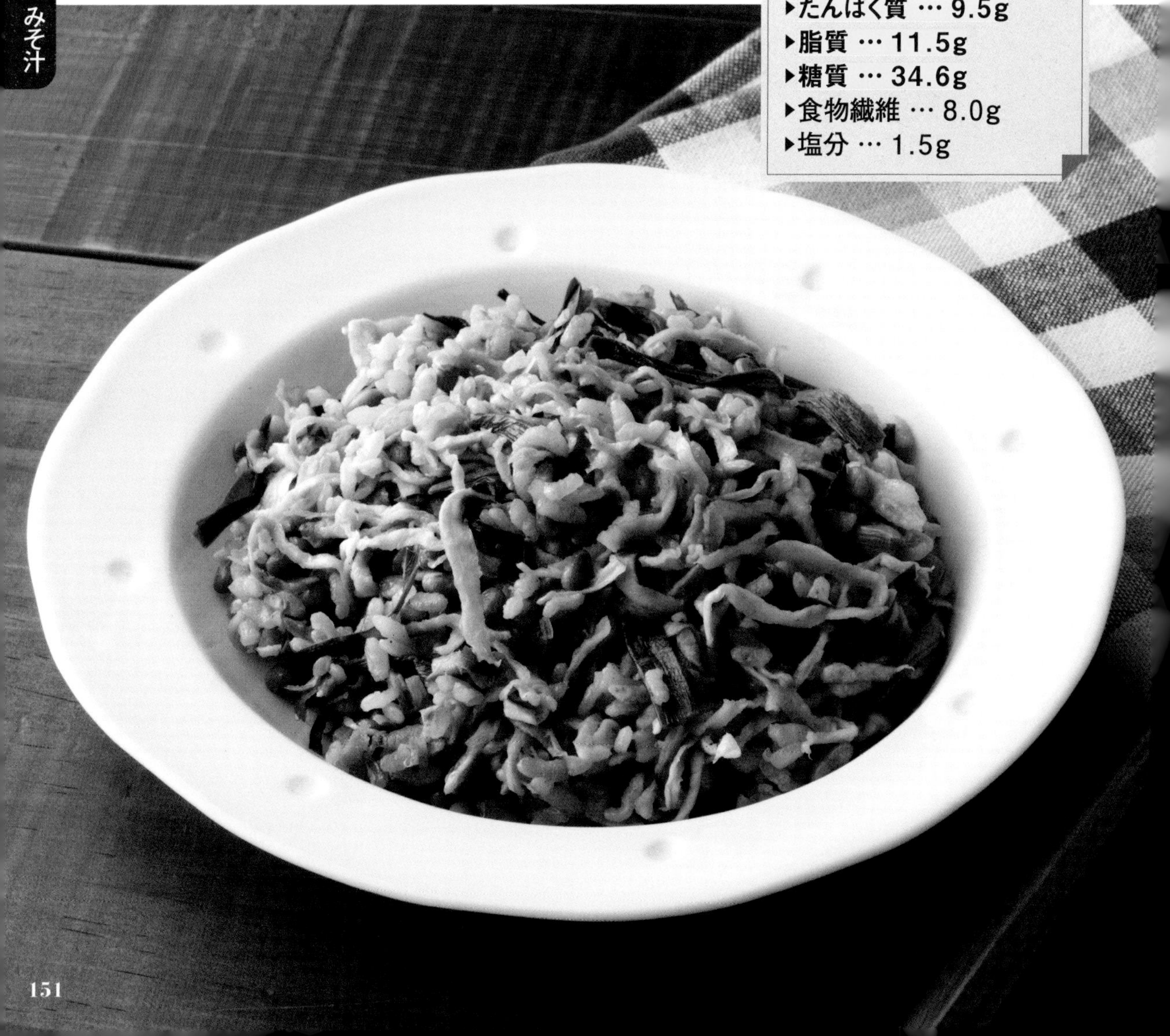

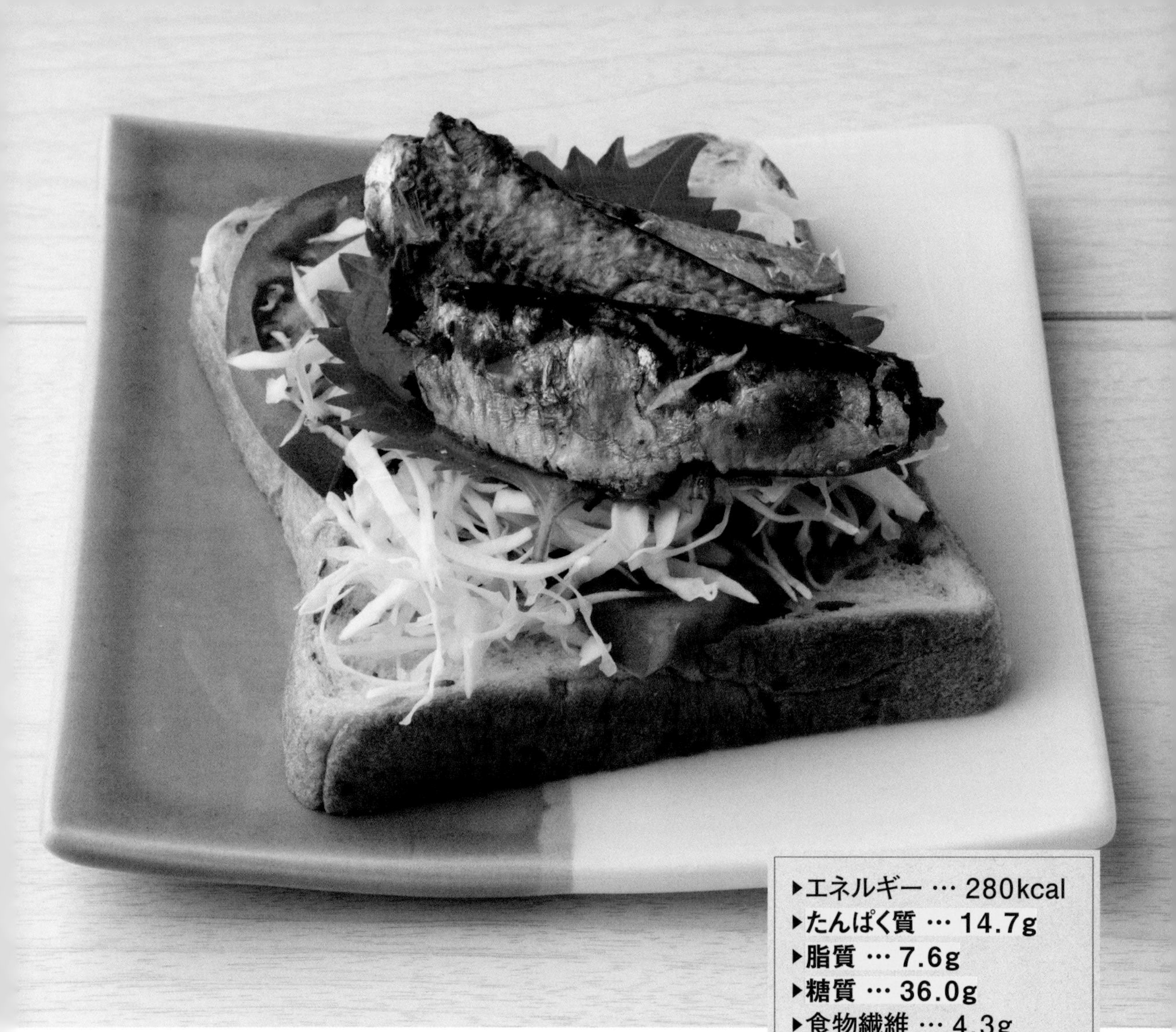

- エネルギー … 280kcal
- たんぱく質 … 14.7g
- 脂質 … 7.6g
- 糖質 … 36.0g
- 食物繊維 … 4.3g
- 塩分 … 1.3g

味つけ不要で青魚の栄養を摂取！
生野菜、パンと合わせた意外でおいしい組み合わせ

いわし缶のオープンサンド

材料（2人分）

ライ麦食パン（6枚切り）……2枚（120g）
いわし缶（しょうゆ煮）……1缶（100g）
トマト……1個（200g）
キャベツ……2枚（100g）
青じそ……2枚

作り方

1. 食パンはオーブントースターで焼く。
2. いわしは半身に切り、トマトは縦半分に切ってから1.5cm幅に、キャベツはせん切りにする。
3. 1にトマト、キャベツ、青じそ、いわしを順にのせる。

point

いわし缶は中性脂肪を減らし、コレステロール値を調整するDHA、EPAが手軽にとれます。パンは、食物繊維が多く含まれていて、GI値が低いライ麦や全粒粉のパンを使うのがおすすめ。

低GIの日本そばで作る和風焼きそば
汁なしだから塩分も安心

きつねきのこ焼きそば

材料(2人分)

ゆでそば	1玉(180g)
油揚げ	2枚(40g)
長ねぎ	1/2本(50g)
にんじん	1/3本(50g)
小松菜	1/2束(100g)
まいたけ	1パック(100g)
ごま油	大さじ1
めんつゆ(3倍濃縮)	大さじ2
七味唐辛子	適量

作り方

1 油揚げは1.5cm幅に切る。長ねぎは斜め薄切り、にんじんは短冊切り、小松菜は4cm長さに切る。まいたけは小房に分ける。

2 フライパンにごま油を中火で熱し、1を炒める。

3 野菜がしんなりしてきたらそばをほぐして加えて炒め、めんつゆで調味し、七味唐辛子をふる。

point

通常、つゆで食べる日本そばを炒めてやきそば風にアレンジ。GI値が低いので、血糖値が上がりにくく、中華麺よりも低エネルギー。β-カロテン、食物繊維が豊富な野菜を組み合わせました。

- エネルギー … 301kcal
- たんぱく質 … 9.5g
- 脂質 … 11.5g
- 糖質 … 29.9g
- 食物繊維 … 8.0g
- 塩分 … 1.5g

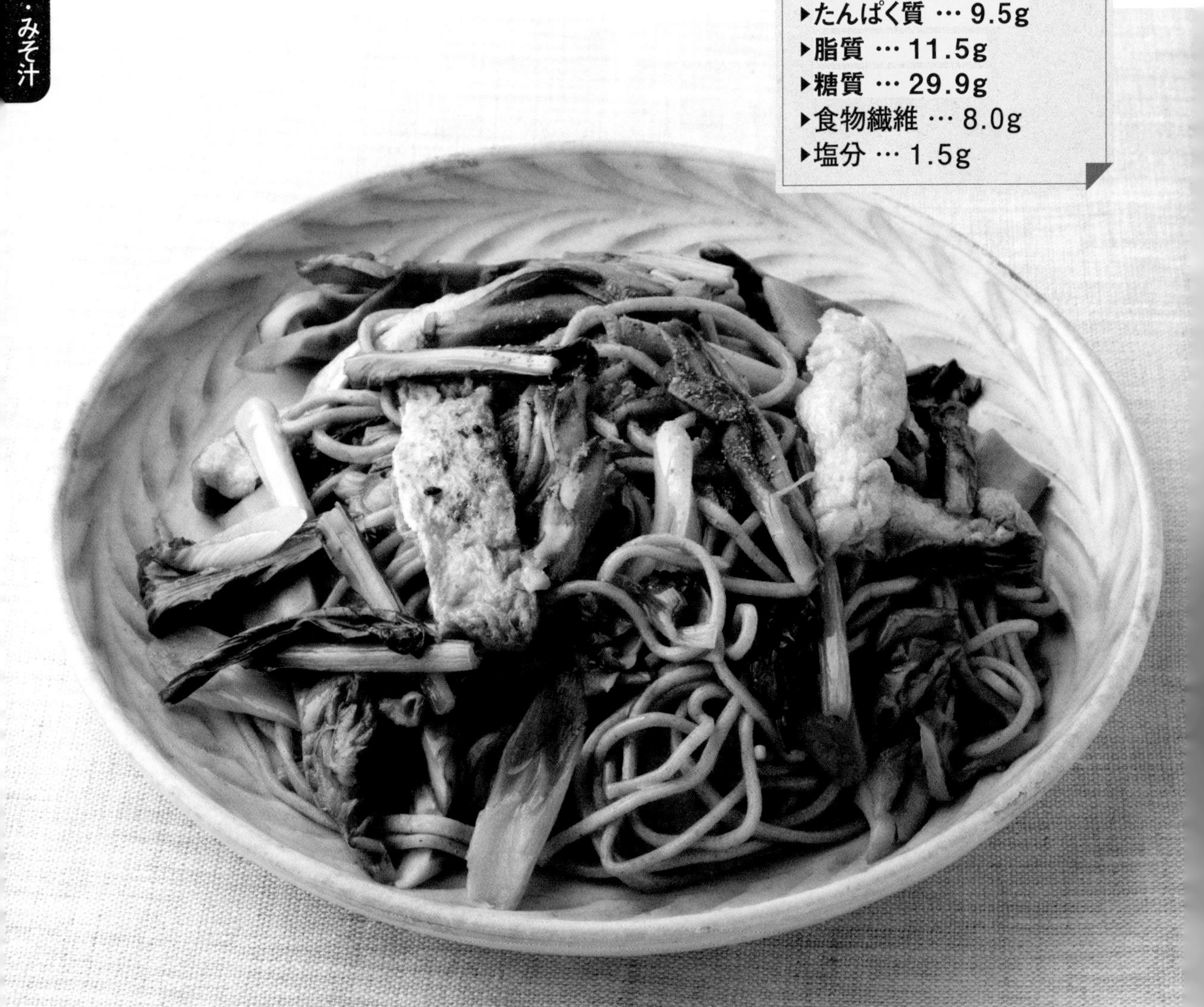

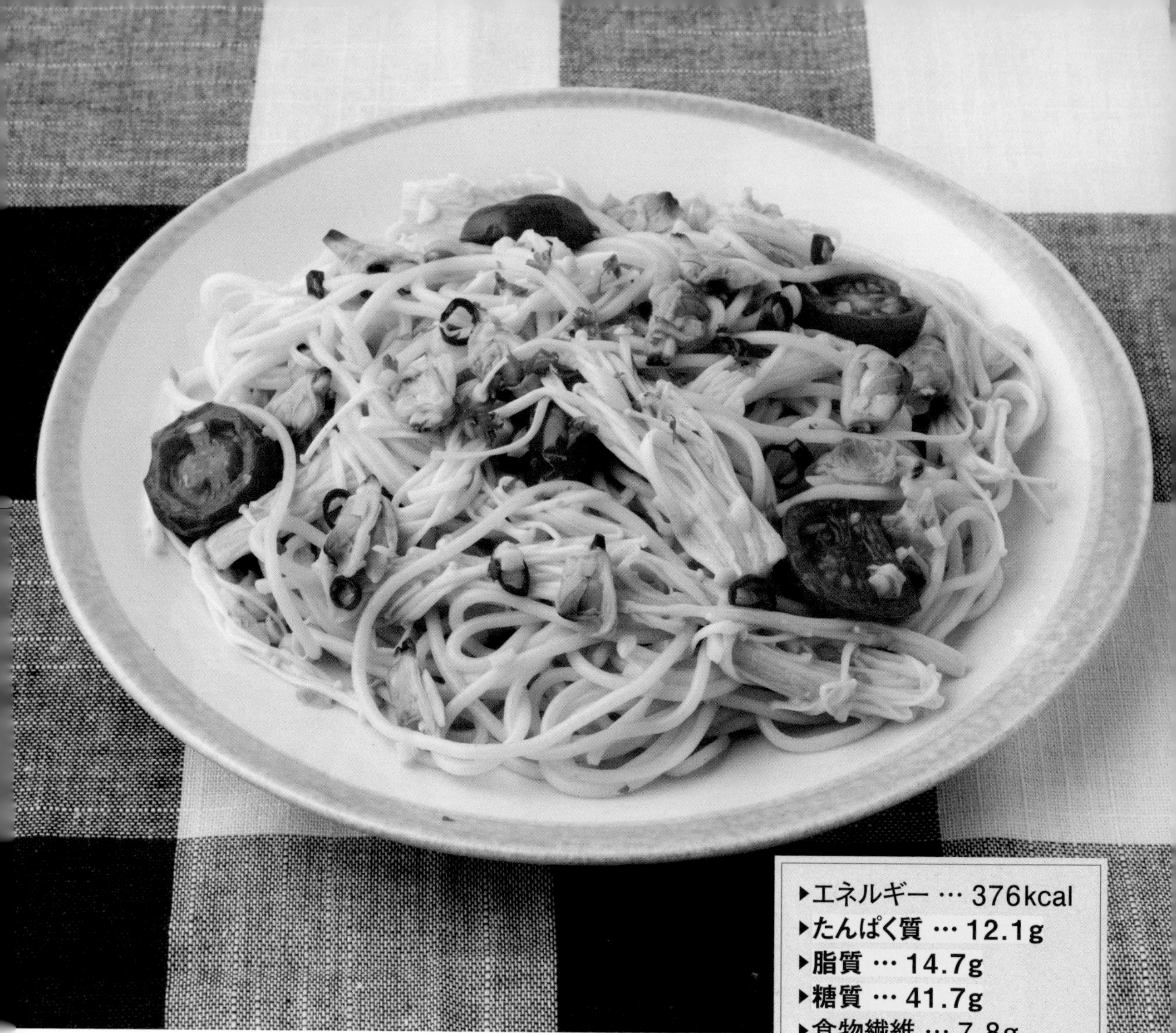

- ▶エネルギー … 376kcal
- ▶たんぱく質 … 12.1g
- ▶脂質 … 14.7g
- ▶糖質 … 41.7g
- ▶食物繊維 … 7.8g
- ▶塩分 … 2.3g

食感のよいえのきを混ぜた糖質カットスパゲッティ

えのきのボンゴレスパゲッティ

材料（2人分）

スパゲッティ……100g
えのきだけ……1袋（200g）
あさり缶（水煮）……1缶（130g）
ミニトマト……6個（90g）
A
- にんにく（みじん切り）……1片分（10g）
- 赤唐辛子（種を除いて小口切り）……1本分
- オリーブ油……大さじ2

白ワイン……大さじ2
塩……小さじ1/4
パセリ（みじん切り）……適量

作り方

1. スパゲッティは塩少々（分量外）を加えた熱湯で表示時間通りにゆでる。ゆであがる1分前にえのきだけをほぐして加える。
2. フライパンに**A**を入れて弱火にかけ、香りが立ったらあさりを缶汁ごと加える。半分に切ったミニトマトを加え、白ワインをふって炒める。
3. **2**に水けをきった**1**を加えて炒め合わせ、塩で味を調える。器に盛り、パセリを散らす。

point

低エネルギーで食物繊維豊富なえのきだけを混ぜ、スパゲッティを減らして糖質を大幅にカット！ あさりに含まれるタウリンには、中性脂肪を減らす働きがあります。

もやしでかさ増しして
麺は通常の半量に

具だくさん冷やし中華

材料（2人分）

- 中華麺……1玉（130g）
- もやし……150g
- かに風味かまぼこ……4本（40g）
- 生わかめ……50g
- きゅうり……1本（100g）
- トマト……1/2個（100g）
- ゆで卵……1個（65g）
- A
  - 酢、水……各大さじ2
  - しょうゆ……大さじ1と1/2
  - 砂糖……大さじ1/2
  - 鶏がらスープの素（顆粒）、ごま油……各小さじ1

作り方

1 中華麺は熱湯で表示時間通りにゆでる。ゆであがる1分前にもやしを加えてゆで、ザルにあげて冷水でしっかり冷やし、水けをきって器に盛る。

2 かに風味かまぼこは手で裂き、わかめはざく切り、きゅうりはせん切り、トマトはくし形切り、ゆで卵は半分に切る。

3 1に2を盛り、混ぜ合わせたAをかける。

point

もやしを混ぜてボリュームを出し、麺の使用量は通常の半量に。具には魚が原料のかに風味かまぼこや低エネルギーで食物繊維豊富なわかめ、きゅうりなどをのせました。

- エネルギー … 291kcal
- たんぱく質 … 13.4g
- 脂質 … 5.6g
- 糖質 … 41.5g
- 食物繊維 … 6.2g
- 塩分 … 4.0g

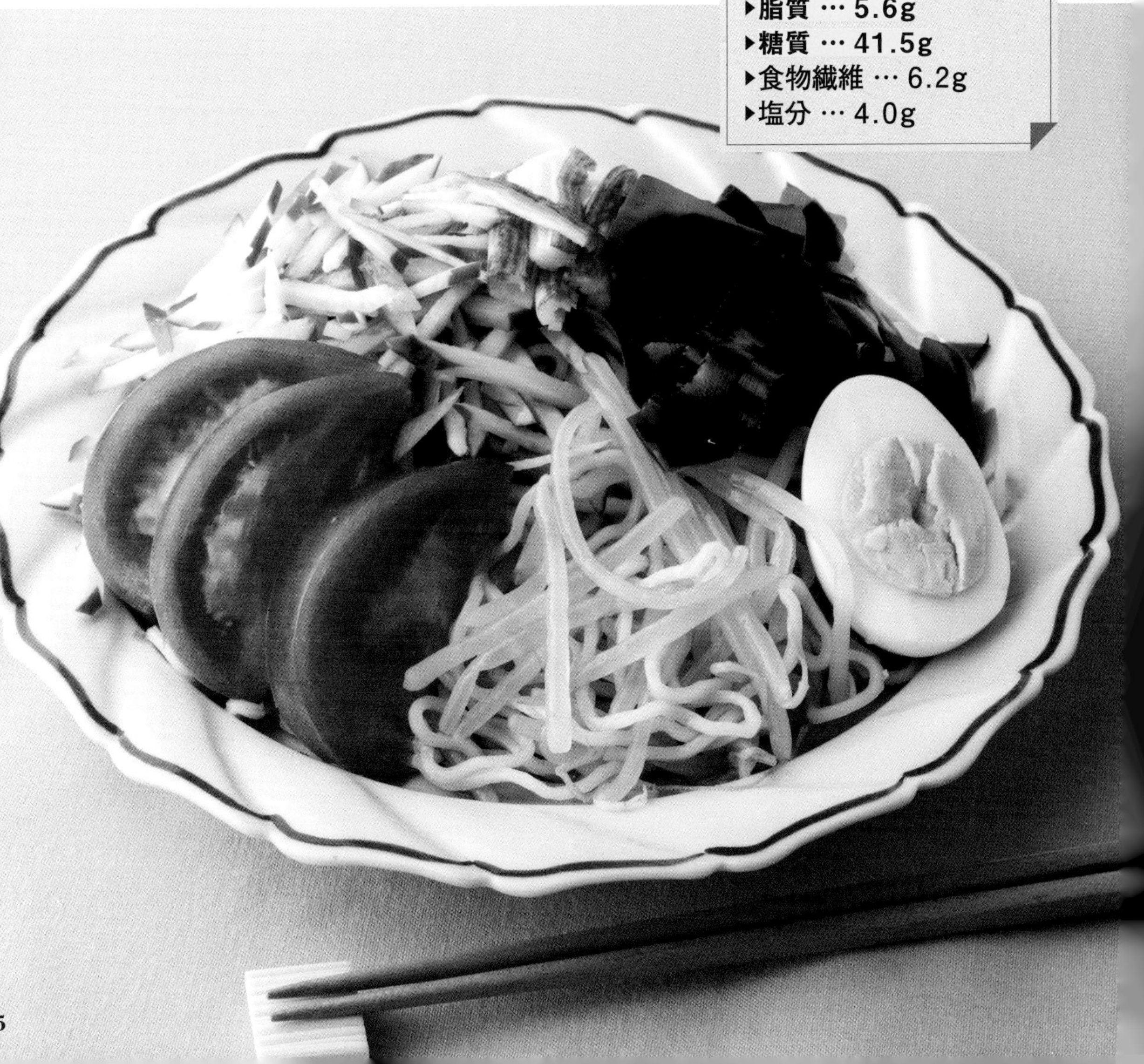

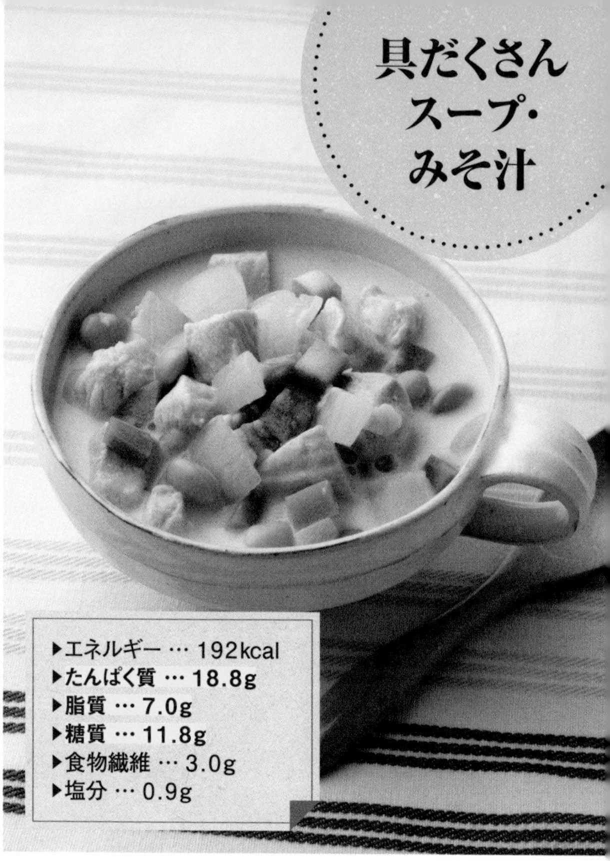

バター、牛乳不使用で
飽和脂肪酸をしっかりカット！

鶏肉の豆乳クリームスープ

材料（2人分）

鶏むね肉（皮なし）……大1/2枚（125g）
玉ねぎ……1/4個（50g）
にんじん……1/3本（50g）
枝豆（冷凍・さやなし）……50g
オリーブ油……小さじ1
小麦粉……大さじ1/2
A ［水……3/4カップ
　 コンソメスープの素（顆粒）……小さじ1］
無調整豆乳……1カップ
塩、こしょう……各少々

作り方

1 鶏肉は2cm角に、玉ねぎ、にんじんはそれぞれ1cm角に切る。枝豆は解凍する。

2 鍋にオリーブ油を中火で熱し、鶏肉を炒めて色が変わったら玉ねぎ、にんじんを加えて軽く炒める。小麦粉を加えて炒め合わせ、枝豆、Aを加え、ふたをして5分ほど煮る。

3 2に豆乳を加え、温まったら塩、こしょうで味を調える。

▶エネルギー … 192kcal
▶たんぱく質 … 18.8g
▶脂質 … 7.0g
▶糖質 … 11.8g
▶食物繊維 … 3.0g
▶塩分 … 0.9g

point

牛乳を豆乳に代えたあっさり味のクリームスープ。豆乳と枝豆から植物性たんぱく質がとれ、さらに枝豆から大豆には少ないβ-カロテン、ビタミンCがとれます。

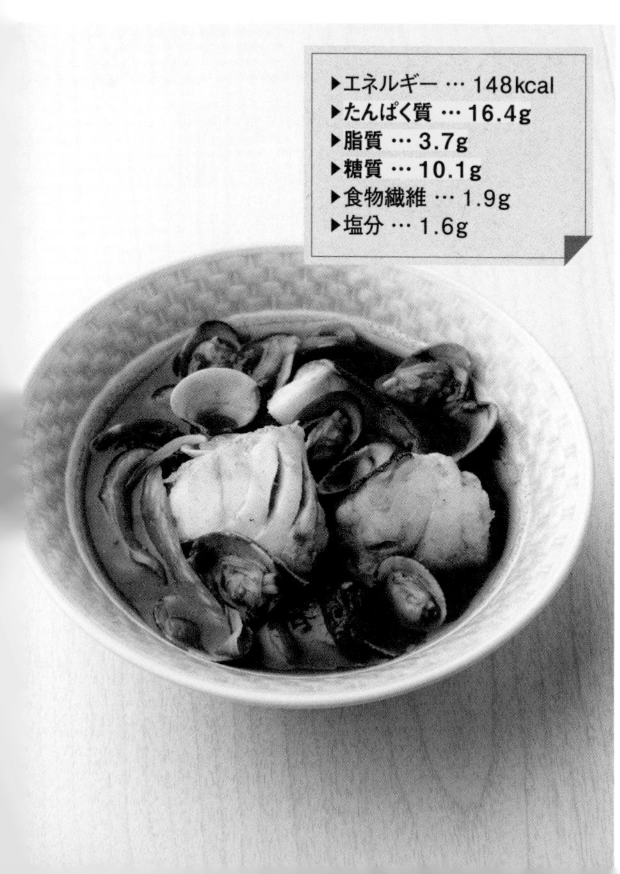

▶エネルギー … 148kcal
▶たんぱく質 … 16.4g
▶脂質 … 3.7g
▶糖質 … 10.1g
▶食物繊維 … 1.9g
▶塩分 … 1.6g

魚介のタウリンとトマトのリコピンで
コレステロールを調整！

たらのブイヤベース風

材料（2人分）

生たら……2切れ（200g）
あさり（砂出し済みのもの）……100g
玉ねぎ……1/4個（50g）
セロリ……1/2本（50g）
オリーブ油……大さじ1/2
A ［ホールトマト缶……1/2缶（200g）
　 水……1/2カップ
　 白ワイン……大さじ1
　 コンソメスープの素（顆粒）……小さじ1
　 ローリエ……1枚］
塩、こしょう……各少々

作り方

1 たらは3等分に切り、玉ねぎは薄切り、セロリは斜め薄切りにする。

2 鍋にオリーブ油を中火で熱し、玉ねぎ、セロリを炒め、しんなりしたらAをトマトをつぶしながら加えて煮立てる。

3 2にたら、あさりを加えて5分ほど煮たら、塩、こしょうで味を調える。

point

たらとあさりからたんぱく質がしっかりとれる、主菜を兼ねたメニューです。魚介に含まれるタウリンは水溶性なので、汁ものにして溶け出した栄養もまるごととりましょう。

具材を大きめに切ることで
しっかりと食べごたえのあるスープに

がんもと根菜のコンソメスープ

材料（2人分）

がんもどき……大2個（200g）
大根……100g
にんじん……1/4本（40g）
れんこん……1/2節（100g）
長ねぎ……1/2本（50g）
さやいんげん……4本（40g）
A 水……2カップ
A コンソメスープの素（顆粒）……小さじ2
塩、こしょう……各少々

作り方

1 がんもどきは十字に切る。大根、にんじんは大きめの乱切り、れんこんは2cm幅のいちょう切り、長ねぎ、さやいんげんは4cm長さに切る。

2 鍋に1の野菜とAを入れて中火にかけ、沸騰したら5分ほど煮る。

3 がんもどきを加えて5分ほど煮て、塩、こしょうで味を調える。

▶エネルギー … 280kcal
▶たんぱく質 … 16.6g
▶脂質 … 16.9g
▶糖質 … 13.0g
▶食物繊維 … 4.2g
▶塩分 … 2.0g

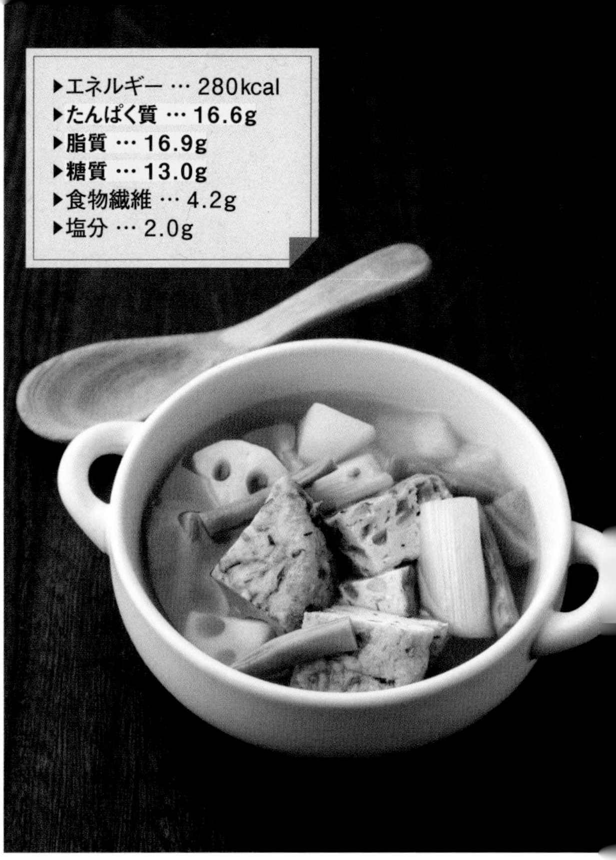

point

大豆由来のがんもどきが入った、たんぱく質も野菜もとれる具だくさんのスープです。野菜は大きめに切り、噛みごたえのある根菜を加えて満足感を満たします。

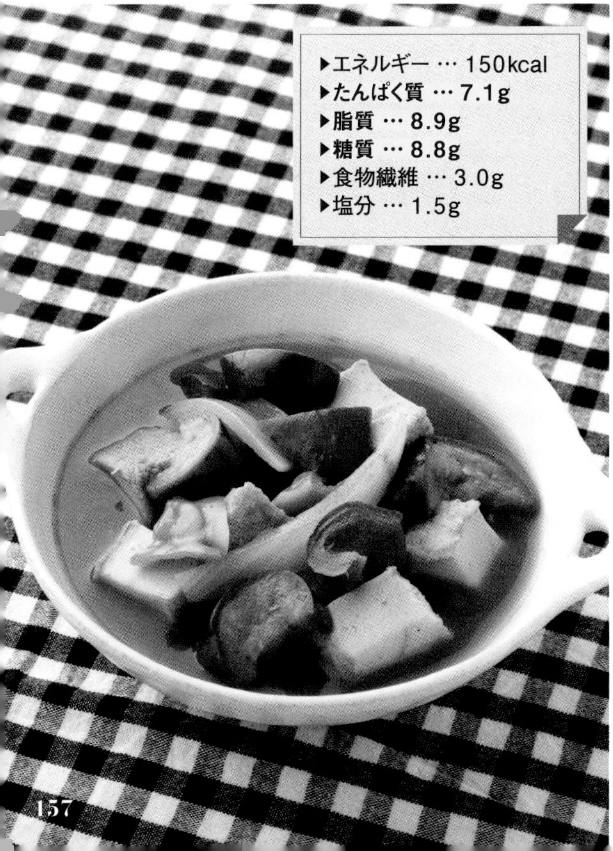

▶エネルギー … 150kcal
▶たんぱく質 … 7.1g
▶脂質 … 8.9g
▶糖質 … 8.8g
▶食物繊維 … 3.0g
▶塩分 … 1.5g

カラフルな抗酸化野菜で
見た目にもおいしく

厚揚げと彩り野菜のカレースープ

材料（2人分）

厚揚げ……1/2枚（100g）
玉ねぎ……1/2個（100g）
なす……1本（80g）
ピーマン……1個（30g）
パプリカ（赤）……1/2個（75g）
ごま油……大さじ1/2
カレー粉……小さじ1
A だし汁……2カップ
A しょうゆ……大さじ1

作り方

1 厚揚げはひと口大、玉ねぎはくし形切り、なすは1cm幅の半月切りにする。ピーマン、パプリカは乱切りにする。

2 鍋にごま油を中火で熱し、1を入れて全体に油が回るまで炒めたら、カレー粉を加えて炒め合わせる。

3 Aを加え、ふたをして7～8分煮る。

point

パプリカからビタミンACEが、なすからナスニンという抗酸化成分がとれます。だし入りのスープにスパイシーなカレー粉を効かせ、少ない調味料で塩分を抑えます。

ネバネバ成分が集結した
体にいいヘルシーみそ汁

オクラとなめこの納豆汁

材料（2人分）

オクラ……6本（60g）
カットなめこ……1パック（100g）
納豆……2パック（80g）
だし汁……2カップ
みそ……大さじ1

作り方

1 オクラは小口切りにする。
2 鍋にだし汁を入れて煮立て、1となめこを加えて火を通し、みそを溶き入れる。
3 2に納豆を加えてさっと煮る。

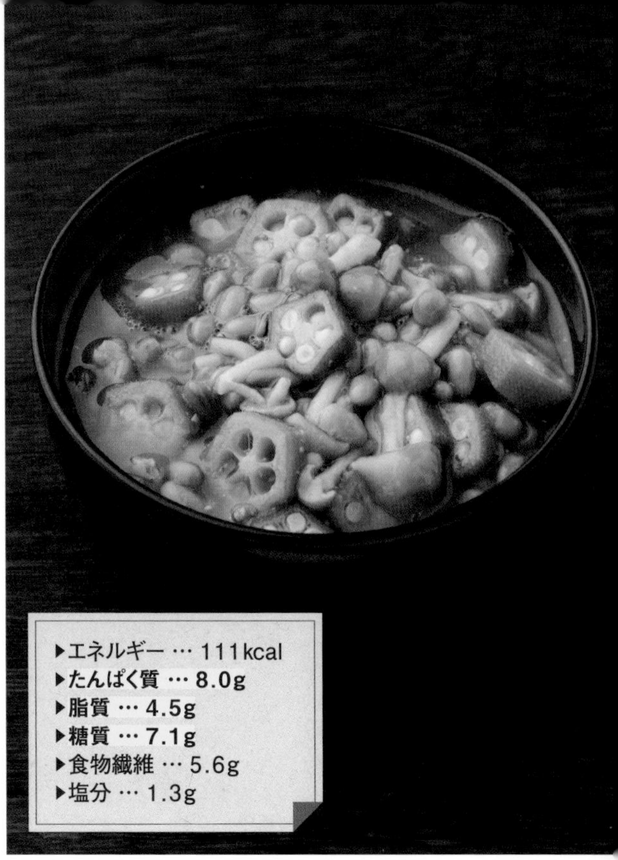

▶エネルギー … 111kcal
▶たんぱく質 … 8.0g
▶脂質 … 4.5g
▶糖質 … 7.1g
▶食物繊維 … 5.6g
▶塩分 … 1.3g

point

ネバネバ食材のオクラ、なめこはコレステロールを排出する水溶性食物繊維が豊富です。納豆からは大豆由来のたんぱく質のほか、血栓症を防ぐ働きのあるナットウキナーゼも摂取できます。

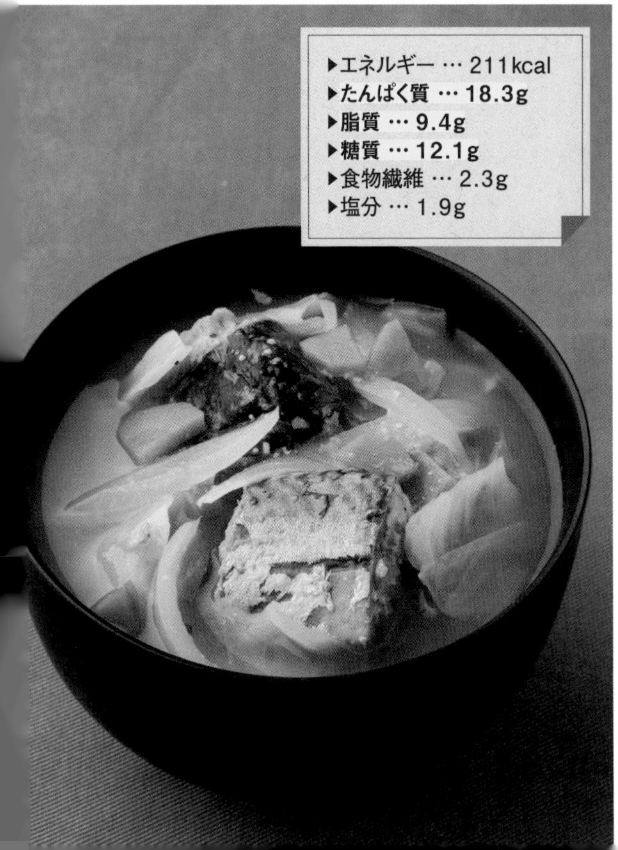

▶エネルギー … 211kcal
▶たんぱく質 … 18.3g
▶脂質 … 9.4g
▶糖質 … 12.1g
▶食物繊維 … 2.3g
▶塩分 … 1.9g

さば缶のうまみたっぷり
だしいらずの手軽な一杯

さば缶と野菜のみそ汁

材料（2人分）

さば缶（水煮）……1缶（190g）
玉ねぎ……1/2個（100g）
キャベツ……2枚（100g）
にんじん……1/4本（40g）
水……2カップ
みそ……大さじ1

作り方

1 玉ねぎはくし形切り、キャベツはざく切り、にんじんはいちょう切りにする。
2 鍋に水と1を入れて煮立て、中火で5分ほど煮る。
3 2にさば缶を缶汁ごと加えて軽くほぐし、温まったらみそを溶き入れる。

point

さば缶を汁ごと使ってだしいらずでもうまみたっぷりのみそ汁に。汁に溶け出したDHA、EPAも効率よくとれます。たんぱく質が不足しがちな朝食におすすめの一杯です。

酒粕入りの汁で体ぽかぽか
鮭と豆腐で良質なたんぱく質を

鮭とかぶの粕汁

▶エネルギー … 232kcal
▶たんぱく質 … 26.9g
▶脂質 … 6.8g
▶糖質 … 11.8g
▶食物繊維 … 2.9g
▶塩分 … 1.5g

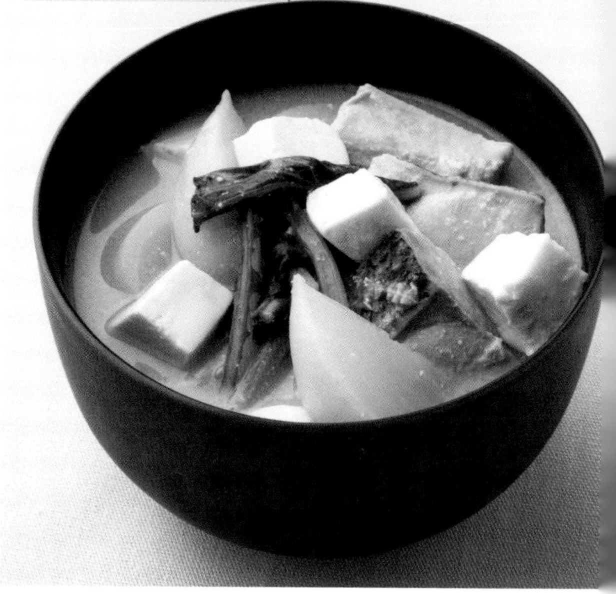

材料（2人分）

生鮭	2切れ（200g）
かぶ（根）	1個（80g）
かぶ（葉）	1個分（36g）
木綿豆腐	1/3丁（100g）
だし汁	2カップ
酒粕	40g
みそ	大さじ1

作り方

1 鮭は3等分に切る。かぶは根は皮つきのままくし形切りに、葉は4cm長さに切る。豆腐は2cm角に切る。

2 鍋にだし汁とかぶの根を入れて煮立て、鮭を加えて3分ほど煮たら、豆腐、かぶの葉を加えて1分ほど煮る。

3 2の汁を少量取り分けて酒粕を溶き、鍋に加え、みそを溶き入れる。

point

発酵食品の酒粕は、エネルギー代謝に関わるビタミンB群、食物繊維などを含む優秀食材。動脈硬化などの予防に役立ちます。腸内環境を整える、体にやさしい一品です。

たっぷり野菜で抗酸化力抜群！
かぼちゃの甘みが溶け込んでほっこりする味に

ほうとう風みそ汁

▶エネルギー … 107kcal
▶たんぱく質 … 5.2g
▶脂質 … 3.6g
▶糖質 … 11.6g
▶食物繊維 … 4.0g
▶塩分 … 1.3g

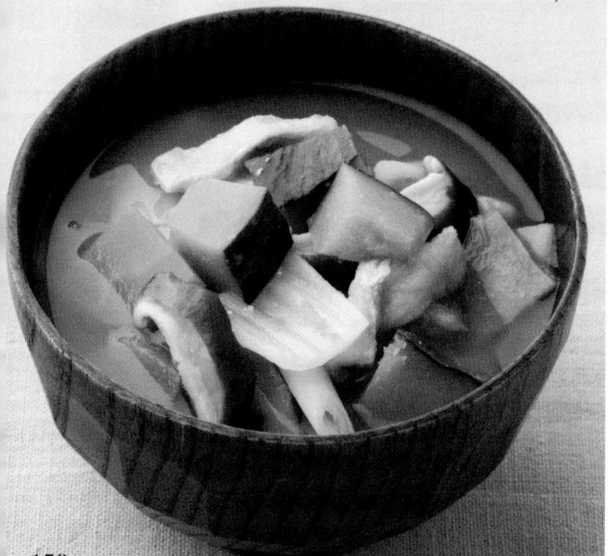

材料（2人分）

かぼちゃ	80g
白菜	1枚（100g）
にんじん	1/5本（30g）
しいたけ	2枚（30g）
長ねぎ	1/2本（50g）
油揚げ	1枚（20g）
だし汁	2カップ
みそ	大さじ1

作り方

1 かぼちゃは小さめのひと口大に切る。白菜はざく切り、にんじんはいちょう切りにする。しいたけは1cm幅に、長ねぎは斜め切りにする。油揚げは短冊切りにする。

2 鍋にだし汁と1を煮立て、中火にして5分ほど煮る。

3 かぼちゃがやわらかくなったら、みそを溶き入れる。

point

かぼちゃはビタミンACEが豊富。ビタミンACEは、そろってとると効果が高まります。食物繊維豊富な野菜ときのこをたっぷり加えて、具だくさんで腹持ちのいい汁ものに。

監修

栗原毅（くりはら・たけし）

栗原クリニック東京・日本橋院長。医学博士。
1978年、北里大学医学部卒業後、東京女子医科大学消化器病センター内科入局。1987年より東京女子医科大学で消化器内科、特に肝臓病学を専攻し、2005年に教授に就任。2004年、中国中医研究院客員教授、2007年、慶応義塾大学教授に就任。2008年に消化器病、メタボリックシンドロームなどの生活習慣病の予防と治療を目的とした「栗原クリニック東京・日本橋」を開院。
『パッと引けてしっかり使える検査値の読み方ポケット事典』（成美堂出版）、『眠れなくなるほど面白い 図解 肝臓の話』（日本文芸社）、『名医が教える「超悪玉コレステロール」を下げる食べ方＆暮らし方』（大洋図書刊）、『中性脂肪減×高血圧改善×動脈硬化予防 1日1杯血液のおそうじスープ』（アスコム）など、監修書多数。

編者

食のスタジオ（しょくのすたじお）

レシピ・栄養サポート・編集制作・レシピコンテンツの販売まで、食の業務を一貫して行う専門会社。管理栄養士、編集者など、食の知識と技術を身につけたスタッフで構成されている。著書多数。
HP https://www.foodst.co.jp/

STAFF

編集制作……食のスタジオ（横江菜々子・小森かおる・村山千春）
レシピ制作・料理・栄養計算……食のスタジオ（内山由香・小泉明代）
撮影……宗野歩
スタイリング……栗田美香 畠山有香
撮影協力……UTUWA
校正……聚珍社
イラスト……増渕芽久美
本文デザイン……深澤祐樹（Q.design）
カバーデザイン……ヤマザキミヨコ（ソルト）
DTP……G.B.Design House
企画・編集……成美堂出版編集部（尾形和華）

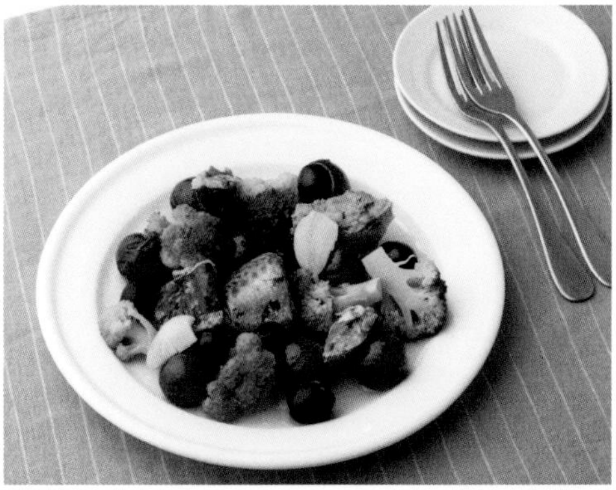

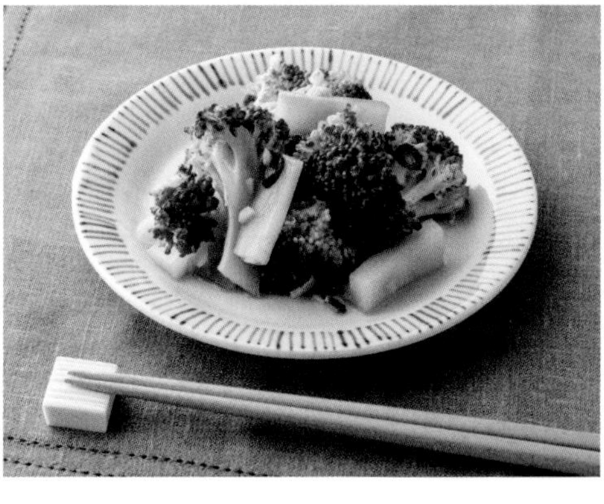

コレステロールを下げる簡単おかず

監 修 栗原《くりはら》 毅《たけし》
編 者 食《しょく》のスタジオ
発行者 深見公子
発行所 成美堂出版
〒162-8445 東京都新宿区新小川町1-7
電話(03)5206-8151 FAX(03)5206-8159
印 刷 TOPPAN株式会社

ISBN978-4-415-33381-6
落丁・乱丁などの不良本はお取り替えします
定価はカバーに表示してあります